DRG/DIP 医院实施指南

主　　编　陈晓红　占伊扬　丁　滨

组织策划　北京中卫云医疗数据分析与应用技术研究院

学术支持　中国卫生监督协会医疗卫生机构监管专业委员会

技术支持　山东康网网络科技有限公司

U0397412

东南大学出版社

·南　京·

内 容 简 介

《DRG/DIP 医院实施指南》为医院执行医保支付方式改革提供全流程管理指导，帮助医院把握工作重点，厘清工作流程。全书根据医院实施 DRG/DIP 的各个环节设计结构，涵盖医院操作流程、医院各部门的职责、协作与规划、医院信息化管理、医保结算和医保监管等章节，系统全面的知识体系为医院应对医保支付改革提供有价值的帮助，着重解决痛点与难点。本书适合各类医疗机构管理人员以及医保、病案、信息和临床等人员学习阅读。

图书在版编目(CIP)数据

DRG/DIP 医院实施指南 / 陈晓红，占伊扬，丁滨主编.
— 南京：东南大学出版社，2022.6
ISBN 978 - 7 - 5766 - 0139 - 8

Ⅰ.①D… Ⅱ.①陈… ②占… ③丁… Ⅲ.①医疗费用—支付方式—中国—指南 Ⅳ.①R197.1 - 62

中国版本图书馆 CIP 数据核字(2022)第 094766 号

责任编辑：张 慧 责任校对：子雪莲 封面设计：王 玥 责任印制：周荣虎

DRG/DIP 医院实施指南
DRG/DIP Yiyuan Shishi Zhinan

主 编：陈晓红 占伊扬 丁 滨
出版发行：东南大学出版社
社 址：南京四牌楼 2 号 邮编：210096 电话：025 - 83793330
网 址：http://www.seupress.com
电子邮件：press@seupress.com
经 销：全国各地新华书店
印 刷：江苏扬中印刷有限公司
开 本：787mm×1092mm 1/16
印 张：15
字 数：288 千字
版 次：2022 年 6 月第 1 版
印 次：2022 年 9 月第 2 次印刷
书 号：ISBN 978 - 7 - 5766 - 0139 - 8
定 价：88.00 元

《DRG/DIP 医院实施指南》编委会

濮　洋　江苏省人民医院

宋　雄　上海交通大学医学院附属新华医院

苏青贤　北京中卫云医疗数据分析与应用技术研究院

滕春霞　北京中卫云医疗数据分析与应用技术研究院

万　彬　江苏省人民医院

王滢鹏　江苏省人民医院

夏　锋　浙江大学医学院附属第二医院

杨少春　上海交通大学医学院附属新华医院

张飞一　江苏省人民医院

张伟莎　北京中卫云医疗数据分析与应用技术研究院

张　阳　江苏省人民医院

赵慧智　河北省人民医院

郑春刚　淮南朝阳医院

郑　筠　汕头大学医学院附属第一医院

前　　言

　　按国家部署,全国所有统筹地区要在三年内全部开展 DRG/DIP 支付方式改革工作,基本实现统筹地区、医疗机构、病种、医保基金四个全覆盖,这对医院及医务人员是一个考验。本书根据医院不同专业技术人员的问题,重点对医保支付方式改革的管理流程、数据治理和财务难点进行指导。

　　医院院长提问:我们都明白医保支付方式改革的重要性,也学习了不少理论知识,但实施过程中要从哪里切入呢? 江苏省人民医院占伊扬副院长组织在医保管理工作中有实践经验的专家团队撰稿,阐述医院组织机构及各部门具体工作职能,深入分析在 DRG/DIP 支付方式下,多部门如何联动实现医保费用和医保服务行为两个重点方面的监管,从而形成全员参与、全程管理、全力配合的工作机制,构建医院三级管理网络,给即将实施支付方式改革的院长们提供了可借鉴的工作路径和方法。

　　医院信息人员提问:我们都知道无论是 DRG 还是 DIP,是离不开大数据的,数据来源于病案首页所包含的诊断编码、操作编码及患者诊疗成本信息等。医院在积极推进编码管理、信息传输、病案质控管理等方面的协同过程中总感觉力不从心,怎样才能做得更好? 曾经担任过知名三甲医院医保办主任和医务部主任、现任北京市 DRG 项目组付费与价格研究组副组长的张乐辉博士指出,医院在实施 DRG/DIP 时,必然要完善医院信息化管理,实现流程驱动与数据驱动双引擎。医院信息化管理包括四个阶段,即信息化建设、数据治理、数据建模和数据驱动。传统的病案首页数据质量管理多为人工审核,效率低、成本高,为防止数据在上报卫生健康委和医保中心端口时产生大量质控滞后问题,医院一定要将自动校验规则前移。本书重点介绍了数据治理、数据建模和智慧管理的三个技术问题,对于医院来说,借势专业的 DRG/DIP 数据服务是最好的选择。

　　医院财务人员和医保管理人员提问:医保支付管理给财会部门和医保

管理部门提出了更高的标准,现在不能仅仅通过医生和科室的工作量做绩效评价了,怎么做才能适应DRG/DIP时代呢?上海交通大学医学院附属新华医院总会计师刘雅娟在医保支付改革过程中有丰富的经验,她率技术团队从理论到实践讲解了在当前"成本时代"里,如何围绕各项医疗业务工作开展成本效益分析。她以财会人员的视角介绍了病种的权重、费率及测算方法,在理论阐述的同时还用案例做了剖析。广东省是最早实施DIP付费的地区,广东省人民医院医保处陈维雄副处长结合本院实践详细阐述了DIP的结算原则与方法。浙江省是最早实施DRG点数法付费的地区,浙江大学医学院附属第二医院医保办夏燕副主任详细介绍了院内医保申诉反馈机制建立如何使得临床—病案—医保之间的工作进入良性循环的做法。

不断有医院提出,希望有实施DRG/DIP成功的医院传播经验,让大家学有榜样。我们选择了广东省人民医院、浙江大学医学院附属第二医院、江苏省人民医院、上海交通大学医学院附属新华医院等国内DRG/DIP实践起步较早的大型三甲医院介绍了医院实施DRG/DIP的经验,为读者提供借鉴!

本书在组稿出版过程中,得到上述医院的支持,得到东南大学出版社的支持,得到所有作者的支持,在此一并致谢!本书第一版第二次印刷中,对发现的问题进行了修订。

编　者
2022 年 8 月

目　录

第一章 概 论

第一节 国家医保支付改革政策背景

2022年,医保支付改革驶入"快车道"。

2021年11月,国家医疗保障局印发《DRG/DIP支付方式改革三年行动计划》,为DRG/DIP的进一步推广设计了时间表和路线图(DRG:按疾病诊断相关分组付费;DIP:按病种分值付费),明确从2022年到2024年底,全国所有统筹地区全部开展DRG/DIP支付方式改革工作,到2025年底,DRG/DIP支付方式覆盖所有符合条件的开展住院服务的医疗机构。

对医院来说,DRG和DIP既是医保支付规则,也是有利于提高医疗资源使用效率、规范医疗行为的管理工具。DRG/DIP所引入的质量效率指标体系,为医院自身的纵向比较和医院间的横向比较提供了"坐标系",可有效地促进医院管理水平的提高。

一、 传统支付方式弊端倒逼医保支付改革

医疗保障是解除疾病医疗后顾之忧和提高全民健康素质的重大民生保障制度,也是现代社会保障体系中的主要制度安排。据《医疗保障蓝皮书:中国医疗保障发展报告(2020)》,我国已建成世界上规模最大的社会保障体系,基本医疗保险覆盖超过13亿人,截至2019年底,全国参保率达到97%,全民医保"应保尽保"的目标接近实现。

以往按传统的项目付费时,医保根据每一个项目乘以单价后加总的额度,按照报销比例支付给医院。这种支付方式执行相对简单,按项目、人头、病种等付费的支付方式,在没有总额控制的前提下,医保基金经常出现超额等不可控的情况,虽然在实行总额控制后医保基金超额情况不再出现,但存在不少弊端。

随着人民群众生活水平的不断提高,看病就医的刚性需求被逐渐释放,它的缺陷

也暴露得越来越明显:容易滋生"大处方""大检查"等过度医疗行为。这不仅造成医疗资源的浪费,还让参保人多花钱,医保基金多支出。此前按项目付费,由于医患之间存在严重的信息不对称,很容易导致"过度消费",例如部分医疗机构倾向于过度医疗、过度使用药物,以及偏好使用昂贵的新技术、新材料、新药品等,以致医疗费用不断攀升,社会各界要求改革的呼声很高。

国家医保研究院院长娄洪在中国 CHS-DRG/DIP 支付方式改革大会发言中谈到我国医保制度面临六大挑战:一是来自国家经济下行带来的压力;二是来自社会发展给医保提出的多维度需求;三是我国疾病谱变化会更加复杂;四是城镇化推进增加了医保基金的支出压力;五是新药物、新技术创新发展带来了"影子"需求;六是医保服务供给侧增加支出需求,三级医院扩张明显,医疗服务供给不断增长,与有限的医保基金产生了一定的矛盾。

在这样的社会变迁和挑战之下,我国各地尝试实施多种医保支付方式并行,仍不能有效控制医保基金压力,DRG/DIP 支付方式改革应运而生。

二、 我国 DRG 与 DIP 付费溯源

(一) DRG 付费在我国的应用起源

关于 DRG 的起源,大概可以追溯到 20 世纪 20 年代医疗服务中的一个实际问题,即"如何比较医疗服务提供者的优劣,以便做出适当的选择?"回答这个问题的最大困难在于,不同的医疗服务提供者收治患者的数量和类型不同,难以直接比较。

为了应对这个困难,产生了"病例组合"(case-mix)的概念。"病例组合"将临床过程相近和(或)资源消耗相当的病例分类组合成为若干个组别,组与组之间制定不同的"权重"反映各组的特征。于是,同组之间的病例可以直接比较,不同组的病例经过权重的调整后再进行比较。至 20 世纪 60 年代,涌现出多种有风险调整功能的病例组合工具用于医疗服务管理,其中应用最为广泛的则为 DRG。20 世纪 80 年代,美国率先将 DRG 用于医疗保险定额支付,现今多数发达国家社会医疗保险都采用这一工具进行预算、资源配置管理或购买医疗服务。

我国有学者在 20 世纪 80 年代末就开始了 DRG 的初步研究,认为国内病案承载的数据已经基本满足 DRG 分组的需要。经过 20 余年的发展,国内形成了四个主流权威版本:一是北京医疗保险协会的 BJ-DRG,主要侧重于费用支付,兼顾医疗质量评价,充分反映医保管理诉求;二是国家卫生健康委医政医管局和北京市卫生健康委信息中心联合制定的 CN-DRG,主要侧重于医疗服务绩效评价和质量监管,并应用于部

分城市费用支付,充分反映临床实际和需求;三是国家卫生健康委基层卫生司制定的CR-DRG,主要面向地市级和县级医院,充分反映基层疾病谱的特点和市县级的医院和医保管理能力,适用于"新农合"和城乡居民的支付和管理;四是国家卫生健康委卫生发展研究中心的C-DRG,创新采用覆盖了全部疾病谱的临床诊断术语和中国医疗服务操作分类与编码(CCHI)为分组工具。

2017年,《国务院办公厅关于进一步深化基本医疗保险支付方式改革的指导意见》(国办发〔2017〕55号)要求推进按疾病诊断相关分组(DRG)付费国家试点,探索建立DRG付费体系。2019年6月,国家医疗保障局、财政部、国家卫生健康委和国家中医药局联合印发的《关于印发按疾病诊断相关分组付费国家试点城市名单的通知》(医保发〔2019〕34号)提出深化医保支付方式改革,加快推动DRG付费国家试点工作,确定了30个城市作为DRG付费国家试点城市。该通知制定了"三年三步走"的策略,即2019年完成顶层设计,2020年模拟运行,2021年实际付费。2019年10月24日,国家医疗保障局布发了《关于印发疾病诊断相关分组(DRG)付费国家试点技术规范和分组方案的通知》(医保办发〔2019〕36号),标志着DRG付费国家试点工作进入实质性阶段。

(二) DIP 付费在我国的应用起源

DIP是在我国各地在多种医保支付方式并行仍不能有效控制医保基金超额的历史情况下产生的,较早开展的地区是江苏省淮安市、广东省中山市等。以淮安市为例:2000—2003年,淮安市在医保制度实施之初基本是单纯按照项目付费,造成了次均住院医疗费用年均增幅达到39.6%。医保基金赤字300多万元,收不抵支明显。穷则思变,2004年开始,淮安市实施"点数法付费",当年医保费用控制取得了明显成效,次均住院医疗费用由8644.37元降到6692.81元,降幅达22.58%。据有关报道,到2017年,淮安市次均住院医疗费用年均增幅为3.13%,远低于全国同期增幅7.6%的平均水平。中山市2004—2009年实行"按项目付费+按次均费用付费",医保基金超额。2010年开始实行总额控制下的按病种分值结算,有效控制了医保基金超额的现象。

2017年6月20日,国务院办公厅下发了《关于进一步深化基本医疗保险支付方式改革的指导意见》,全面推动多种医保支付方式的改革,不少统筹地区实行按病种分值付费。广东省人力资源和社会保障厅、广州市人力资源和社会保障局分别下发了《关于全面开展基本医疗保险按病种分值付费工作的通知》(粤人社函〔2017〕3457号),要求到2017年底实施按病种分值付费的病种数不少于1000个。广州市医疗保障局《关于开展广州市社会医疗保险住院医疗费用按病种分值付费工作的通知》(穗人社发〔2017〕70号)明确了医保支付方式从按项目结算、人头结算、总额控制转变成总额控制下的按病种结算、按病种(组)分值结算的新阶段。2018年,广东全省均开展按病种(组)分值结算,广州市开展了更加细化和精准的病种分值付费模式,经过近3年的实践和不断完善,受到医疗机构的欢迎,成为国家DIP技术规范的基础。

2020年10月,国家医疗保障局相继印发《关于印发区域点数法总额预算和按病种分值付费试点工作方案的通知》(医保办发〔2020〕45号)和《国家医疗保障按病种分值付费(DIP)技术规范》《国家医疗保障按病种分值付费(DIP)目录库》。随即2020年11月3日,国家医疗保障局发布了全国71个DIP国家试点城市,全国正式开始DIP付费。

DIP采集全国海量的病案首页数据,利用真实、全量数据客观还原病种的疾病特征及医疗行为,发现疾病共性特征及个性变化规律,建立医疗服务的"度量衡"体系。

三、 DRG/DIP 支付方式改革的意义与目的

(一) DRG/DIP 支付方式改革的重要意义

DRG付费是世界公认的较为先进和科学的支付方式之一,DIP付费则是我国医保管理机构结合中国实际、带有原创色彩且在实践中被证明有成效的医保支付方式。DRG/DIP支付方式改革是医保改革中的"牛鼻子",在提高医保基金使用效率、提高医疗效率和医疗质量、降低老百姓看病负担等方面发挥了重要作用。

DRG/DIP支付方式改革是新时代深入推进医改进程的重要着力点,是实现医疗卫生服务标准化和管理可度量的重要工具,能够为我国实现医疗卫生服务与医院管理"同质化"提供重要抓手。

DRG/DIP支付方式改革意味着我国进入了质量付费时代,拉开了医保科学定价大幕,能够推动医保精细化管理,提高医保基金使用效率,充分发挥医保在医改过程中的基础性作用。推行以DRG/DIP付费为主的多元复合式医保支付方式,能够切实发挥医保基金的"经济指挥棒"作用,引导医疗机构行为转变,加强医疗成本管控,有效缓解"大处方""大检查"的现象,促进医疗资源合理配置,减少人民群众不必要的医疗支出,使广大人民群众获得更加优质、高效的医疗服务。

2019年以来,国家医疗保障局先后启动30个城市的DRG付费试点和71个城市的DIP付费试点。试点三年以来,所有试点城市已经全部进入实际付费,基本达到预期效果,医疗机构、医保基金、参保群众在不同程度上均有受益,初步达到共赢效果。

2019—2021年的统计数据显示,30个DRG付费国家试点城市随着整体医疗费用结构的优化,参保人员个人负担有所减少。以北京市为例,应用DRG的十年间,在居民消费价格指数(CPI)十年提高28.4%的情况下,住院每权重费用仅提高17.8%,参保人员个人负担由33%下降至28%。同时,非必要住院明显降低。在各项政策联合发力下,北京市医院药占比由38.8%降至24.2%,与此同时,医疗服务费用占比由30.6%提升至36%。与之相对应的,医院也获得了相应的盈余资金,例如配套集中带量采购政策推出FM 19冠脉支架植入DRG付费后,2021年前8个月,北京相关医院实现差额盈余3.4亿元。

(二)DRG/DIP支付方式改革的重要作用

第一,有导向作用。DRG/DIP作为一种医保支付工具,能够发挥医保支付的经济指挥棒作用,通过打包收付费,驱动公立医院将药品和耗材转化为成本,充分利用带量采购腾出的空间,进一步规范医务人员行为,优化公立医院收支结构。同时,调动医院和医务人员,有效降低成本和提升服务质量的积极性,控制医疗费用不合理增长,推动实现分级诊疗,引领医院运行的动力机制从扩张式发展向质量效益发展转变。

第二,有调控作用。在DRG/DIP支付方式改革的大趋势下,医保机构加大了对医院的医疗费用控制、医疗服务行为及医疗质量监管力度,医保战略性购买作用凸显,医院病种成本核算管控意识增强,在一定程度上发挥了对医疗服务市场的调控作用。此外,DRG/DIP还是医保的一个资源调控手段,医疗机构可借助DRG/DIP科学引导人才、设备等资源合理配置和有序流动,最大限度发挥医疗资源效能。

第三,有激励相容作用。在DRG/DIP支付方式体系内,医保机构、医疗机构、患者都是利益相关方,都追求各自的利益最大化。对于患者而言,追求的是得到高质量的医疗服务,减轻疾病经济负担,结算方式更便捷。医疗机构追求的是诊疗行为更加规范,医疗支出得到合理补偿,医疗技术得到充分发展。医保机构追求的是医保基金不超支,使用效率更高,管理更加精准。DRG付费的目标就是达到医—保—患三方共赢,通过权衡三方利益,实现费用和质量的均衡。

(三)DRG/DIP支付方式改革的目的

国家医疗保障局医药服务管理司黄华波司长在2021年12月底国家医疗保障局主办的第一届中国CHS-DRG/DIP支付方式改革大会上指出,希望通过医保支付改革来达成三个方面的目的:一是提高医保基金使用效率。对医保来说,DRG/DIP支付方式可以进一步实现用有限的医保基金为参保人购买更高质量的服务,确保每一笔医保基金都用在"刀刃"上。二是倒逼医院提质增效。DRG/DIP支付方式是通过打包确定支付标准,如果医院按项目计算的医药费用低于医保支付标准,其结算差额由医院留用,即结余留用,反之医院要承担超出部分。这将促进医院主动规范医疗服务、控制成本,进一步提高疾病诊治能力。三是降低参保患者看病负担。对于患者来说,医疗机构医疗行为规范,诊疗能力提高,可以减少患者不必要的医疗支出,有利于减轻患者就医负担。

四、《DRG/DIP 支付方式改革三年行动计划》推进 DRG/DIP 全覆盖

2021 年 11 月 19 日,国家医疗保障局印发了《DRG/DIP 支付方式改革三年行动计划》(以下简称《三年行动计划》)。《三年行动计划》的颁布实施,标志着 DRG/DIP 支付方式改革经过三年试点并取得初步成效之后,我国正式吹响了全面推行以 DRG/DIP 为重点的医保支付方式的行动号角,同时也描绘了一幅未来三年医保支付方式改革的推进路线图。

《三年行动计划》的主要核心是加快推进 DRG/DIP 支付方式改革全覆盖,分阶段、抓重点、阶梯式推进改革工作,加快扩面步伐,建立完善机制,注重提质增效。到 2024 年底,全国所有统筹地区全部开展 DRG/DIP 支付方式改革。到 2025 年底,DRG/DIP 支付方式覆盖所有开展住院服务的医疗机构,基本实现病种、医保基金全覆盖。《三年行动计划》聚焦抓扩面、建机制、打基础、推协同四大工作任务。

(一)抓扩面,实现四个全覆盖

抓扩面的目标是实现统筹地区、医疗机构、病种分组、医保基金四个方面全覆盖,推动 DRG/DIP 支付方式改革,实现从局部向全面、从部分到全体、从粗放式向精细化纵深发展。根据《三年行动计划》,在 2019—2021 年试点基础上,按 2022 年、2023 年、2024 年三年进度安排。

统筹地区全覆盖是以省(自治区、直辖市)为单位,每年分别启动不少于 40%、30%、30% 的统筹地区开展 DRG/DIP 支付方式改革并实际付费,鼓励以省(自治区、直辖市)为单位提前完成统筹地区全覆盖任务。"统筹地区"应当按照其统筹层次来把握:实现了省级统筹的,则以省一级作为一个统筹区;实行市地级统筹的,则以市地级作为一个统筹区,并以统筹地区的数量作为计算基数。具体到统筹地区内,应按照三年安排实现符合条件的开展住院服务的医疗机构全面覆盖,每年进度应分别不低于 40%、30%、30%;2024 年启动地区须于两年内完成。病种入组率每年进度应分别不低于 70%、80%、90%,最终全面覆盖(原则上达到 90%)。

医疗机构全覆盖是指统筹地区启动 DRG/DIP 支付方式改革工作后,按三年安排

实现符合条件的开展住院服务的医疗机构全面覆盖,每年进度应分别不低于40%、30%、30%。医疗机构全覆盖意味着无论医疗机构是什么类别(综合医院、专科医院、中医院、妇幼保健院等),有什么样的所有制属性(公立医院、民营医院),只要开展住院服务就要纳入DRG/DIP支付。

病种分组全覆盖是指统筹地区启动DRG/DIP支付方式改革工作后,对纳入按DRG/DIP支付方式的病组/病种统一按DRG/DIP支付方式与定点医疗机构进行费用结算,按三年安排实现DRG/DIP支付方式医疗机构病种全面覆盖,每年进度应分别不低于70%、80%、90%;2024年启动地区须于两年内完成。鼓励入组率达到90%以上,即按DRG/DIP支付方式的医疗机构病种数占全部入组数的比例在2022—2025年每年进度应分别不低于70%、80%、90%。

医保基金全覆盖是指统筹地区启动DRG/DIP支付方式改革工作后,按三年安排实现DRG/DIP支付方式医保基金支出占统筹区内住院医保基金支出达到70%,每年进度应分别不低于30%、50%、70%。这意味着,统筹地区在启动DRG/DIP支付方式改革工作以后,在对住院医疗费用的年度预算中要相应设立专项的针对DRG/DIP支付方式的子预算,而在实际的结算结果中则要求三年内按DRG/DIP支付方式的基金支出额占住院医保基金支出额的比例达到70%,其中每年该比例应分别不低于30%、50%、70%。

(二)建机制,推进四项工作机制

《三年行动计划》指出:通过DRG/DIP支付方式改革,建立医保对医疗机构管用高效的支付管理和激励约束机制,是支付方式改革的出发点和落脚点。各地在推进改革过程中,应牢牢抓住机制建设这个核心,利用三年左右的时间,突出建立和完善四个机制,即核心要素管理与调整、绩效管理与运行监测、多方参与的评价与争议处理、相关改革的协同推进四个机制。四项工作机制是推进医保支付方式改革内涵式、精细化发展的支撑体系。

1. 完善核心要素管理与调整机制

核心要素管理与调整机制是指突出病组(病种)、权重(分值)和系数三个核心要素,建立完善管理和动态调整机制,并不断完善各项技术标准和流程规范。加强病组(病种)管理,以国家分组为基础,结合本地实际,维护和调整病种分组,使之更加贴近临床需求,贴近地方实际,更利于开展病种费用结构分析;加强病组(病种)权重(分值)管理,使之更加体现医务人员劳动价值,更加体现公平公正;加强医疗机构系数管理,有效体现医疗服务技术含量,促进医疗服务下沉,促进分级诊疗,大幅提高医疗服务资源和医保基金使用绩效。

国家卫生健康委医院管理研究所董四平研究员在《中国卫生杂志》发表的文章指出"核心要素管理与调整机制"的建立助推分级诊疗。医疗机构系数管理是目前一些地区根据医疗机构级别不同采取的分层次支付方法。考虑到现阶段同一病种,医院级别越高,诊疗成本越高,因此在实际支付中机构系数也较高。例如一级医院系数为1,二级医院可能是1.1,三级医院可能是1.2,在前三年试点期间,一些地方设置了医疗机构差异系数,但与同期大力推进的分级诊疗政策尚未形成有效协同。在未来 DRG/DIP 改革中,某些单病种在一个区域内只有一个支付标准,没有机构调节系数,可望实现"同病同城同价"。建立这种支付机制的基本逻辑是:由于这些病种定价标准低于三级医院实际成本价,可倒逼三级医院把简单病种分流转诊到二级医院或基层医疗卫生机构,自身回归收治疑难重症(高 CMI 值病种)的功能定位,有利于实现分级诊疗。在这种支付机制下,三级医院会通过内部管理引导科室、医疗组、医师优化收治病种结构,减少收治低技术含量、低风险组病例。同时,三级医院会推进紧密型医联体建设,提高医保基金使用效率。

2021 年 9 月,浙江省医疗保障局发布《关于促进分级诊疗实行 DRG 支付同病同价的通知》,在全省住院支付中实行同病同价,第一批 50 个病组不设差异系数。例如,不论哪一级别医疗机构收治 DRG 编码为 GD25(阑尾切除术,不伴并发症与合并症)的患者,所获得的 DRG 支付价格标准(点数)是相同的,改革导向同步推动了区域健康公平性的实质提升。

2. 健全绩效管理与运行监测机制

健全绩效管理与运行监测机制是指加强医保基金使用效率效果评价考核,不断提高有限医保基金使用绩效。各地要基于 DRG/DIP 支付方式改革,加强医疗服务行为的纵向分析与横向比较,建立医保基金使用绩效评价与考核机制,并充分利用考核评价成果建立激励约束机制,真正发挥医保支付"牛鼻子"作用。按照 DRG/DIP 支付国家医疗保障经办管理规程要求,围绕 DRG/DIP 付费全流程管理链条,构建"国家—省—市"多层次监测机制,加强数据分析,优化工作流程,提升信息化水平,建立管用高效的监测体系。

围绕 DRG/DIP 付费全流程管理链条构建"国家—省—市"多层次监测机制,这释放了一个强烈信号:未来国家对医保基金监管要全数据链、多层次地入手了。"加强数据分析",这对医院数据的质量提出了更高的要求。"加强医疗服务行为的纵向分析与横向比较",对医院诊疗行为合理性提出了更高的要求。

医疗保险经办机构可以通过大数据平台掌握各个病组的区域均费、每所医院均费等数据,以此加强医保基金的使用效率效果评价考核,不断提高有限医保基金的使用绩效。但医保绩效管理与运行监测平台的价值不止于此,董四平研究员认为:医疗机构管理者应该更关心在监测机制下,医疗机构可以获得哪些有价值的信息。监测的目的是评价和改进,改进就需要建立标杆学习机制。DRG/DIP 改革更需要通过医保监测体系,促进医疗机构之间的横向比较,让医疗机构了解自己的优势病组和劣势病组,知晓优势病组的标杆机构是哪一所。明确和树立标杆机构,使其成为其他机构学习的对象,是为了最终实现区域内医疗机构的共同进步,缩小院际差距,进而降低区域内同一病组的实际成本,最终提高有限医保基金的使用绩效。

3. 形成多方参与的评价与争议处理机制

各地要建立相应技术评价与争议处理机制,形成多方参与、相互协商、公开公平公正的医保治理新格局,要立足当地实践,建立完善争议问题发现、研究解决和结果反馈机制,加强专业专家队伍建设、评议机制建设,支撑病种、权重(分值)和系数等核心要素动态调整,形成与医疗机构集体协商、良性互动、共治共享的优良环境。

4. 建立相关改革的协同推进机制

各地要相应完善总额预算管理机制,大力推进病种分值付费等区域总额预算管理,减少直至取消具体医疗机构年度绝对总额管理方式。要协同推进按床日付费、按人头付费机制改革,加强各种支付方式的针对性、适应性、系统性。在 DRG/DIP 政策框架范围内,协同推进紧密型医疗联合体"打包"付费。探索中医药按病种支付的范围、标准和方式,支持和促进中医药传承创新发展。要建立与国家医保谈判药品"双通道"管理、药品医用耗材集中带量采购等政策措施协同推进的机制,形成正向叠加效应。同步加强支付审核管理,完善基金监管机制,促进医疗机构强化管理,规范医疗服务行为。

(三)打基础,强化四项基础建设

支付方式改革是一项系统工程、战略任务,必须加强基础支撑。要牢牢抓住专业能力、信息系统、技术标准和示范点四项建设任务。其中加强专业能力建设主要是强化医疗保险经办机构的人员培训;加强信息系统建设主要指国家医保制定 DRG/DIP 相关信息系统标准和规范,发布全国统一的 DRG/DIP 功能模块基础版;加强技术标准与规范建设则是强调省级医保部门完善本省域范围内技术标准和经办流程规范;加强示范点建设是指在前三年国家试点城市的基础上,评选 DRG/DIP 支付方式改革示范点。支付方式改革是国家战略,打基础强调的是全国一盘棋,各地区的规范、模块、标准都要建立在国家标准的基础上。

未来,将逐步实现国家医保定方略,省级医保定规矩,不断提高付费方式改革标准化、规范化水平。国家医疗保障局组织力量,开发和完善 DRG/DIP 支付方式改革技术标准和经办流程规范,明确改革方向、步骤和路径,明确各个阶段、各个环节工作重点、主要内容、注意事项、建设标准等。省级医保部门按国家局要求完善本省域范围内技术标准和经办流程规范,指导督促各统筹地区落地落实;强化协议管理,在协议中明确 DRG/DIP 付费预算管理、数据质量、支付标准、审核结算、稽核检查、协商谈判、考核评价等要求。对定点医疗机构在 DRG/DIP 付费中发生的违约行为进行重点关注并提出具体处理办法,这一要求强烈提示医院违约行为的代价将越来越大。

(四) 推协同,医疗机构要夯实"四个到位"

支付方式改革的直接作用对象是定点医疗机构。《三年行动计划》指出:要促进医疗机构推进相关配套改革,保证 DRG/DIP 支付方式改革在医疗机构顺利落地。要引导和协调医疗机构重点推进编码管理、信息传输、病案质控、内部运营机制建设等四个方面的协同改革,做到"四个到位",即编码管理到位、信息传输到位、病案质控到位、内部运营机制建设到位。

1. 编码管理到位

要确保国家 15 项医保信息业务编码在定点医疗机构的全面落地,重点优先实现医保疾病诊断和手术操作、药品、医用耗材、医疗服务项目编码的落地应用,并使用医保标准编码,按照《医疗保障基金结算清单填写规范》上传统一的医疗保障基金结算清单。

全面推进标准化是 DRG/DIP 支付方式改革的重要支撑,医院要得到合理的医保基金,必须使用国家医保标准编码。在医疗保障基金结算清单涉及的一揽子标准编码中,来自病案首页的疾病诊断和手术操作的编码规范难度最大。通过专业团队对医院整体数据的分析,有助于医院管理者了解本院编码是否符合国家标准,存在哪些漏洞。

2. 信息传输到位

医疗机构及时、准确、全面传输 DRG/DIP 付费所需信息是支付工作开展的基础。各统筹地区要指导、督促辖域内医疗机构对标国家标准,组织力量校验医疗保障基金结算清单接口文档及各字段数据来源,梳理医疗保障基金结算清单、数据项的逻辑关系和基本内涵,做细医疗保障基金结算清单贯标落地工作,落实 DRG/DIP 付费所需数据的传输需要,确保信息实时传输、分组结果和有关管理指标及时反馈并能实时监管。

DRG/DIP 分组和结算所需的医院数据是通过完整数据链生成的,数据链任何一环失误都将影响医院的收益。医院管理者应深入了解医院信息接口文档是否标准,各字段数据传输是否准确,是否有错传、漏传现象,通过数据治理发现信息传输方面存在的漏洞。

3. 病案质控到位

病案管理是 DRG/DIP 分组的核心。要引导医疗机构切实加强院内病案管理,提高病案管理质量。各统筹地区可以支持和配合定点医疗机构,开发病案智能校验工具,开展病案质量专项督查,提高医疗机构病案首页以及医疗保障基金结算清单报送的完整度、合格率和准确性。

近年来,医院对病案首页的重视程度不断提高,但无论大医院还是小医院,全面分析病案首页数据仍然存在这样或那样的不足,亟待通过有效措施切实提高病案首页数据质量。

4. 医院内部运营管理机制转变到位

如今,医保患者已成为医院服务的主要对象,医保的支付方式改革牵动着医院管理者的神经。过去医院积极扩张规模的发展路线亟须改变,精细化管理、病种成本控制、优化病种结构、提高病案质量等成为医院管理者关注的热门话题。

《三年行动计划》指出:支付方式改革的主要目的,就是要引导医疗机构改变当前粗放式、规模扩张式运营机制,转向更加注重内涵式发展,更加注重内部成本控制,更加注重体现医疗服务技术价值。推动医疗机构内部运营管理机制的根本转变,在促进医院精细化管理、高质量发展的同时,提高医保基金使用绩效。文件中的三个"更加",充分强调了医院内部管理机制要随着 DRG/DIP 支付方式转变的重要意义。在文件工作要求中还提出"确保按时高质量完成改革任务",这是刚性要求,是对医院管理水平的重要检验。

医院是否协同配套改革,关乎这项国家战略性改革能否顺利落地,能否达到如期目标。编码、信息、病案及内部运营机制犹如四个"车轮",涉及医院各部门、全方位的工作,任何一个"车轮"功能不足,都将影响医院的整体运行稳定。

对于医保支付方式改革,医疗机构应坚持以"价值医疗和价值医保"为导向,不能只关注医疗成本,过分追求病组结余,而要更加注重医疗质量和患者的就医体验。相信在医保提质增效的考核导向下,医保支付方式改革能够实现"促进医疗资源合理利用、充分保障参保人员待遇、确保医保基金平稳高效运行"等多重目标。

(丁　滨　刘雅娟　陈维雄　倪书华)

第二节　CHS-DRG 基本知识

一、CHS-DRG 基本知识

(一) DRG 定义

DRG 是用于衡量医疗服务质量效率以及进行医保支付的一个重要工具。DRG 实质上是一种病例组合分类方案,即根据住院患者年龄、疾病诊断、合并症、并发症、治疗方式、疾病严重程度及转归和资源消耗等因素,按照 ICD-10 的诊断码和 ICD-9-CM-3 手术操作编码,使用聚类方法将临床特征和医疗资源消耗情况相似的出院患者纳入同一组,将所有患者分入若干诊断组进行管理的体系。

疾病诊断相关组预付费(diagnosis related groups-prospective payment system,DRG-PPS)是对各疾病诊断相关组制定支付标准,预付医疗费用的付费方式。在 DRG 付费方式下,依据诊断的不同、治疗手段的不同和患者特征的不同,每个病例会对应进入不同的诊断相关组。在此基础上,医保机构不再按照患者在院的实际费用支付给医疗机构,而是按照病例所进入的 DRG 组付费标准支付。

DRG 支付方式改革包括 DRG 分组和付费两部分,规范和科学分组是 DRG 实施的重要前提,精确付费是 DRG 实施的重要保障。DRG 付费是在完成了 DRG 分组后,根据一定的规则对费率和付费标准进行逻辑测算,为实现精确付费夯实基础。

(二) CHS-DRG 主要指标

DRG 是用一个分组工具将病例分为若干组,并产出若干指标。从本质上讲,DRG 数据指标是一套医疗管理的工具,既能用于支付管理,也能用于预算管理,还能用于质量管理。DRG 数据指标通过医疗服务、医疗效率和医疗安全三个维度构建医院绩效考核体系。国家医疗保障疾病诊断相关组(CHS-DRG)的主要指标如下:

1. DRG 组数

DRG 组数是指分到的 DRG 组个数,代表了医院收治病例所覆盖疾病类型的范围。

2. 权重(RW)

RW 反映 DRG 组内的疾病严重程度和资源消耗情况,是对每一个 DRG 依据其资源消耗程度所给予的权重值,反映该 DRG 组的资源消耗相对于其他疾病的程度。

它是医保支付的基准,是反映不同 DRG 组资源消耗程度的相对值,数值越高,反映该病组的资源消耗越高,反之则越低。

$$某\ DRG\ 权重 = \frac{该\ DRG\ 组病例的例均费用}{本地区所有入组病例的例均费用}$$

总权重是指住院服务总产出(风险调整后),总权重计算公式如下:

$$总权重 = \sum(某\ DRG\ 权重 \times 该医院或该地区\ DRG\ 病例数)$$

3. 病例组合指数(CMI)

CMI 是综合反映医院收治患者的结构和技术能力的指标,根据医院的总权重和医院病例总数计算得出。CMI>1 说明医院或科室技术难度高于平均水平。

$$CMI = \frac{\sum(某\ DRG\ 权重 \times 该医院\ DRG\ 病例数)}{该医院全部病例数}$$

4. 费率

费率即为分配到每一权重上的可能消耗的住院费用,按以下公式计算:

$$当年\ DRG\ 费率 = \frac{当年预测住院总费用}{预测\ DRG\ 总权重}$$

DRG 费率的得出需经过一套复杂的体系测算,权重与费率测算的过程详见本书第四章第一节。

二、 CHS-DRG 分组过程

DRG 分组遵循 4 个基本原则:① 逐层细化,大类概括;② 疾病诊断、手术或操作临床过程相似,资源消耗相近;③ 临床经验与数据验证相结合;④ 兼顾医保支付的管理要求和医疗服务的实际需要。

(一) DRG 分组理念

医保 DRG 分组策略是先依据病案首页的主要诊断,以解剖和生理系统为主要分类特征,参照 ICD-10 将病例分为主要诊断大类(major diagnostic categories,MDC);再考虑临床相似性,根据治疗方式将病例分为手术、非手术操作和内科三类,并在各类下将主要诊断和(或)主要操作相同的病例组合为核心疾病诊断相关组(adjacent diagnosis related groups,ADRG);最后依据资源消耗的相似性,综合考虑其他个体特征、合并症和并发症,细分为 DRG。

DRG 分组的基本理念是:疾病类型不同,应该区分开;同类病例但治疗方式不同,亦应区分开;同类病例、同类治疗方式,但病例个体特征不同,也应区分开。而且,DRG 关注的是"临床过程"和"资源消耗"两个维度,分组结果要保障同一个 DRG 内的病例临床过程相似、资源消耗相近。为了实现上述分组理念,疾病类型通过疾病的"诊断"来辨别;治疗方式通过"手术或操作"来区分;病例个体特征则利用病例的年龄、性别、出生体重(新生儿病例)、其他诊断,尤其是合并症/并发症等变量来反映。

(二)DRG 分组步骤

每一个病例进行 DRG 分组都需要三个步骤(图 1-2-1)。

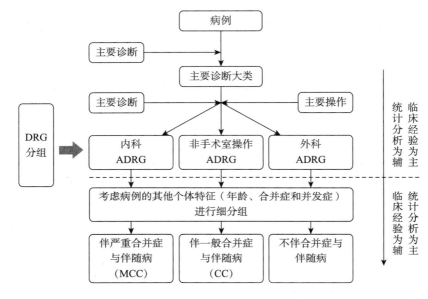

图 1-2-1 DRG 分组路径示意图

(来源:CHS-DRG 分组与付费技术规范)

1. MDC(主要诊断大类)

以病案首页的主要诊断为依据,以解剖和生理系统为主要分类特征,参照 ICD-10 将病例分为 26 个 MDC。在进行 MDC 分类之前,首先将器官移植、呼吸机使用≥96 h、年龄<29 天、主要诊断或其他诊断为艾滋病或者严重创伤的病例进行先期分组,形成 4 个先期分组诊断大类(Pre-MDC),即 MDCA(先期分组疾病及相关操作)、MDCP(新生儿及其他围产期新生儿疾病)、MDCY(HIV 感染疾病及相关操作)及 MDCZ(多发严重创伤)。其余病例依据病案首页的主要诊断、病例个体的性别因素分入不同的主要诊断大类,每个 MDC 都有一个主要诊断表。

2. ADRG(核心疾病诊断相关组)

在各 MDC 下,再根据治疗方式将病例分为手术、非手术室操作和内科三类,将主要诊断和(或)主要操作相同的病例组合成 ADRG。这部分分类过程主要以临床经验分类为主,考虑临床相似性,统计分析作为辅助。病案首页的主要诊断和手术操作是 ADRG 分组的关键依据。

3. DRG(疾病诊断相关组)

在各 ADRG 下,综合考虑病例的其他个体特征、合并症和并发症,将相近的诊断相关分组细分为 DRG。细分的目的是提高分组的科学性和用于付费的准确性。细分因素可考虑年龄、合并症、并发症等因素,以缩小组内变异、提高分组效能为目标。这一过程中,主要以统计分析寻找分类节点,考虑资源消耗的相似性。

(三) CHS-DRG 病组代码的含义

CHS-DRG 病组由 4 位码构成,均以英文字母 A—Z 和阿拉伯数字 0—9 表示(图 1-2-2)。DRG 代码各位编码的具体含义如下:

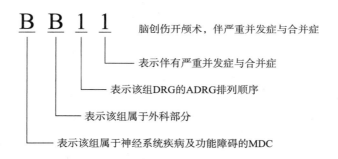

图 1-2-2 DRG 4 位编码示意图
(来源:CHS-DRG 分组与付费技术规范)

第一位表示主要诊断大类(MDC):根据病案首页的主要诊断确定,进入相应疾病主要诊断大类,用英文字母 A—Z 表示。

第二位表示 ADRG 病组的类型:根据治疗方式不同分为外科部分、非手术室操作部分和内科部分。用英文字母表示。外科部分用 9 个字母代表:A,B,C,D,E,F,G,H,J;非手术室操作部分用 6 个字母代表:K,L,M,N,P,Q;内科部分用 9 个字母代表:R,S,T,U,V,W,X,Y,Z。

第三位表示 ADRG 的顺序码:用阿拉伯数字 1—9 表示。

第四位表示是否有合并症和并发症等情况:用阿拉伯数字表示。"1"表示伴有严重并发症与合并症;"3"表示伴有一般并发症与合并症;"5"表示不伴有并发症与合并症;"9"表示未作区分的情况。

三、 DRG 付费与传统付费方式的区别

目前,国际上通行的医疗费用支付方式有按项目付费、总额预算付费、按人头付费、按床日付费和按病种付费(包括 DRG)等几种。在使用 DRG 付费前,各国主要使用按项目付费和总额预算付费这两种医疗服务付费机制。因此,这里主要介绍 DRG 付费与按项目付费、总额预算付费的区别(表 1-2-1)。

表 1-2-1　国际上不同的医疗费用支付体系及其特点比较

支付体系	病例数	每个病例服务数量	费用控制	技术效率	质量	管理容易	透明度
按项目付费	＋	＋	－	0	0		0
DRG 付费	＋	－	0	＋	0	－	＋
总额预算付费	－		＋	0	0	＋	－

注:＋/－表示增加/减少;0表示中性或不清楚

(一) 按项目付费

在使用 DRG 付费之前,按项目付费方式是许多国家(如美国、爱沙尼亚)对医院资源配置进行管理的主要手段。按项目付费的费用金额直接反映每个患者的实际费用,并可为每个患者提供大量的服务,也确保治疗疑难杂症患者的医院得到足够的补偿。然而,按项目付费容易产生过度医疗和诱导需求现象,对患者的预后和服务有效性产生不利影响。此外,因按项目付费制度是无预算限制的,容易造成医疗机构忽视支出成本因素,导致服务效率低下,且其管理过程比较复杂。

(二) 总额预算付费

在使用 DRG 付费之前,总额预算付费制度常被欧洲用于对医院资金的分配。总额预付制度的关键优势之一就是成本控制,通过预先根据医疗项目设置固定的支付额度,使医疗报销金额与每位患者的医疗费用不直接相关。总额预付在管理上较为容易,且其设定支出上限,可以有效地控制成本。然而,总额预付可能诱发医院不提供足够医疗服务的风险,忽视患者需求和健康预后,且其无法准确预估医院未来的预算以及日渐增长的医疗成本等因素。

(三) DRG 付费

为解决因过度医疗(按项目付费)或服务不足(总额预付)难以确保医疗质量的问题,各国政策制定者被 DRG 付费所吸引,在按项目付费和总额预付之间寻求平衡点。DRG 付费以增加病例的数量和减少每个病例的服务项目数量为激励手段。与按项目付费相比,DRG 付费鼓励医院将其服务提供限制在必要的范围内。与总额预付相比,

DRG 付费鼓励医院收治更多患者。

DRG 付费控费效果取决于哪种效应占优，或增加病例数量，或减少每个病例的服务数量。然而，当诊断界限不确定时，医疗机构往往使诊断升级，以获取更多的补偿，也可能存在推诿重症患者、选择性收治轻症患者等问题。此外，DRG 付费在管理上也相对复杂，需要详细、标准化的诊断和操作编码，以及每个 DRG 平均资源消耗（成本）的数据。

（刘雅娟　杨少春　丁　滨）

第三节　DIP 基本知识

一、DIP 的定义

按病种分值付费（diagnosis-intervention packet，DIP）是指医保经办机构以基金总额控制为基础，以出院主要诊断和住院期间的诊疗方式，对历史数据（病案首页）进行聚类，形成病种组合，对不同病种赋予不同的分值，每个患者出院按照诊疗情况与分值库进行匹配赋予分值，最后根据患者出院累计总分值与定点医疗机构进行费用结算的一种付费方式。

DIP 是利用大数据优势发掘"疾病诊断＋治疗方式"的共性特征对病案数据进行客观分类，形成每一个疾病与治疗方式组合，客观反映疾病严重程度、治疗复杂状态、资源消耗水平与临床行为规范。

在总额预算机制下，根据年度医保支付总额、医保支付比例及各医疗机构病例的总分值计算分值点值。医保部门基于病种分值和分值点值形成支付标准，对医疗机构每一病例实现标准化支付。

DIP 付费涉及医保经办机构、医院、参保人三方。医保经办机构是制定 DIP 分值库、实施细则的政策制定者，医院是政策的执行者，参保人就医的相应待遇不会因为 DIP 政策而改变。

二、 国家医保病种分值库来源

（一）数据来源

国家医疗保障局于 2020 年 10 月发布了《国家医疗保障按病种分值付费（DIP）技术规范》和《国家医疗保障按病种分值付费（DIP）目录库》，以指导全国各地开展 DIP 付费。DIP 目录库（1.0 版）的编制以上海、广州等地区的前期工作为基础，另外筛选东、中、西部具有典型代表性的 10 个省、自治区、直辖市数据作为补充，汇聚近 6 000 万数据的样本，总计涉及医疗服务费用近 7 000 亿元。各地数据覆盖时间段不尽相同，最长从 2013 年至 2020 年，初步形成了可代表我国典型地区的医疗服务数据样本。

（二）政策特点

首先，实行区域总额预算管理。统筹地区要按照以收定支、收支平衡、略有结余的原则，并综合考虑各类支出风险的情况下，统筹考虑物价水平、参保人医疗消费行为、总额增长率等因素，建立健全医保经办机构与定点医疗机构的协商谈判机制，合理确定医保总额预算指标。不再细化明确各医疗机构的总额控制指标，而是把项目、病种、床日等付费单元转换为一定点数，年底根据各医疗机构所提供服务的总点数以及地区医保基金支出预算指标，得出每个点的实际价值，按照各医疗机构实际点数付费。特别强调了不再细化明确各医疗机构的总额控制指标，以前年初给医疗机构下次均和总额的按人头付费的方式彻底改变。

其次，实现住院病例全覆盖。国家层面统一确定病种分值目录库、核心与综合病种的划分标准等。试点城市根据本地数据，按照统一病种组合规则，形成各自城市的病种分值目录核心病种与综合病种库。统筹地区按照本地区前三年数据进行全样本数据病例平均医疗费用测算，确定核心病种、综合病种的分值。对于费用异常高、异常低的病例，可通过设置费用偏差的方式确定病种分值。对于费用特别高的病例，可通过病例单议、专家评审等方式确定病种分值。确定精神类、康复类及安宁疗护等住院时间较长的病例使用床日付费。明确所有住院病例纳入 DIP 付费，明确数据来源，进行分值库、病种组合名称等标准化建设。

（三）技术特征

国家 DIP 技术规范的技术特征体现了"五个一"路径，即：一套数据信息库，即全国典型地区的 6 000 万份医疗服务数据样本；一个国家病种组合目录库，通过对 6 000 万份的数据样本进行聚类，形成了目录库，制定了主目录和辅助目录；一套分值付费标准，包括制定病种分值、付费标准；一套监管考核评价体系；一支专家队伍，通过建立专家队伍反复论证,使政策更加规范和不断完善,更加贴近临床。

(四)数据聚类

通过对数据融合清洗,剔除缺少疾病诊断的病例、手术操作记录异常的少量病例,进行数据聚类。数据聚类的方法使用国家《医疗保障疾病诊断分类及代码》(以下简称"医保版 ICD-10")前 4 位和《医疗保障手术操作与分类及代码》(以下简称"医保版 ICD-9-CM-3")进行聚类,形成 N 个组合,基于疾病与治疗方式的共性特征组合分组,形成主目录。按照一定规则最终形成病种分值库。

以 15 例为病例数量临界值,将主目录区分为核心病种近 11 553 组、综合病种 2 499 组,形成了病种分值库(表 1-3-1)。病种分值库的每一行即为一个病种组合,相同的诊断(前 4 位码相同)、不同的诊疗方式组成了不同的组合,也会得到不同的例数和平均费用,是下一步计算病种组合分值的基础。

表 1-3-1 国家医疗保障局 DIP 病种分值库示例

疾病诊断编码	疾病诊断名称	手术操作编码	手术操作名称
A15.0	肺结核,经显微镜下痰检查证实,伴有或不伴有痰培养		
A15.0	肺结核,经显微镜下痰检查证实,伴有或不伴有痰培养	33.2300x002	磁导航支气管镜检查
A15.0	肺结核,经显微镜下痰检查证实,伴有或不伴有痰培养	33.2400x001	支气管镜下支气管活检
A15.0	肺结核,经显微镜下痰检查证实,伴有或不伴有痰培养	33.2405	气管镜刷检术
A15.0	肺结核,经显微镜下痰检查证实,伴有或不伴有痰培养	33.2700x001	支气管镜下肺活检
A15.0	肺结核,经显微镜下痰检查证实,伴有或不伴有痰培养	33.9101	支气管球囊扩张术
A15.0	肺结核,经显微镜下痰检查证实,伴有或不伴有痰培养	34.0401	胸腔闭式引流术
A15.0	肺结核,经显微镜下痰检查证实,伴有或不伴有痰培养	39.7902	经导管支气管动脉栓塞术

各地医疗保障局在制定本地病种分值库的过程中,由于各地区病种结构不同,在进行聚类病种组合中,可能部分病种组合和国家医疗保障局的病种组合一致,有些病种达到一定例数但不在国家医疗保障局的目录库内。各地也采用达到一定例数的病种组合形成本地的病种组合,与国家医疗保障局的病种组合结合在一起形成当地的目录库。

三、 DIP 目录库

（一）总框架

DIP 目录库分为主目录和辅助目录（图 1-3-1）。主目录由核心病种和综合病种组成。以大数据形成的标准化方法凝聚疾病与治疗方式的共性特征，反映诊断与治疗的一般规律，是 DIP 付费的基础。

主目录按照诊断＋诊疗层级路径分为一级、二级、三级目录。一级目录相当于 DRG 的 MDC 组，二级目录相当于 DRG 的 ADRG 组，三级目录相当于 DRG 细分组，组成了病种分值库。

辅助目录以大数据提取诊断、治疗、行为规范等特异性特征，与主目录形成互补，对临床疾病的严重程度、并发症/合并症、医疗行为规范所发生的资源消耗进行校正，客观拟合医疗服务成本予以支付。

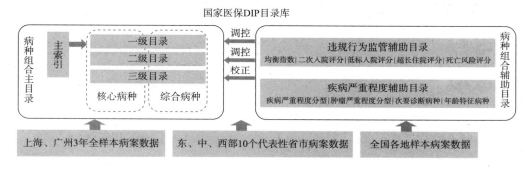

图 1-3-1　DIP 目录库总体框架示意图

（二）DIP 主目录

DIP 目录库是在疾病诊断与治疗方式组合穷举与聚类的基础上，确定稳定分组并纳入统一目录管理，支撑分组应用常态化的基础应用体系。主目录作为 DIP 目录库的核心构件，一方面按病例数量的收敛，再将疾病划分为核心病种与综合病种，实现对临床复杂、多样的病例的共性特征挖掘，形成明确的分组及层级化的分组结构，对 DIP 进行科学、规范的管理，锁定 DIP 的核心要素之一——支付单元，为支付标准的形成提供支持。另一方面，基于解剖学和病因学对 DIP 建立疾病分类主索引，提升针对一级、二级、三级目录的管理效率以及可视化展示效能。主目录示意图见图 1-3-2。

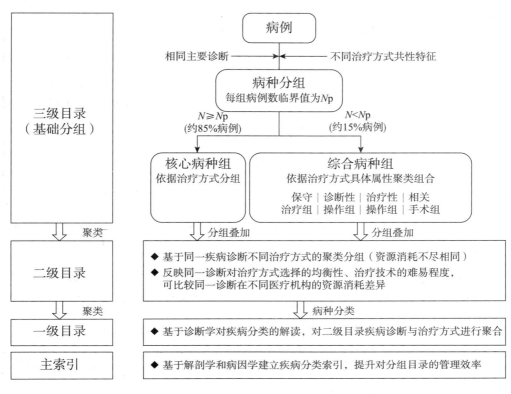

图 1 - 3 - 2　DIP 主目录组合示意图

主目录最基础的是三级目录,其由核心病种和综合病种组成。在数据聚类过程中,以 15 例为临界值,分为核心病种和综合病种,也同时兼顾核心病种的入组原则上＞85％的比例。

1. 基础分组

从采集的出院患者病案首页数据中截取出院主要诊断代码"×00.0"(国家医保版 ICD-10 前 4 位码)与对应的所有手术操作编码(国家医保版 ICD-9-CM-3)进行排列组合,即出院主要诊断＋具体手术操作,形成基础分组。以"急性阑尾炎伴局限性腹膜炎"为例,聚类可以形成以下 7 个组合(表 1 - 3 - 2)。

表 1 - 3 - 2　急性阑尾炎伴局限性腹膜炎病种组合

疾病诊断编码	疾病诊断名称	手术操作编码	手术操作名称
K35.3	急性阑尾炎伴局限性腹膜炎	45.2302	电子结肠镜检查
K35.3	急性阑尾炎伴局限性腹膜炎	47.0100	腹腔镜下阑尾切除术

续表

疾病诊断编码	疾病诊断名称	手术操作编码	手术操作名称
K35.3	急性阑尾炎伴局限性腹膜炎	47.0100＋54.1903	腹腔镜下阑尾切除术＋腹腔切开引流术
K35.3	急性阑尾炎伴局限性腹膜炎	47.0100＋54.5101	腹腔镜下阑尾切除术＋腹腔镜下肠粘连松解术
K35.3	急性阑尾炎伴局限性腹膜炎	47.0100＋54.5903	腹腔镜下阑尾切除术＋肠粘连松解术
K35.3	急性阑尾炎伴局限性腹膜炎	47.0901	阑尾切除术
K35.3	急性阑尾炎伴局限性腹膜炎		保守治疗

2. 核心病种的划分

通过基础分组,将超过 15 例的病种组合纳入核心病种。还是以"急性阑尾炎伴局限性腹膜炎"为例,如果以上的组合均超过 15 例,则纳入核心病种,见表 1－3－3。

表 1－3－3　急性阑尾炎伴局限性腹膜炎病种组合核心病种

疾病诊断编码	疾病诊断名称	手术操作编码	手术操作名称	例数
K35.3	急性阑尾炎伴局限性腹膜炎	45.2302	电子结肠镜检查	25
K35.3	急性阑尾炎伴局限性腹膜炎	47.0100	腹腔镜下阑尾切除术	16
K35.3	急性阑尾炎伴局限性腹膜炎	47.0100＋54.1903	腹腔镜下阑尾切除术＋腹腔切开引流术	26
K35.3	急性阑尾炎伴局限性腹膜炎	47.0100＋54.5101	腹腔镜下阑尾切除术＋腹腔镜下肠粘连松解术	18
K35.3	急性阑尾炎伴局限性腹膜炎	47.0100＋54.5903	腹腔镜下阑尾切除术＋肠粘连松解术	19
K35.3	急性阑尾炎伴局限性腹膜炎	47.0901	阑尾切除术	32
K35.3	急性阑尾炎伴局限性腹膜炎		保守治疗	36

3. 综合病种的划分

通过基础分组,将例数少于 15 例的病种组合纳入综合病种,综合病种以再次收敛的形式建立分组,解决了分组过细操作不便、分组过粗交叉互补严重的问题,以客观的方式直观表达综合病种的数据特征。

综合病种与核心病种的分组方式没有差异,均是通过数据所呈现的共性特征对数据进行分类。差别仅在于核心病种直接将治疗方式作为分组的依据,而综合病种则需按照治疗方式的具体属性进一步分组。通过大数据确定的治疗方式属性包括保守治疗、诊断性操作、治疗性操作、相关手术 4 个分类,按照如下方式对综合病种进行分组:

(1)保守治疗组:将未包含手术操作的组合作为保守治疗组合,按照疾病诊断分类代码(ICD-10 第一位)进行聚类。

(2)诊断性操作组:将手术操作(国家医保 ICD-9-CM-3 V1.0 版)属性为"诊断性操作"的组合,叠加主要诊断类目(国家医保 ICD-10 V1.0 版前三位)进行聚类,构建诊断性操作组。

(3)治疗性操作组:将手术操作(国家医保 ICD-9-CM-3 V1.0 版)属性为"治疗性操作"的组合,叠加主要诊断类目(国家医保 ICD-10 V1.0 版前三位)形成治疗性操作组,并依据严重程度分为 3 个等级。Ⅲ级包含呼吸机支持治疗、气管插管术、心脏临时起搏器置入术、中心静脉压监测等操作,Ⅱ级包含血液透析、骨髓穿刺术等操作,其他操作归入Ⅰ级。

(4)相关手术组:将手术操作(国家医保 ICD-9-CM-3 V1.0 版)属性为"手术"的组合,叠加主要诊断类目(国家医保 ICD-10 V1.0 版前三位)聚类形成相关手术组,并进一步按手术操作所对应的复杂程度、资源消耗程度进一步细分为Ⅰ级、Ⅱ级和Ⅲ级。

综合病种的细分,解决了部分地方综合病种分类太粗的弊端,仍以上述"急性阑尾炎伴局限性腹膜炎"为例,如果以上组合均少于 15 例,则纳入综合病种进行重新组合,见表 1-3-4。

表 1-3-4　急性阑尾炎伴局限性腹膜炎病种组合综合病种划分

疾病诊断编码	疾病诊断名称	手术操作编码	手术操作名称	例数	重新分类
K35.3	急性阑尾炎伴局限性腹膜炎	45.2302	电子结肠镜检查	8	K35 诊断性操作组
K35.3	急性阑尾炎伴局限性腹膜炎	47.0100	腹腔镜下阑尾切除术	9	K35 开头手术组

续表

疾病诊断编码	疾病诊断名称	手术操作编码	手术操作名称	例数	重新分类
K35.3	急性阑尾炎伴局限性腹膜炎	47.0100＋54.1903	腹腔镜下阑尾切除术＋腹腔切开引流术	12	K35 开头手术组
K35.3	急性阑尾炎伴局限性腹膜炎	47.0100＋54.5101	腹腔镜下阑尾切除术＋腹腔镜下肠粘连松解术	6	K35 开头手术组
K35.3	急性阑尾炎伴局限性腹膜炎	47.0100＋54.5903	腹腔镜下阑尾切除术＋肠粘连松解术	8	K35 开头手术组
K35.3	急性阑尾炎伴局限性腹膜炎	47.0901	阑尾切除术	9	K35 开头手术组
K35.3	急性阑尾炎伴局限性腹膜炎		保守治疗	12	K 开头保守治疗组

综合病种与核心病种共同构建了 DIP 目录体系,争取临床病例入组率最大化,实现以统一标准对疾病资源消耗水平与临床实际成本的评价,方法具有完整性与可用性,避免了病例纳入不全给医疗机构带来的影响,使 DIP 体系更加细化、合理。

(三) 主目录分级

DIP 利用大数据的优势,对最细化目录向上进行逐层的聚类和收敛,形成一套包含三级目录的 DIP 主目录体系,满足不同的应用需求。

1. 三级目录

三级目录是基于大数据对同一诊断下不同治疗方式共性特征(相同诊断、治疗方式的资源消耗相近)的聚类组合,是 DIP 的基础目录库,其组内差异度小,用于拟合不同 DIP 的成本基线,确定支付标准,从微观角度支撑疾病的按病种分值支付与个案审计。

三级目录按例数维度收敛形成核心病种与综合病种,可利用 CCI 指数、疾病严重程度、肿瘤严重程度以及年龄进行校正,以更精准地还原成本。

2. 二级目录

二级目录是在三级目录基础上的聚类,是相同诊断、不同治疗方法的组合,其资源消耗不尽相同,综合反映了同一诊断对于治疗方法选择的均衡性、治疗技术的难易程度,以及在此基础上不同医疗机构资源消耗的比较。

3. 一级目录

一级目录是基于诊断学对疾病分类的解读,与疾病诊断分类及代码(国家医保

ICD-10 V1.0 版)类目(即前三位)相吻合,是对二级目录疾病诊断与治疗方式的进一步聚合,可用于建立宏观层面医保资金的预估模型,支撑医保基金全面预算管理,实现区域资源的总体调控。

(四) DIP 辅助目录

在主目录病种分组共性特征的基础上,DIP 建立反映疾病严重程度与违规行为监管个性特征的辅助目录。

1. 疾病严重程度辅助目录

疾病严重程度辅助目录对应于收治患者病情的复杂程度,是基于疾病复杂性、多样性,在主目录的基础上结合次要诊断、年龄等相关因素,对病种分组内不同类型病例所反映出来的个性化规律进行挖掘,进而形成细化分类以更精准地还原成本,促进对医疗机构所收治每一例病例资源消耗的客观评价,从源头上降低医疗机构因利益驱动而选择患者的风险。疾病严重程度辅助目录包括 5 类。

(1) CCI 指数:在 DIP 的设计中,同一病案中有多个手术操作分类与代码时可将各编码叠加作为新的分类。但对同一个病案中有多个并发症/合并症的情况没有进行处理。CCI 指数是为了解决当一个病例有多个严重程度较高的并发症/合并症时,如何更好地反映医疗成本,对病例进行精准支付的问题所构建的辅助目录。

CCI 指数通过大数据建模技术,采用大量数据拟合不同分类下病例费用随诊断数量及诊断前 4 位编码的变化关系,测定每个诊断前 4 位编码的严重程度权重值。当一个病例有多个并发症时,可以通过严重程度权重值的数学组合对本次住院的并发症/合并症进行定量描述,从而使得原本大量的并发症/合并症编码转变为病例严重程度和资源消耗的数学度量,变不可比为可比。通过 CCI 指数,可以将病例的并发症/合并症严重程度分为极严重、严重、一般和无四个等级。

(2) 疾病严重程度分型辅助目录:疾病严重程度分型辅助目录可根据是否有并发症/合并症、并发症/合并症危及范围及死亡状态等疾病数据特征,将 DIP 内的病例区分为中度、重度及死亡三级疾病严重程度,客观反映疾病的复杂程度以及资源消耗水平,进一步降低组合变异系数(CV),更好地契合成本,避免交叉互补。

具体包括了:① 死亡病例(Ⅳ级):死亡病例以住院天数 3 天为界分为两组,其中住院天数 ≤ 3 天的作为 Ⅳ-A 级,住院天数 > 3 天的作为 Ⅳ-B 级。② 重度病例(Ⅲ级):是除主要诊断以外,同时具有"功能衰竭、休克、菌血症、脓毒血症"等全身系统性并发症/合并症的次要诊断,且住院天数 3 天以上的病例。③ 中度病例(Ⅱ级):是除主要诊断以外,同时具有"重要器官病损＋重要脏器感染"等局灶性并发症/合并症的次要诊断,且住院天数 3 天以上的病例。

除根据以上规则已明确严重程度的病例外,将剩余病例作为Ⅰ级病例纳入"次要诊断病种辅助目录"进行评价与管理。

(3)肿瘤严重程度分型辅助目录:肿瘤严重程度分型辅助目录是针对肿瘤 DIP 的特异化校正目录,在疾病严重程度分型辅助目录的基础上叠加肿瘤转移、放化疗等将病例按照严重程度分为五级,以不同治疗方式对应的疾病发展阶段更加精准地反映疾病严重程度对资源消耗的影响。

具体包括:① 死亡病例(Ⅵ级):死亡病例以住院天数 3 天为界分为两组,其中住院天数≤3 天的作为Ⅵ-A 级,住院天数>3 天的作为Ⅵ-B 级。② 放化疗病例(Ⅴ级):是指肿瘤放、化疗对资源消耗有显著影响,住院总费用明显高于同 DIP 其他病例的严重病例,其中Ⅴ-A 级作为放疗严重病例,Ⅴ-B 级作为化疗严重病例。③ 转移病例(Ⅳ级):是指肿瘤有转移或在其他部位有并发肿瘤(次要诊断中含有肿瘤的诊断,所属类目与主要诊断不同),且住院天数>3 天的病例。④ 重度病例(Ⅲ级):是指病情较为严重,除主要诊断以外,同时具有"功能衰竭、休克、菌血症、脓毒血症"等全身系统性并发症/合并症的次要诊断,且住院天数>3 天的病例。⑤ 中度病例(Ⅱ级):是指除主要诊断以外,同时具有"重要器官病损+重要脏器感染"等局灶性并发症/合并症的次要诊断,且住院天数>3 天的病例。

除根据以上规则已明确严重程度的病例外,将剩余肿瘤病例作为Ⅰ级病例纳入"次要诊断病种辅助目录"进行评价与管理。

(4)次要诊断病种辅助目录:将经综合评价确定为疾病严重程度较轻的病例纳入次要诊断病种辅助目录进行管理,合理评价次要诊断对病种分组内以住院天数、住院费用为表征的资源消耗的影响程度,对疾病个案进行校正以真实体现临床实际成本。

次要诊断病种辅助目录结合住院天数可划分为不同的级别,将住院天数≤3 天的病例作为Ⅰ-A 级;将仅有主要诊断或次要诊断与主要诊断无紧密关联的,住院天数>3 天的病例作为Ⅰ-B 级。

(5)年龄特征病种辅助目录:利用疾病与年龄之间的关系建立年龄特征病种目录,重点针对 18 岁以下及 65 岁以上的病种进行筛查,对个体差异、疾病严重程度等原因进行分析以确立合适的校正权重,实现基于数据特征的医保支付调节,引导医院针对患者的病情采取合理的治疗方案,从而避免推诿危重患者。

具体包括:① 18 岁以下病例:大数据分析显示,儿科疾病资源消耗往往与年龄阶段有较高的关联度,按照新生儿期、婴幼儿期、学龄前期、学龄期、青春期等不同阶段的划分,对每阶段的特征病例进行识别,结合医疗资源消耗给定加权系数,客观拟合儿科疾病的成本消耗。② 65 岁以上病例:老年疾病往往伴随并发症/合并症,且疾病严重程度差异性大,利用疾病严重程度辅助目录进行校正,对不同年龄段、不同严重程度的病例进行识别,结合医疗资源消耗给定加权系数,客观拟合老年疾病的成本消耗。

2. 违规行为监管辅助目录

违规行为监管辅助目录侧重于利用大数据所发现的医疗机构行为特征,建立针对违规行为的洞察发现与客观评价机制,以病案质量指数、二次入院、低标入院、超长住院以及死亡风险等指标引导医疗机构规范医疗行为,降低医疗机构组别高套、诱导住院、风险选择、分解住院的可能性,提高医疗质量。

（陈维雄）

第二章 DRG/DIP 支付方式下的 医院部门联动与分工

DRG/DIP 支付方式是一项系统性管理工程,涉及医疗全流程精细化管理,在常态化支付方式改革下,医院医保精细化管理需各职能部门充分有效联动。本章主要阐述医院组织机构及各职能部门、临床科室的具体工作职能。深入分析在 DRG/DIP 支付方式下,多部门如何联动实现医保费用和医保服务行为两个重点方面的监管。

第一节 医院实施 DRG/DIP 领导机构 及各职能部门分工

一、院级组织机构职责与任务

(一)医院 DRG/DIP 支付方式领导小组

1. 工作职责

(1)顶层设计,部门协同:为尽快适应 DRG/DIP 支付方式,将其作为深化医改的重要力量,医院应成立 DRG/DIP 支付方式领导小组,由分管院领导牵头,医疗保险处、医务处、信息处、质控处、计财处等部门协同,各临床科室设立 DRG/DIP 质控员,明确医院各部门、各岗位工作人员在 DRG/DIP 付费工作中的角色和作用,形成全员参与、全程管理、全力配合的工作机制,构建全院三级管理网络。领导小组负责审定本院医保 DRG/DIP 支付方式工作实施方案,明确各部门分工职责,制定相应院内 DRG/DIP 管理相关制度。

(2)部门分工,明确职责:医疗保险处负责临床科室 DRG/DIP 病例的病案首页质控工作,每月将各科室 DRG/DIP 费用结算数据按医疗组反馈,并对存在的问题进行沟通,帮助科室提升 DRG/DIP 病案首页质量;医务处维护临床路径,对临床医师的医疗行为进行规范与引导;计财处以院部管理目标为导向,负责制定 DRG/DIP 绩效考核分配方案,借助绩效分配管理工具,调动科室的主观能动性;药学部需指导合理用药,对药品使用进行监督、评估和结果反馈;信息处需要适配底层平台,提供技术支持,保障数据安全以及病案首页上传工作;质控处则应从质量控制、路径管理的方法与实操着眼;资产处需强化耗材管理,进行物质采购谈判,建立申请耗材论证流程。

(3) 院内监管,制定制度:医院开展 DRG/DIP 付费工作兼具政策性和实务性,将 DRG/DIP 指标纳入科主任年度目标考核,从医院领导、职能部门到临床科室,围绕医疗运行、医疗质量、专科能力、专科发展、医患服务等多个维度,全员参与,共同管理。

2. 工作任务

(1) 负责监控本院 DRG/DIP 付费相关工作推进情况,明确重点工作方向。 DRG/DIP 是基于预付费原理,与过去的后付费不同,促使医院从追求收入的粗放式规模增长绩效模式,向成本管控的精细化绩效激励模式转型。多部门联合召开 DRG/DIP 周例会,为 DRG/DIP 付费做好前期准备工作。

① 统一疾病诊断编码和手术操作编码。CHS-DRG 使用国家医保版《医疗保障疾病诊断分类及代码》(医保版 ICD-10)和《医疗保障手术操作分类与编码》(医保版 ICD-9-CM-3)等技术标准,医疗机构要及时与医疗保障部门沟通,按照统一要求对照、更新编码,为分组和付费正确提供基础保障。

② 加强信息系统管理,做好医保接口改造。医疗机构需要对信息系统和结算流程进行改造,以保证 DRG/DIP 分组所需的结算信息能够准确上传到 DRG/DIP 分组平台,准确完成患者结算。第一,要建立医疗机构和医保的 DRG/DIP 信息对应管理;根据国家医疗保障局发布的《医疗保障结算清单填写规范》,医疗机构信息系统要将现阶段所缺少的信息接口做好,保障数据抓取的准确性。完善病案首页抓取不到的内容,保证主要诊断和主要操作必须抓取,住院天数、新生儿体重、呼吸机使用时长等主要影响患者分组的信息要齐全。第二,按规定完成医保信息上传内容的对照,包括病案首页、患者费用明细、基金支付、个人负担等。

③ 确保按时上传病案首页数据。医院尽早配备专业的、充足的病案编码人员,病案编码人员要具备临床知识、病案审核、编码等技能,掌握患者的主要诊断、次要诊断、合并症及并发症的定义,明确主要操作与手术操作的填报要求,还需要明确了解诊断和操作填报对 DRG/DIP 付费的影响。

(2) 对 DRG/DIP 支付方式改革工作全面指导、决策、部署和统筹推进。

① 加强临床路径管理,为规范临床诊疗行为,关注辅助药品及耗材使用合理性问题,关注国家重点监控药品。细化分析高、低倍率病例,以及结算费用偏离地区均费较大的病组与科室。结合 DRG/DIP 付费标准,优化临床路径管理,实施临床路径病种

流程修订。落实绩效评估,强化医疗核心制度的落实,将科室 DRG/DIP 付费病例的质量管理、医保结算结果与科室绩效分配联动,激励科室主动介入 DRG/DIP 付费管理。

② 组织开展常态培训。医保处、医务处病案室、质控处等部门需熟知 DRG/DIP 分组原则、基准点数、支付规则和政策规范,按照科室特点,常态化地开展 DRG/DIP 知识、医疗质量、临床路径、病案规范、编码填写等院内培训工作。

（3）负责研究解决 DRG/DIP 付费工作推进中出现的问题,必要时采取应急方案,确保工作顺利有效推进。加强医疗保险处、医务处病案室、计财处等职能部门与临床科室的沟通,收集临床科室关于 DRG/DIP 管理方式、信息化建设等方面的意见与建议,有针对性地寻找解决方案。让临床科室医务人员更直观地掌握 DRG/DIP 基本知识及结算规则,推进医院精细化管理,提升医院核心竞争力。

（二）医院 DRG/DIP 支付方式工作小组

1. 工作职责

（1）例会制度:实行每日监控和反馈机制,每日召开 DRG/DIP 业务流程会、DRG/DIP 信息会推进工作。根据每日病案质控情况,汇总 DRG/DIP 病组或病种医保费用亏损和医保基金总额超标的原因,向相应管理部门汇报,针对性制定整改措施,结合临床路径管理,规范科室医师诊疗行为,敦促科室合理有效地使用医保基金。按日改进 DRG/DIP 相关信息系统,包括优化医保质控系统,完善病案上传系统,构建医保费用监管系统。

（2）日常运营:建立 DRG/DIP 数据分析考核制度。根据本地区医疗保障局反馈的月度按 DRG/DIP 付费结算数据,分析全院各科室 DRG/DIP 医保费用超支结余情况,计算 DRG/DIP 病组或病种亏损额度,以及医保基金医疗费用总控指标达标情况。

2. 工作任务

（1）院内数据监管:按月分析全院结算病例中各 DRG/DIP 病组或病种医保费用绩效情况。对亏损较多、低倍率病例占比较高的 DRG/DIP 病组或病种,进一步分析诊疗方式、主要诊断、主要手术操作、医疗服务项目、药品和卫生材料项目收费明细、医嘱和检查检验报告等信息。对不合理使用药物、医用耗材等的行为进行监测、提醒,经查实的,予以相应宣教和处罚。将 DRG/DIP 支付的相关指标,包括 CMI 值、时间和费用消耗指数、权重、盈亏情况等,与医院内各科室的绩效关联起来。

以 CMI 值、权重等指标为导向,在绩效考核中量化不同患者疾病复杂程度及 DRG/DIP 病组或病种的时间和费用成本,增加绩效考核的科学性,对不同医疗机构及不同科室病种收治变化可以起到指导作用。

（3）沟通反馈机制：建立病案首页反馈机制。发动职能管理部门到临床一线科室，全员参与、共同管理。医疗保险处通过对医保结算数据进行分析，将医保费用考核结果第一时间通知科室分管主任。通过信息系统，临床科室分管主任及时掌握该科室涉及的 DRG/DIP 病组或病种的医保费用，以及各项医保指标的动态变化情况，根据病种绩效分析结果，发现科室医保管理中存在的问题，积极采取措施进行优化。在保证医疗质量的前提下，主动降低医疗成本，规范医疗行为。

二、 医院各职能部门职责与任务

（一）医疗保险处（办公室）

1. 与上级医保管理部门对接

（1）做好与医疗保障局 DRG/DIP 支付方式工作的政策对接。医院医疗保险管理部门要做好三个方面的强化工作：

① 强化政府、医院纵向沟通，加速政策落地。本地化分组器建设初期，医院要结合自身实际，积极向医保管理部门提出新增分组及调整分组建议，保证分组及支付的准确性。

② 强化协同、高效的内部横向沟通。每月医保 DRG/DIP 数据下达后，根据分组情况，医院医保、病案、临床等科室进行讨论，在不违背病案编码原则的前提下，确立病案首页的填写及编码，确保病例分组的准确性。

③ 强化学习，加强与医保管理部门交流。积极联络省内外大中型医院，开展DRG/DIP 实施效果考察交流活动，同时外请标杆医院专家、医疗保障局领导来院授课，对 DRG/DIP 政策落地和实操方面进行交流学习。

（2）建立与医保管理部门的常态化沟通申诉机制。制定阶段性问题反馈计划，提升闭环管理能力。围绕 DRG/DIP 实施过程中的问题，在医院、科室层面定期召开阶段反馈会，对存在的问题进行及时调整，并整理归档为相关操作指南，在医院内部分享学习。定期收集有价值的分组、付费反馈意见，并积极与医疗保障局进行沟通交流；对医保付费具有可持续改进意义的内容，可次年集中向医疗保障局进行意见反馈；对分组和付费可持续发展提出具有医院真实运行特征的可行性建议。

2. 医院内部宏观管理

（1）制定医院 DRG/DIP 支付方式改革工作方案。聚焦抓扩面、建机制、打基础、协同推进，分阶段、抓重点、阶梯式推进改革工作，加快扩面步伐，建立完善机制，注重提质增效,高质量完成支付方式改革各项任务。以《中共中央国务院关于深化医疗保障制度改革的意见》《DRG/DIP 支付方式改革三年行动计划》等国家重要指导性文件为依据,结合医院自身情况,制定医院 DRG/DIP 支付方式工作方案,统筹协调全院各职能部门及临床科室,全面推进支付方式改革工作。

(2)拟定院内工作计划和各部门责任分工。支付方式改革的直接影响对象是医保定点医疗机构,要最大程度争取医疗机构的理解、配合和支持,促进医疗机构推进相关配套改革,保证 DRG/DIP 支付方式改革在医疗机构顺利落地,并得到多方认可,实现预期改革目标。要重点推进编码管理、信息传输、病案质控、内部运营机制建设等四个方面的协同改革,做到"四个到位"。DRG/DIP 支付改革医疗机构协同"四个到位"具体策略详见第一章第一节。

(3)牵头组织医院 DRG/DIP 支付改革工作小组例会,针对工作推进中出现的问题,探讨有效解决方案。建立多层次多角度沟通协调机制:一是建立决策沟通机制,DRG/DIP 支付改革工作小组定期会商沟通,确保对改革的认同。二是建立推进协调机制,每周召开医院各科室医保分管主任例会,高频沟通协商。三是建立座谈交流机制,以医院、学科为单位,由医保处牵头,临床医务人员参加,组织座谈交流,及时解决支付改革中出现的问题。

3. 引入符合条件的院内 DRG/DIP 智能管理系统

为确保病案首页信息传得准,应协同信息部门打通院内信息系统间壁垒,可通过医院运营管理决策(BI)平台整合信息系统数据,确保病案首页上传无差错。

以江苏省人民医院为例,为满足医院管理与科室管理的需求,多部门参与,探索建立了院内 DRG 分析系统,先期使用 BJ-DRG 分组器运行,该系统具有及时获取 DRG 数据,与院内 BI 系统无缝整合,分级授权,核心 DRG 指标查看,不同维度、不同时间、角度查看,灵活制作图形与统计,操作人员可自定义报表的维度和内容等功能和特点。首先保证编码质量,利用信息化手段,完善编码质量审核,并形成针对问题构建审核条件的常态机制。2022 年南京市正式实施 DRG 点数法付费,医院相应调整系统,实行南京医保 NJ-DRG 分组器,使系统更加完善。DRG 强调基于大样本数据的测算,因此江苏省人民医院 DRG 院内分析系统中引入了外部数据,实现更多维度评价,使评价更科学。

4. 负责全院 DRG/DIP 支付政策宣传、培训与考核工作

DRG/DIP 推行初期,临床科室普遍对 DRG/DIP 缺乏认识,不知道 DRG/DIP 是什么,为什么要开展 DRG/DIP,为此医院医保处(办)应通过多种形式持续开展 DRG/

DIP 知识宣教。以江苏省人民医院为例，该院医保处先后邀请了多位专家来院授课，安排核心团队到 DRG/DIP 先行试点医院取经，逐一至各临床科室开展理论宣教，提升了临床医护人员对 DRG/DIP 相关概念、分组理念、评价指标等核心内容的认知度，积极引导科室转变管理模式，更加注重医疗质量、成本、效率，主动适应新形势、新要求。

5. 拟定 DRG/DIP 支付方式科室绩效考核方案

医保处(办)应拟定本院 DRG/DIP 医保支付方式科室绩效考核方案，以 DRG 付费为例，通过评价考核分解住院率、CMI、高权重患者占比等相关指标规范医院医疗行为，防止分解住院、推诿重患等现象的发生。

(1) 医疗服务能力指标：重点考核分解住院率(同主要诊断 30 天内再住同医院的病例数/出院病例数)、CMI、DRG 组数、住院服务量、总权重等相关指标，全面评价本院的医疗服务能力。

(2) 资源使用效率指标：包括费用消耗指数和时间消耗指数两个指标，发现不同医院医疗资源消耗间的差异和使用效率情况。费用消耗指数和时间消耗指数分别指治疗同类疾病医疗费用高低和住院时间长短。如果某医院的治疗费用或者是患者在医院的住院时间，与全市的平均水平指标数据相等，也就是说指数为 1；以此类推，如果指数大于 1 就表明该医院的水平高于全市平均水平；指数小于 1 则低于全市平均水平。

(3) 合理控费指标：医院在不影响医疗质量的前提下，通过临床路径实施过程控制规范病组诊疗行为，实施合理用药、合理检验检查，合理控制住院医疗费用。常用指标为 CMI 调整的次均住院费用增幅，计算公式为：

$$CMI\text{调整的次均住院费用增幅} = \left(\frac{\text{本年度住院次均费用} / \text{本年度 CMI}}{\text{上一年住院次均费用} / \text{上一年 CMI}} - 1 \right) \times 100\%$$

$$\text{实际补偿比} = \frac{\text{医保统筹支付金额}}{\text{医保统筹应拨金额}}$$

(4) 总权重绩效：总权重值即"产能指标"，如果总权重绩效越大，表示医院或科室的医疗服务的"总产出量"也越高。

(5) CMI：该指标是评价医疗服务技术难度的重要指标。在传统的绩效评价体系中，平均住院日、次均费用是评价医师绩效的重要指标，如果同一科室两个医师收治病例数相同，平均住院日越短，次均费用越少，认为该医师的绩效水平越高。但是这种情况没有考虑病症的疑难程度，通过引入 CMI 值，提高疑难重症 DRG 组的权重值，引导临床医师积极收治疑难重症,约束医师单纯依靠收治简单病种增加收入的行为,引导三级医院提升服务能力,主动将常见病、多发病转诊下沉,实现分级诊疗,同时减轻患者负担。

(6) DRG 组数绩效:假设某医院的住院病例经过分组器运算后可以分为 X 个组。覆盖的 DRG 组范围越广,说明医院提供的诊疗服务范围越大。

(7) 医疗安全指标(低风险组死亡率):"低风险组死亡率"是指疾病本身导致死亡可能性极低的病例类型的死亡率。该指标高,意味着临床或管理过程中可能存在问题。原医疗安全指标考核的是全住院患者的死亡率。但死亡率较低的科室,在 DRG 评价体系下,低风险组死亡率并不一定较低,因此,DRG 绩效考核的指标设置更加科学合理。

在引入 DRG 考核指标前,对公立医院的绩效考核多以出院人数、例均费用、平均住院日、死亡率等作为考核指标。实施 DRG 支付后,绩效考核指标的选取发生变化,多以 DRG 组数、DRG 总权重、CMI 值、时间消耗指数、费用消耗指数、低风险死亡率等为考核指标,医院应依托以上数据指标对医院自身整体情况进行全面的绩效考核。

6. 规范病案首页填报行为

病案首页填报是 DRG/DIP 付费的数据基础。不断提升病案数据质量,规范病案首页填报行为,是保障 DRG/DIP 付费可持续发展的奠基石。建议医院构建院内临床科室医保分管主任、病区质控员、医保专职质控员三级质控网络,层层把关,落实病案数据质量控制,建立由病区质控员质控病案首页,科室主任把关高额病案,医疗保险处与质控员线上讨论疑难病案的全流程质控模式,形成病案首页数据质量持续改进的闭环管理模式。

(二) 医务处(科)

1. 做好与院内医保管理部门的对接

作为院内医疗工作的管理部门,医务处应配合医疗保险处,做好与统筹地区医疗保障局 DRG/DIP 支付方式工作的对接,了解 DRG/DIP 有关政策,保障院内实施全过程的把控。

2. 完善以临床路径为基础的医疗质量管理

临床路径是 DRG/DIP 支付改革的重要基础,根据住院患者疾病的发病机制及并发症等实际情况科学合理地制定智能化、高效率的临床路径,并将其及时纳入医疗质控监管体系,定期评估,持续改进,以医疗质量安全为核心,不断优化和改进临床路径,规范诊疗流程,确保 DRG/DIP 支付方式下的医疗服务质量提升,从而形成有效的科学的闭环管理。

科学、合理、高效的临床路径不仅可以约束和规范诊疗行为,还能减少甚至杜绝医师检查的随意性,有效提高医院的成本管控效率,促进医疗资源的合理高效利用。

3. 强化临床宣教与病案质量管理

(1) 负责全院范围的 DRG/DIP 相关疾病诊断和手术操作名称编码宣传、培训、考核工作。医院应通过定期组织大型培训和实时答疑解惑,让医务人员更好地掌握和运用 DRG/DIP。此外,应持续完善本地 CCHI 编码库,不断梳理本地术语与国家标准术语的对接和统一;开展省医疗服务价格项目与《中国医疗服务操作项目分类与编码》的对接,全面实现服务操作与项目收费"两码合一",便于规范病案首页诊断术语与服务操作,为 DRG/DIP 在医院的全方位覆盖做好准备和铺垫。

(2) 重视病案管理,确保医疗行为与文书的统一。DRG/DIP 统计数据的重要依据是病案首页,医疗行为与文书的统一性要求病历资料客观、真实地反映医疗全过程。若病案首页中出现主要诊断与实际不符、手术和操作记录不规范、疾病和手术操作编码错误、出现漏项或相互矛盾等问题,不仅会导致医院收到差异性支付结果,甚至会发生医疗纠纷。这要求医院必须重视病案管理,通过培训或讲座等多种方式强调 DRG/DIP 和病案首页质量的重要关系,严格控制填写错误率。医务管理部门要改变以往对病案管理部门重视程度低的思维,提升病案编码人员的责任感和技术能力,通过在病案编码人员和医务人员之间建立流畅的沟通渠道,严格落实审查和实时监控病案填写情况。

(3) 提升专职编码员专业能力,确保编码准确。定期开展院内病案审核工作,总结病案首页存在的问题,持续改进。医保办、质控科、病案室等部门要熟悉 DRG/DIP 分组规则、病组基准、支付政策和规范要求,按照科室特点分病区分业务,常态化地开展 DRG/DIP 知识、临床路径、医疗质量、病案规范、编码填写等院内培训。

4. 做好病案首页信息采集和上传管理

配合信息处做好病案首页信息的采集和上传,做好问题病案的反馈工作,并及时收集临床科室反馈的各类编码问题,集中向有关部门沟通、备案或申报,确保临床工作的有效运行。

(三) 信息处(科)

医院信息化工作是医院业务环节的"中枢神经",DRG/DIP 支付对医院管理信息化建设提出了更高的要求。医院实施 DRG/DIP 必须做好信息系统顶层设计,以整体规划为基础,预留可扩展区域,分步实施,重构原有信息系统的业务流程。根据 DRG/

DIP 付费和医院内部管理的要求,信息处需完成以下工作:

1. 完成医院系统与医保系统的对接和运行维护

根据统筹地区医疗保障局的要求,按时完成医院系统与医保系统的对接和运行维护。以江苏省人民医院为例,南京市医疗保障局规定,医疗机构原则上应在自参保患者出院结账次日起 7 个工作日内完成住院病例的病案上传工作,并保证数据质量。医院内 IIH 系统中的病案首页数据需要准确无误地上传到医疗保障局端 DRG/DIP 平台,这中间的接口需要不断完善,以确保上传无误,保证病案的入组率。信息处需安排专人每日关注病案上传成功与否,掌握运行状况,持续维护上传接口。

此外,提供 DRG/DIP 支付方式工作所涉及的各类网络及软件、硬件技术支持。信息处在临床科室和其他职能部门的积极配合下,对接包括医疗服务、临床疾病诊断、科室名称、药品和材料等基础层。在此基础上,坚持自动获取数据、减少人工录入操作的原则,改造数据接口层,满足 DRG/DIP 数据集的需要并验证数据结构。继而在系统应用层方面改造 HIS、病案、手术麻醉和收费等系统,尤其要重点关注诊断和医疗服务操作录入界面的改造。

其次,加强医院 DRG/DIP 相关的信息标准化。驱动信息标准化发展的动力是信息交换和共享的需求,在医疗健康领域,信息标准相互之间存在不一致、不统一是医院信息化面临的巨大挑战,比如概念表达标准不一致、编码不统一的现象在当前国内医院内信息系统普遍存在。DRG/DIP 支付改革的成功必须依赖医疗服务相关信息的标准化,即治疗效果必须采用统一的信息标准表示。如相同的病情必须使用统一的疾病编码,患者服用药品必须使用统一的药品编码,医疗服务项目和手术项目代码也必须统一。

信息处还需负责 DRG/DIP 管理系统的招标。性能良好的、能够与院内病案系统无缝对接的 DRG/DIP 系统可以给临床和病案质控工作带来诸多便利。它可以帮助临床医师对病案进行预测分组,减少病案填写错误率,也有助于病案的质控工作。

2. 配合完成数据质量控制和问题病案反馈工作

(1)确保数据准确性:信息处应联合多部门,做好上报数据质量控制和问题病案反馈工作。医院信息系统改造必须依托临床、病案、质控、医保物价、财务和信息等多部门深度合作,设置数据监控层,以保障上传至区域 DRG/DIP 平台的数据集质量,不断提高从分组器中返回分组结果的准确性。如发现问题病案,应及时反馈并分析原因,不断优化上传流程。

(2)提升基础数据的可用度:医院信息化系统不但是支持医院运营的数据承载平

台,更是分析数据和辅助决策的支持工具。医院信息化建设应根据自身的特点研发或引进部署符合 DRG/DIP 支付模式的新型医疗数据分析系统,让业务数据不再以割裂的数据列表形式呈现,而是将其作为整体进行分析,为 DRG/DIP 绩效考核提供充分的依据。

(四) 计财处

1. 健全 DRG/DIP 考核机制

目前医院仅仅依据工作量等指标建立的绩效模式已无法适应 DRG/DIP 时代。尤其是在经历新冠肺炎疫情后,必须改革已长期使用的激励增收却不增效的绩效评价体系。参考 DRG/DIP 模式制定绩效考核制度是可选方案之一,该模式主要通过能力、效率和安全三个维度的对比指标实现医院、科室和医师考核,以及在不同时期纵向比较下展开横向比较。其中能力指标包括已覆盖的 DRG/DIP 病组或病种数判断医院收治疾病范围,以及依据 CMI 值评价医院对疑难重症的诊疗技术的高低;效率判断标准即通过时间消耗指数和费用消耗指数区分医院内部管理水平和服务效率,时间和费用消耗指数越低则内部管理水平和效率越高;医疗安全指数则可通过中低风险病组死亡率判断,中低风险病组死亡率越低则医疗安全指数越高。

将上述三个维度指标结合已有的绩效考核数据予以细化,同时结合"工作量效能积分绩效模式",以平衡记分卡为基础建立的关键绩效指标和影响医院管理战略的重要指标,共同构建医院运营管理中的目标管理指标体系,运用工作量、医疗风险和病种风险难度系数以及成本控制等四大模块,结合全面质量管理,建立和完善绩效激励和约束机制。

只有正确发挥绩效"指挥棒"功能,才能有效降低因 DRG/DIP 支付方式改革、取消药品和耗材加成带来的运营压力,巩固医院调整自身运营模式和管理制度的成果,进一步保障医院正常运行。绩效考核体现激励为主、处罚为辅、兼顾特殊、分科核算、内外科平衡原则,但量化结果只需驱动科室和医师组,不与医师个人收入相挂钩。

2. 健全院内成本核算管理

DRG/DIP 成本核算是在医院项目成本核算的基础上,对各项医疗资源的消耗以DRG/DIP 病组或病种进行归集的过程。2021 年 1 月颁布的《公立医院成本核算规范》(国卫财务发〔2021〕4 号)明确提出,公立医院要开展医疗服务项目成本、床日成本、病种成本、DRG/DIP 成本核算,并制定相应的成本核算路径。DRG/DIP 病组或病种成本数据不仅能够为医保支付提供测算依据,有利于医院建立与医保部门谈判优势,而且为医疗机构成本管理提供了新思路。DRG/DIP 成本数据揭示了其与临床路径、诊疗方案之间内在的联系,核算结果可以根据管理需求的不同进行多维度的拓展分析,将医疗业务活动与成本管理有效融合,提升运营效率和水平。结合成本核算,分析对比 DRG/DIP 分组及盈亏情况,推进 DRG/DIP 支付改革后的临床科室医保绩效的优化调整。

3. 持续优化资源配置

当前,公立医院已经进入"成本时代",围绕各项医疗业务工作开展成本效益分析,以有限的资源实现效益最大化,是建立 DRG/DIP 支付方式下公立医院现代管理制度的内在要求。以全面的视角审视,公立医院人、财、物、业务环节、流程等资源均是实现其战略目标的主要成本项目,因此,应当分类建立与之相适应的成本控制方案,实现核心资源合理配置。

同时,应关注各项资源在使用环节的流程改进和优化。一是在降低住院天数方面,充分发挥入院调配中心作用,选取治疗方案规范的 DRG/DIP 病种,多科室、多部门协作,优化临床医师与 B 超室、检验中心、影像中心、手术室等部门的沟通,切实改善诊疗流程。二是建立以成本管理为中心的考核模式,流程多、环节复杂往往意味着 DRG/DIP 病种成本高,因此,以波特的价值链理论梳理医疗价值链的全过程,重点剔除"非增值"项目,优化中间过程,合理控制医疗成本。

(五)资产处

资产处重点工作为优化病种组费用结构,协同做好 DRG/DIP 付费工作。深入分析医院 DRG/DIP 运行数据,针对收费合理性等问题及时反馈和管理,优化病种组费用结构。

做好 DRG/DIP 付费的收费项目类别梳理工作。收费分类是 DRG/DIP 付费体系下核心数据链上的重要环节之一,直接影响上传数据质量与数据分类统计。依据相关标准,制作统一费用类别的分类信息对照表,建立以属地医疗服务价格政策的价格项目类型与病案首页费用分类、医疗收费票据、会计收入科目、医保基金结算清单等收费项目分类的对照关系,为病案首页费用统计、财务分析、成本核算、绩效核算提供口径统一的费用分类标准。

(六)药学部

采购供应办公室在 DRG/DIP 付费中的工作核心是合理用药管理。深入分析医院 DRG/DIP 运行数据,针对用药合理性等问题及时反馈和管理,优化病种组费用结构,协同做好 DRG/DIP 支付方式工作。

建立合理的用药体系,制定药学的临床路径,实现临床用药精细化的专科管理,优化药品目录。建立"院内＋科内"用药联动管理模式等,从而提升医疗质量,控制不合理药品费用,保障患者健康权益。

通过四个阶段来进行合理用药体系的构建:一是数据分析,需要对各类用药及DRG/DIP 分组进行分析;二是通过评价把最具有经济性的药品纳入目录和临床路径中;三是进行"院内＋科内"的联动管理,明确各部门的职责,共同开展合理用药工作,推行药学版的临床路径;四是对 DRG/DIP 盈亏情况进行监测,并对实施效果进行评估,从而持续改进。通过建立合理用药体系,能够达到保证患者药物治疗效果,降低不合理药品费用的目的,同时助力 DRG/DIP 支付改革的顺利实施,体现药师的价值。

此外,在药学服务绩效分配方面,医院管理层可给予药学部一定的绩效奖励,使药师能够更好地参与合理用药的管控,提供更广泛的药学服务,令整个管控体系形成良性的循环。

(七) 采购供应办公室

采购供应办公室在 DRG/DIP 付费中的工作核心是合理耗材管理。深入分析医院 DRG/DIP 运行数据,针对耗材使用合理性等问题及时反馈和管理,优化病种组费用结构,协同做好 DRG/DIP 支付方式工作。

1. 采用信息化手段做好卫生耗材的使用评估

卫生耗材的使用评估既包括卫生耗材的使用统计,又包括卫生耗材的使用监控。卫生耗材通常会经历采购入库→临床申领→临床使用→患者使用→结账出院的全流程,也同时会经过综合运营管理信息系统、医院信息系统、出院结算系统、医技划价系统、医院采购平台等一系列的信息系统。因此,极有必要建立专门的卫生耗材管理系统,采用信息化手段做好卫生耗材专业化、规范化管理。

2. 运用绩效考核指标做好卫生耗材的管理引导

公立医院的绩效考核务必要以工作量核算为基础,结合效益评价、质量控制的综合考评模式,将工作量、工作质量、工作效率、技术难度、风险程度、成本控制、教学科研、医德医风等因素纳入考核中。尤其是针对卫生耗材问题,要严格采用耗占比指标来评价,临床科室医用耗材的使用情况对照量化指标,月月考核,对不合格科室扣减绩效;在使用效果相同的情况下,优先采购和使用低价及集中采购的医用耗材。严格执行上述措施,可有效提高卫生耗材的管理效率。

(占伊扬 丁海霞 万 彬)

第二节　医院实施 DRG/DIP 临床科室职能

一、主动转变，适应发展

（一）强化 DRG/DIP 政策和知识的学习

1. 科室主任在思想上要高度重视

临床科室主任是医院的中层领导干部,除带领本科室完成医疗相关的工作外,还肩负着科室的政治思想、行政管理、经济运行、人才培养、科学研究等方面的带头人职责。各项政策、规章制度的落地执行有赖于科主任的积极组织和有效引导,他们既是一线临床专业工作的最权威者,也是医院战略发展方向的执行者,在医院建设和发展中起着关键性作用。

在 DRG/DIP 支付方式常态化管理下,临床科室主任要在思想上高度重视,认真严肃地对待各项 DRG/DIP 付费相关工作。尤其在医院实施 DRG/DIP 付费的初始阶段,科主任要尽可能亲力亲为,充分发挥自身在临床一线的影响力优势,对各项工作高效率推进起到积极作用。

科主任的思想站位要高。既要站在学科带头人的高度,也要站在医院领导,市级、省级甚至国家医保管理部门的高度思考问题,充分了解医保支付方式改革的必要性、紧迫性及重大意义,充分把握 DRG/DIP 支付方式的基本原理、业务流程、标准规范,确保科室相关工作的顺利展开。

2. 组织全面学习 DRG/DIP 相关政策与知识

在科室范围内营造良好学习氛围。可邀请医院医保管理、病案管理、信息技术等部门的专家对本科室全体医师开展专题讲座,集体讲座后可继续开展多种形式的科内相关业务学习,充分结合本科室专业特点做更加细致、深入的研习、讨论。

临床科室培训内容可包括如下几个方面:① 国家层面的宏观政策,简要传达国家医疗保障局印发的《DRG/DIP 支付方式改革三年行动计划》内容,突出临床科室所提供的高质量、高效率医疗服务在"三医联动"体制改革中的关键性作用,做好临床医师的思想动员工作。② 疾病诊断分类代码医保 2.0 版和手术操作分类与代码医保 2.0 版的普及推广,让临床医师学好"医保普通话"。③ 国家及本地区 DRG/DIP 分组方案的详细介绍与使用方法指导,以及本地区 DRG/DIP 支付方案的详细解读,帮助临床医师掌握 DRG/DIP 入组路径，用好"医保工具书"。④ 病案首页/医保结算清单填报规范的培训，让临床医师填好"支付凭证"。⑤ DRG/DIP 相关信息系统的操作培训。⑥ 本科室 DRG/DIP 支付方式下的运营数据解析等。

3. 积极落实医院 DRG/DIP 支付方式改革的各项部署

按照国家医疗保障局《DRG/DIP 支付方式改革三年行动计划》，2022 年起要大力、全面推进 DRG/DIP 支付方式改革，对各级医疗机构提出了高标准、严要求，各地区也陆续推出本地区实施支付方式改革的三年行动计划，各级医院也将制定本院工作策略、措施与实施方案。临床科室主任应带领科室全体成员积极推进、有效落实各项改革工作，以前瞻性的长远眼光看待改革问题。支付方式改革的目的是提高医保基金的使用效能，用有限的医保基金为参保人购买更高质量的医疗服务，同时激励临床医师主动规范医疗服务行为，提升控制成本的内生动力，促进分级诊疗规范，最终形成多方共赢的利好局面。

（二）加强临床科室 DRG/DIP 管理队伍建设

为进一步巩固临床科室全体医师的学习效果，推进医保支付方式改革相关工作的落地执行，可在本科室组建一支 DRG/DIP 管理队伍，形成科室主任→医保分管主任→病区病案质控员→诊疗小组的四级管理结构。

科主任为本科室落实 DRG/DIP 相关工作的第一责任人；任命或推举一名医保分管主任，需有一定年资且在科室内有一定影响力并全面掌握医保政策与知识，具体负责工作推进；以病区为单位任命或推举医保病案质控员若干名，可由业务能力、沟通能力较强的医师兼任，需熟练掌握本科室常见病的入组路径、权重高低、标准编码等，他们的病案质控工作渗透在日常工作中，保障各诊疗组的病案首页准确填报与入组，主要负责科室病案首页填报的事中监控。

二、 主动沟通，加强管理

（一）构建高效沟通机制

1. 构建科室病案首页质控沟通机制

确保本科室临床医师按照要求，如实、规范填写主要诊断、手术操作、其他诊断等影响 DRG/DIP 分组和权重的病案首页信息。

强化各诊疗组的组内、组间沟通。各诊疗组组长（主诊医师）是每份病案的第一责任人，需对每一份病案首页填报质量进行第一级把关，保证组内医师完整、准确填报，有条件的医院可借助医院内分组器系统核查填报后的 DRG/DIP 入组情况，并预测入组后该病例的超支结余情况。各诊疗组间也可进行横向比较,形成组间的良性竞争,互相督促,互相协作,共同进步。

强化医疗组与病区病案质控员之间的沟通。病区病案质控员通过日常积累,对本科室病例入组路径最为熟悉,本身也已对本科室常见疾病的治疗方式有较为深刻的认识,是科室内病案首页管理的核心成员,逐渐会成为各诊疗组医师身边的"小教员"。设置病区病案质控员是所在病区病案首页上传至院级质控流程前的重要关卡,可保障本科室病案首页不错填、不漏填,敏锐察觉有意识的"低码高编"或"高码低编"等情况并及时反馈修改建议。同时,病区质控员可定期梳理本科室涉及的诊断、手术操作名称、对应编码及其组合后的入组路径,以及本科室病案首页填报过程中的常见问题FAQ 目录,逐渐形成本科室独有的病案首页填报操作指南。

此外,还要强化多渠道沟通,如临床科室之间的沟通,与医院医保等管理职能部门的沟通,院外同专科同道的沟通等,及时获取各类有效信息,确保科室在 DRG/DIP 支付方式常态化管理模式下不掉队,进而争取进入本院临床科室或本专科领域的"第一梯队"。

2. 构建 DRG/DIP 科室运营反馈机制

通过对 DRG/DIP 相关知识的系统学习和一个阶段的实践,临床科室医保分管主任及质控团队可在医院医保、病案管理等部门指导下,根据本专科特点起草本科室"DRG/DIP 实施临床操作指南",在符合国家病案首页填报规范的前提下,在科室内形成个性化病案首页填报建议和快速入组路径指引,可为科室内进修生、住培医师、研究生等流动性较大的医务工作者提供参考手册,保证病例准确入组。

编制"DRG/DIP 科室运行月/年度报表",针对 DRG/DIP 分组、病案首页填写和医保费用运行情况等方面提出合理反馈,为科主任,为医院管理和决策提供数据支持。如某科室某病组在医疗行为绝对规范合理的前提下仍大量超支,对科室运营及医务人员工作积极性产生较大影响,科主任有责任和义务及时向医院管理部门反馈,或与医院管理部门统一意见后向更上级医保管理部门反馈,争取修订支付标准或申请政策倾斜。

(二)优化科室病种结构

全面实行 DRG/DIP 支付管理后,不同病例之间具备了可量化的衡量标准,为医院、临床科室主动优化调整所收治病种的整体结构提高了可操作性,并提供了科学理论及数据支持。临床科室要加强与医院医保等管理部门的沟通,根据 DRG/DIP 运行情况,深入进行数据分析,兼顾学科发展、医疗质量提升以及费用管理,主动调整优化科室病种、病组。

如通过分析本科室不同 DRG 病组之间的权重,可明确不同病组之间疾病严重程度、诊疗难度及医疗资源消耗的差异。RW 较高的病例在本科室全部病例中的占比越高,说明本科室收治疑难病例的能力越高,各临床科室应定期将本科室病例权重值分布情况与本地区、全国范围内领先的医疗机构做对比并从中寻找差异,探寻本科室未来需要重点关注及管理的病种,从而明确学科发展方向。

进行综合本科室 CMI 和平均住院天数的纵向对比可了解本科室整体诊疗水平的变化情况,理想状态下 CMI 值逐年提高同时平均住院日逐年下降,即体现了科室收治疑难危重病例的能力和医疗效率不断提高。

在临床科室的实际运营管理中,科主任应利用好有限的床位资源,在保证医疗质量的同时实现效率、效益最大化。如大型公立医院在针对恶性肿瘤的治疗过程中,外科科室可将权重较低的入院化疗患者交由内科科室收治,腾出医疗资源收治需要外科手术治疗的患者;而内科科室可考虑将化疗患者转移至化疗日间病房统一治疗或利用医联体机制转诊,同时也可推动分级诊疗的落实。

(三)积极参与本地分组器临床论证工作

DRG/DIP 本地化分组方案的临床论证细分完善,可保证分组方案科学合理、契合临床发展规律,充分尊重临床诊疗现状,体现临床特点,注重与临床衔接和平衡。临床论证工作将有力推动本地化 DRG/DIP 细分组在医疗和医保领域内同时聚焦形成共识,实现医保、临床、患者三者利益关系和核心价值趋同,也充分体现了医保工作对医学规律和临床实践的充分尊重,展现了新时代医疗、医保、医药"三医联动"的新风貌。分组方案的论证和反馈工作离不开临床专家的积极参与,临床专科尤其是三甲医院的优势专科应主动参与,争取主动权。

按 DRG/DIP 付费后,临床专科需要重点防范两点:一是分解住院费用以及推诿患者,二是新的医疗技术应用被限制。临床科室组织专家团队参与分组或支付方案的论证对于避免分解费用、推诿患者等现象将起到积极作用。临床科室常常因为一些特殊情况推诿患者,如病例分组与临床实际严重不符。临床专家团队可充分发挥其专业优势让分组方案更贴近临床规律。DRG/DIP 分组方案与临床契合度越高,临床一线医师的接受度也就越好。让每一个病例都能按照合并症、并发症以及其他影响病情严重程度情况,找到适宜的入组路径和支付标准,自然就可以避免分解住院、推诿患者等情况。

此外,由于高新诊疗技术的应用可能会增加医疗成本,而 DRG/DIP 支付方式下同一病组的支付标准是相对固定的,这就导致医院、临床科室对于引进和使用高新技术的积极性有所降低,临床专家团队参与论证工作可优化这一部分的政策实施方案。梳理学科发展必要的高新技术项目名录,或根据现有数据制定临时支付标准,经过日后稳定数据的积累再经科学的统计分析后确定是否需要单独分组或归入某现有 DRG/DIP 病组,让 DRG/DIP 分组方案和支付标准同临床学科发展的契合度不断提高。

(四)加强合理医疗管理

临床科室是医院的基本组成单位之一,也是医院最核心的"业务部",医院的成本管控离不开每个临床科室对成本管控的重视。支付方式改革后,医院为广大人民群众提供医疗健康服务所能获得的地区医保基金补助额度将直接由各个病组通过 DRG/DIP 支付方式下大数据测算所确立的支付标准决定,因此将提供医疗服务的成本费用控制在支付标准内将是科主任控制科室运行成本的核心目标之一,要坚持"四合理"(合理诊疗、合理用药、合理检查、合理收费),主动降低科室运行成本,规范科室医疗行为,合理控制医疗费用,提高科室运行效率。

科主任需严抓"合理诊疗",要求本科室医师在制定诊疗方案时,根据专业指南、诊疗规范,针对患者的个性化特点及辅助检查结果,及时制定或调整治疗方案,开展适宜且高效的技术项目,全力提升诊疗质量。严抓"合理检查",要求本科室医师在开具检查项目时坚持"必要性、非重复性"原则,尤其是开立高费用项目时要有明确的指征,充分进行医患沟通,在保证医疗安全的前提下做到检查、检验结果互认。严抓"合理用药",要求本科室医师充分掌握药品适应证、禁忌证,对患者开具医嘱中的所有药品要有明确的治疗指征,并优先使用国家医保谈判药品或价格优势药品,必要时主动寻求临床药师介入支持;在患者使用耗材时要有明确的指征,高值耗材需充分进行医患沟通并报科室或院医保管理等部门审批,在确保疗效的前提下选择价格优势耗材。严抓"合理收费",要求本科室医师严格执行国家物价政策,坚持按标准按实收费,耐心解答患者提出的费用相关问题,与医院同步执行医疗服务项目价格公示,自觉接受患者和社会的监督。医保 DRG/DIP 支付管理模式从经济角度激励临床医师最大限度地合理利用医疗资源,探寻最优化的临床路径,规范医疗服务行为,提升医师的自律性,主动规避违背"四合理"的医疗行为,使医师在开立处方时更加专注于追求更高的临床价值。

总之,临床科室作为医院经济运行的源头,科主任应把握其发展规律,更快、更好地完善成本控制,使医院减少医疗资源浪费,也能帮助医院准确、及时地了解成本现状,为医院整体成本调整提供基础数据支撑,在与地区同级别医院的医保基金分配竞争中抢占更多优势资源。

（濮　洋　孔练花　张飞一　曹　楠）

第三节　DRG/DIP 支付方式下的院内多部门联动

DRG/DIP 以支付方式的转变为切入口,引导以价值为导向的现代医院管理绩效评价体系的路径转型。以往医院管理中更多关注患者人数、诊断次数、平均住院日、均次费用等粗放型单一指标,而 DRG/DIP 重点关注能够体现治疗能力与技术难度的、涵盖医疗质量安全的、可跨专业量化比较的整合性指标。DRG/DIP 作为医疗服务绩效评价的有效方法,对医疗服务资源、医院服务效率、医疗服务行为的均衡优化与不断改进方面有着显著的影响。更为重要的是,DRG/DIP 精细化管理模式的实施将促使医院内部主动协同病案质控、医务、医保、信息、财务等管理部门,从而形成合力,以绩效促进组织整体协同。

在国家逐步规范标准的过程中,一些医院虽然没有启动实施 DRG/DIP,但是很多部门与科室在不同阶段接受了不同“流派”的 DRG/DIP 培训。所以医院中虽有多个部门了解 DRG/DIP,但是很难形成对 DRG/DIP 的统一认识。缺乏共识常常使医院 DRG/DIP 工作悬而不决,即多部门有不同的意见,院领导比较难以决策。比如,先规范数据再推动管理,还是两者一起推动? 先引入 DRG/DIP 信息系统,还是管理先行? 缺乏共识基础,医院最终可能会按照少数部门的认知向前推进,在侧重点和先后顺序方面没有做出正确的决策,最后绕了弯路,事倍功半。

医院实施 DRG/DIP,首先要意识到这是一个需要多部门配合的改革,是医院管理的 MDT(多学科团队协作)。在医院内部形成有效的“三医联动”,才能帮助医院良性运营。有的医院早期没有实施 DRG/DIP 项目,虽然避开了国家标准逐步规范化的过程,但也没有占到先机。建议医院根据国家标准,依托成熟团队,将各部门存在的不同阶段和不同流派的 DRG/DIP 认知统一起来,迅速行动,从“以部门为中心”的项目管理模式,转变到“以 DRG/DIP 病组为中心”的项目管理模式。

一、 DRG/DIP 与合理用药点评

DRG/DIP 支付方式不仅帮助医院规范医疗行为,使医疗活动有了标准化流程,也促进医院管理模式向精细化管理转变,将对医院运营管理产生极其深远的影响。在医院 DRG/DIP 管理过程中,医疗行为监管的重要性不言而喻。运用 DRG/DIP 分组工具进行医疗质量评价,进行院内医保服务行为监管,是医院在支付方式改革新形势下提升竞争力的"金钥匙"。

1. 辅助用药监管

加强辅助用药临床应用管理是控制医院医疗费用不合理增长的明确要求,是减轻患者就医负担和维护人民健康权益的重要举措。而目前临床辅助用药不合理使用的情况仍较普遍,自 2015 年以来,国家到地方各级部门均要求对辅助用药从采购到临床使用进行全方位监管。根据全院使用金额排名前列的药品,充分考虑药物特征以及临床治疗必需性等因素,制定重点辅助用药监控目录,涵盖抗菌药物、补益类中成药、质子泵抑制剂、营养性药品和非治疗辅助性药品等。临床药师利用循证药学工具,采用文献复习法,重点整合临床诊疗指南、药物临床应用指导原则、药品说明书等技术标准,从适应证、用法用量、用药疗程、禁忌证、配伍禁忌以及不良反应等多方面建立辅助药品的药物利用评价标准,并与临床专家讨论确定后,将标准公示于内网并进行宣传,同时每季度对使用辅助用药病例进行抽查和反馈。

2. 处方/医嘱点评和持续改进

制定院内《处方管理办法》《医院药事委员会管理规定》,分别从处方点评制度和临床用药监测、评价和超常预警制度上要求进行处方/用药医嘱点评和干预。临床药师点评门诊普通处方、门诊抗菌药物处方、麻醉处方。动态监测住院抗菌药物使用、一类切口围术期抗菌药物使用、二类切口围术期抗菌药物使用、三类切口抗菌药物使用、住院普通医嘱、住院癌痛药物、全院用药金额排序前十的药品等合理用药指标。临床药师对发现的不合理用药问题进行汇总分析,提交医院处方点评专家组讨论后公示于院内网,同时反馈至当事医师和科室行政主任,责成当事医师和科室进行学习和整改,并上报医院质控科用于科室管理指标考核以及扣除当事医师医疗积分。同时,临床药师应进入病区宣传贯彻药物合理用药知识,对该科室存在的不合理用药现象进行讲解。

3. 超出支付标准 DRG/DIP 病组用药方案审查

医院医保管理办公室定期组织审查严重超出支付标准的 DRG/DIP 病组病例,其中临床药师负责用药方案合理性审查,重点审查用药指征、用法用量和疗程等,尤其应

注意辅助药品的使用是否合理。检查结果最终由医保办公室反馈至临床科室,并做出相应的处罚措施。

二、 DRG/DIP 与耗材合理应用监管

随着医改的不断深入和 DRG/DIP 支付方式改革制度的推广实施,如何在保证医疗质量和患者安全的前提下,科学合理地控制医疗费用,成为医院管理者必须面对的课题,面对其中居高不下的医用耗材成本,促降价、严准入、防滥用、控成本将是医疗机构医用耗材管理的一条可持续发展之道。强化对"关键少数"的监管显得尤为重要。

一是关键科室监管,重点关注医用耗材使用金额排名靠前的科室,对于特定的耗材应严格适应证管理,限制使用科室。

二是关键医用耗材的监管,一方面应借助循证医学和卫生经济学的方法完善和加强医用耗材的准入管理和价格谈判机制,做到促降价、严准入;另一方面结合国家卫生健康委制定的《第一批国家高值医用耗材重点治理清单》,梳理本院医用耗材领用或使用情况,并重点关注领用或使用金额较大或环比增长较快的医用耗材,具体到耗材的规格型号。

三是关键医师的监管,做到促合理、防滥用,对于 DRG/DIP 次均费用超出本院或本地区均值的医师,开展对相应医师耗材使用合理性的评估工作,进行病例的追溯再评价,并根据评价结果进行约谈。

三、 DRG/DIP 与物价收费联动

在现行按项目结算的支付方式下,医疗费用是各个诊疗项目费用的叠加,收费审核与监管作为物价管理的重要内容,着重于各个诊疗项目的收费依据是否充足、项目之间是否存在互斥关系,只要没有不合理,就可以做"加法",对患者整体医疗负担关注度不足,对诊疗行为的必要性以及是否过度的判定显得专业性不足、重视度不够。而目前由于医疗服务本身具有特殊性、专业性和主观性,外部收费检查方、临床、医保、患者等各方对收费存在理解不同的情况,加大了物价部门的协调成本,而这类问题往往得不到标准化解决。

医院物价管理部门与医保部门不能有效整合工作,进而发挥合力。根据等级医院评审要求,三级公立医院一般都单独设立了物价部门和医保部门。传统的物价部门隶属于财务部门,与医保部门是分离的,虽有独立的部门职责,但在实际工作中,两个部

门的工作内容相近、目标一致。因属于不同的部门领导管理,且部分工作交叉,容易造成部门间的推诿,增加了沟通成本。如医疗保障局检查反馈给医保部门的不合理收费,对于有主观判定的不合理收费项目,医保部门认为是违反了物价政策,应由物价部门给予合理解释并规范临床收费行为;而物价部门基于物价政策,认为收费项目内涵没有明确规定为不合理,应由医保部门进行进一步的解释和争取。两个部门之间存在推诿,增加了内耗,不能有效地进行工作整合,降低了组织效率。又如临床医护、患者对收费政策进行咨询时,物价部门和医保部门分别从各自角度进行解释,不能全面、一站式地解答问题,不能高效地为临床、患者提供服务。

因此,医院一方面应将物价收费相关职能与医保管理职能相整合,另一方面应及时收集医保、物价最新政策文件进行汇总,保障医保、物价部门之间的院内管理联动。针对患者服务方面,可设立综合服务窗口,包括医保、物价部门工作人员轮流值守,在全面服务患者的基础上,加强了医保、物价两部门工作人员业务互通的能力,为医保、物价联动工作打下基础。

四、 DRG/DIP 与院内绩效考核

医院内的 DRG/DIP 管理应将 DRG/DIP 分组管理评价与绩效分配相结合,发挥绩效考核"指挥棒"作用,推动临床诊疗行为向规范、合理、高质量方向发展。

在医院绩效管理中引入 DRG/DIP 管理关键指标,发现问题及时整改并落实,不断完善考核体系。全员需要透彻理解次均费用和 CMI 两个关键指标,将临床科室 DRG/DIP 病组或病种数、CMI 值、平均住院日、次均费用、低风险死亡率等指标作为院内绩效考核的重点指标,对医疗质量、医疗效率进行评价,逐步建立新的绩效分配体系。

现行的按照项目后付费模式,也决定了医院绩效激励的指导思想。目前医院绩效方案模式主要有以下三种:

1. 收支结余(或成本核算)绩效模式
其计算公式为:

$$绩效工资 = (收入 - 支出) \times 100\%$$

此种绩效激励模式主要体现多收多得,驱动收入增加,进而推动医疗费用提升。由于部分医疗服务项目收费价格不合理,不能充分体现技术、风险,此绩效模式存在先天的缺陷和后天不足。

2. 项目点值(或 RBRVS)绩效模式

其计算公式为：

$$绩效工资 = \sum 项目点值 - 可控成本$$

此种绩效激励模式相对于第一种模式兼顾了医疗服务项目的技术、风险程度因素，主要体现的是"多劳多得""优绩优酬"，但是由于可控成本变数较大，例如耗材等集中采购等因素，可能会导致科室绩效工资偏差较大，内部分配关系平衡困难重重。

3. 工作量效能积分模式

其计算公式为：

$$绩效工资 = 业务量积分 + 医疗服务项目技术难度积分 + DRG/DIP病种风险程度$$
$$积分 + 成本控制积分$$

此种绩效模式采取积分制，兼顾了多维度绩效考核需求。提高医院效益的前提是提升业务效率，要想提升业务效率，就需要提升医疗服务能力，大大拓宽医院绩效管理的广度和深度，从而更好地发挥绩效"指挥棒"作用。

DRG/DIP 支付方式下，医院绩效考核的核心模式是融合成本精细化管理，控制成本动因。医保资金的压缩，使得医院不得不考虑成本效益，医院面临着前所未有的压力，成本管控，尤其是可控成本的管控，比任何时候都要迫切。医院经济运营努力在精细化及节约的道路上探索。医院已经由扩张型发展进入节约型发展的阶段，成长时代已然过去，成本时代已然到来。

目前 DRG/DIP 基准点数是基于过去按项目付费基础而得到的结果，即认为过去的医疗服务定价是合理的，实际仍无法真实反映病种消耗的实际成本，且 DRG/DIP 支付对新技术价值的体现存在滞后性，一定程度上会影响新技术的推广。

从长期来看，需要通过成本精细化管理为 DRG/DIP 支付方式改革的支付标准寻找可靠的依据。在真实、充分表达医疗质量信息的前提下，基于行为管理，探索各项成本在医疗服务项目间相对合理的分配与归集，得出真实的医疗成本，找出盈亏平衡改善点和成本管控方向。掌握病组成本的作业动因，从作业动因入手减少非增值服务成本。成本管理的另一个预期收效是医院业务收入结构的置换，在总成本保持不变的情况下，设法降低虚高的物化成本，提高医务人员的劳务成本，促使专业技术劳务价值得以提升，推动理顺医疗服务价值导向。

五、 DRG/DIP 与医院信息化建设

(一)医院电子病历系统改造

电子病历系统的改造升级主要涉及临床诊疗过程相关的内容。对病案首页填写质量在电子病历系统多个环节进行信息化验证,如 HIS 系统填写患者基本信息时、医师进行病案首页填写时、编码员编码时、医保部门进行数据审核与报送时。设计结构化的电子病历系统和病案首页模块,并增加多环节的审核校验功能,以提高信息的准确性;设计智能模糊查询功能,优化各环节使用体验,提供全面的、规范的诊断与手术操作术语库供临床医师选择,ICD 编码直接对照。编码员只进行审核,减少人工编码造成的信息误判,可大大提高工作效率。

(二)最大化自动获取病案首页数据

最大化地使病案首页数据自动获取,减少人工录入,以保障数据的准确性,提高工作效率。比如转科信息、护理级别信息、呼吸机使用情况等,可从 HIS 系统自动提取到病案首页中,以减轻临床医师负担。同时,可增加病案首页附页(不打印病案存档),提供该病例 DRG/DIP 分组所需的诊断与手术操作选项等内容。

(三)完善病案首页关联度质控

完善病案的逻辑质控、关联质控和准确度质控。将主要诊断和主要手术操作列为病案首页质控的重点,电子病历及 HIS 中加入病案首页填写的相关校验规则,加强质控管理,如临床医师误选择无效的主要诊断则首页无法保存。

六、 DRG/DIP 与病案质量

(一)打造优秀的病案书写团队

加强临床医师病历书写知识的培训及考核,将病历书写能力列为医师"三基"考核内容。组织对全体医务人员开展 DRG/DIP 相关内容的专题培训,重点对象是青年医师尤其住院总医师、新入职医师,深入解读 DRG/DIP 支付方式改革政策,针对存在的病历书写及病案首页问题,对临床医师和护理人员正确书写病历及填写病案首页给予指导。并定期根据病历质量进行培训效果的验证。在日常的院级病案质控中,每天及时向临床科室反馈病历书写及病案首页存在的问题,督促整改,定期总结反馈,不断提高临床医师的病历书写水平和病案首页填写的正确率。同时,建立病案科与临床科室的病案质控联络员制度,方便双方沟通,及时反馈临床病案首页填写的问题,及时修正。医务部要通过电子病历系统监控病历书写的过程管理,进行"运行病历"抽检。通

过病案管理委员会举办"优秀病案"评选,在全院营造重视病案的氛围,促进病案质量的提升。

(二)打造技术过硬的编码员队伍

积极为病案编码人员创造学习机会,包括病案专业继续医学教育活动、学术会议、外出进修等多种形式,帮助病案编码人员进行职业生涯规划,提供职称和岗位上升空间与机会,激发他们的工作热情和积极性。病案科也要积极参加临床科室的病例讨论制度和查房等,促进病历书写质量的提高。

(三)统一术语字典及编码规则

ICD-10 是国际疾病统计分类标准,强调的是无处分类的疾病可根据情况分类到同类目下的 0.8(其他特指)和 0.9(未特指);而临床诊断名称和手术操作名称具有专一性、细节性、特别性,能明显区别于其他,两者的使用对象、目的用途不完全兼容。医院可根据 DRG/DIP 分组的要求,建立医院内统一的疾病诊断和手术操作术语库,并建立其与分类编码体系的对应关系,制定编码规则,提高编码的准确性。

(四)建立病案审核机制

建立完善的病案审核机制,通过系统审核和人工审核相结合,科室审核和病案科、财务部等院级审核相结合的方式进行。重点审核病案首页数据的各项目内容、逻辑关系、费用合理性等。系统审核主要是信息系统判断提示病案首页字段的合理性、逻辑性和强制性校验条件等;人工审核主要包括主要诊断、主要手术、低风险死亡病例等;科室审核是由科室或医疗组的病案质控医师进行审核;病案科对临床科室提交的病案进行再次审核,发现并反馈问题,由相应部门进行整改,以提高 DRG/DIP 分组的准确性。

(五)全面提升临床医师的法律意识

病案质量关系到医疗质量与安全,以及患者合法权益的维护。医患双方产生分歧或有医疗投诉及纠纷时,病案是重要的举证材料。若病案管理质量难以得到确切保障,则医疗纠纷很难被有效处理,会对医疗活动运作过程形成一定干扰。患者的维权意识不断增强,需要医院加强医护人员遵法、守法相关意识的教育与培养,整体提升法制观念,不断提高对病案质量的认识,将法律意识融合到病案书写的过程中,使病案书写质量得到根本保障。

(六)充分发挥病案管理委员会职能

医院病案质量管理的最高组织是病案管理委员会,主要的组成人员是医务部、病案科、护理部、门诊部、信息部、财务部、医保部及各临床科室的成员。医务部、护理部、病案科是住院病案的重要管理部门,门诊部是门诊病历的重要管理部门,财务部对费用科学归类,医保部门加强结算审核,信息人员根据数据接口及时上传数据。各部门人员各司其职,有重要议题提交病案管理委员会。病案管理委员会根据院内病案管理现状提出工作建议,通过管理决策,落实决策内容,保障病案管理工作有序开展。应全面贯彻落实病案管理委员会的正确决定,拟定病案管理的具体规程并落实各种管理方法。

(七) 提高病案科的管理效能

不断加强病案首页的质量管理,将其作为科室管理重点。确保病案回收率,确保回收病案的完整性,提升归档病案质量。对院级质控医师检查出的病案质量问题要及时反馈,及时整改。

七、DRG/DIP 与医务管理

从广义角度,医疗质量不仅涵盖临床质量,也包含患者满意度、医疗服务效率,以及医疗服务的持续性和系统性。研究显示,DRG/DIP 改革后样本医院的疾病入组率达到 100%,病案填写质量有所提升,低风险组、中低风险组死亡率下降,但仍需加大院内、院外监管力度,规范入组,防范"外配用药""以次充好""低码高编"等情况。

优化临床路径管理,把控医疗质量。不断完善医疗服务质量评价体系,在控制医疗费用不合理增长的同时,必须关注医疗质量。规范的医疗行为才会产生相对合理的医疗费用。结合 DRG/DIP 支付方式,重新审视、修订临床路径标准,制订合并症、并发症等细化分支路径标准。增加手术费用、耗材费用的设定,实现临床路径患者费用的全流程管理。在临床路径管理下,即使某些病种结算费用与前期按项目付费比较出现大幅度下降,医院也应坚持可持续的发展规划,以促进学科发展为主导,不应过多地受到支付方式改革的影响。

此外,要积极探索日间门诊、日间手术医疗服务。开展日间门诊、日间手术可以有效缩短患者在院等待时间,解决"一床难求"的问题,在保障患者治疗效果的同时节省医保基金,合理控费。

(张　阳　戴　运　王滢鹏　占伊扬)

第四节　DRG/DIP支付方式下的医保
服务行为管理部门联动

"三医联动"医改持续推进,药品一致性评价、优先审评审批、医保目录调整、药品集中采购等工作逐步常态化,对药品审评、采购、支付全流程规则进行再造,可降低药品费用,优化用药结构,提升医保效率。DRG/DIP支付可有效控制医疗费用不合理增长,推动建立公立医院运行补偿新机制,有利于推进分级诊疗,促进服务模式转变。对于医院来说,DRG/DIP支付方式强化推进医保、医疗和医药在整体性、系统性和协调性方面联动,是推动医院科学管理、提高医疗技术水平、实现医院经营管理良性发展的重要举措。

一、 院内"三医联动"中医保部门职能

(一)临床科室医保工作管理

建立本院临床科室的医保管理队伍,健全院内以分管院长为领导的"医保服务行为管理委员会—医疗保险处—临床分管主任及科室联络员"三级管理网络。各科室配备兼职医保分管主任和医保联络员,负责日常科内医保工作。医院医保管理部门应定期召开医保分管主任季度例会,收集、反馈各科室现阶段存在的问题;日常管理则利用微信工作群上传下达医保政策,及时沟通存在的问题,保持与临床科室的实时对接。

(二)医疗行为质控与监管

医保部门需常态化开展临床巡查,对重点科室进行专项检查,落实网格化管理,对重点科室的医保行为问题进行全面分析,有效沟通,以查促改。在合理用药方面,医保部门应联合药学部门,开展抗肿瘤药物使用专项抽查,每月关注临床科室肿瘤辅助药品的次均费用,重点关注次均费用前十名科室所涉及的肿瘤辅助药品。在门诊恶性肿瘤等特定疾病待遇患者使用院方智能标记,发现药品使用合理性问题时,要及时与开立医嘱的医师沟通并解决,以确保患者精准享受医保基金相关待遇,同时又维护医保基金安全。在医保监管时,要加入用药合理性的点评,配合医保支付适应证进行全面检查,对常见医保住院问题药品进行不定期的抽查。

医务部门、临床药师参与医保用药监管,开展"特药MDT(多学科诊疗)"模式,临

床药师通过参与临床治疗,规范用药行为,事前、事中、事后全流程强化"三医联动",确保临床用药安全、合理、经济、有效,同时在医保服务行为监管以及在控制医保费用方面发挥重要作用。

二、 院内"三医联动"中医务部门职能

(一)推进临床路径的实施

临床路径(clinical pathway, CP)是针对某种疾病建立的具有科学性和时间顺序性的标准化治疗模式与治疗秩序,确保患者在正确的时间、正确的机构得到正确的诊疗服务,最终起到规范医疗行为、降低成本、提高质量的作用。相对于指南来说,临床路径的内容更简洁易读,适用于多学科、多部门具体操作,是针对特定疾病的诊疗流程,注重治疗过程中各专科间的协同性,注重治疗的结果,注重时间性。在 DRG/DIP支付方式下,临床路径变得更为重要,DRG/DIP 病例最终被分到哪个组是由临床的医疗行为决定的,医院可以借助 DRG/DIP 支付方式对医疗行为的约束作用,加强对临床路径的管理。

在传统的支付方式下,医院对治疗疾病缺乏成本核算概念,导致医疗费用出现不合理增长。而在 DRG/DIP 支付方式下,医保管理机构可以依据历史数据测算出疾病组的医保补助标准,而医院在保证医疗质量的前提下,只有将病种成本控制在医保结算标准以内才能获得收益,否则将会亏损。

患者住院期间使用的所有药品、耗材和医疗项目都属于诊疗服务的成本,DRG/DIP 支付方式可以有效避免过度诊疗、"大检查"和"大处方"等现象。为了防止因此减少服务,降低服务质量,降低使用药品和医用耗材的质量等问题,临床路径成为医院用于提高医疗质量和降低医疗成本的有力的管理工具。这可以给 DRG/DIP 支付方式的推广提供有力支撑,从而在 DRG/DIP 付费的大环境下创造更有利于医院的竞争优势和机会,实现经济效益和社会效益的双赢。

(二)加强病案首页质控

住院病案首页是将患者住院期间相关信息精炼汇总后形成的病例数据摘要,是医院统计报表和基于数据决策的信息来源,也是进行 DRG/DIP 绩效评价和医保支付的重要数据源。病案首页的准确填写特别是主要诊断和主要手术操作的填写,直接影响了 DRG/DIP 能否正确入组,是否判定为歧义病案。

歧义病案是指在 DRG/DIP 分组中由于主要诊断选择不当,或者由于主要手术操作的选择与主要诊断无关造成的无法入组病案。歧义病案不仅反映了临床医师住院

病案首页填写的数据质量和病案编码员的编码水平,影响了该病案的 DRG/DIP 分组,还可能导致医保无法正常支付费用,影响医院的病种入组率。若病种费用超出分值付费的范围,医院将承担额外费用。

病案首页数据的填写、传输涉及临床、编码、信息多个部门人员,形成一条完整的数据链。医院需要建立全面的病案首页数据质控体系,完善质控流程,加强数据链涉及部门之间的联动机制。

1. 建立编码三级质控体系以切实提高编码质量

一级质控为临床医师对编码病历进行核查,运用医院内 DRG/DIP 管理系统进行分组预测,发现问题及时纠正;二级质控为科室 DRG/DIP 质控员定期检查本科室所有病案首页编码,如有异议提出反馈意见,提醒修改;三级质控为院级质控,病案上传医保部门前由医院 DRG/DIP 质控员对所有科室提交的病案首页进行核查,如有问题,将病案首页驳回,并提出明确的反馈意见,提醒科室质控员进行修改。同时定期举行疑难编码讨论,及时学习最新临床技术及编码知识,邀请临床专家和病案编码专家共同参与讨论,对疑难问题编码形成统一认识。

2. 加强临床科室病案首页质量管理

医保 DRG/DIP 质控员负责把控本科室病案首页特别是主要诊断、主要手术操作填写情况。在此基础上,DRG/DIP 质控小组每月定期对疑难危重病案、高倍率病案、费用较高的高风险歧义病案举行进行重点质控。临床医师负责分析患者疾病及发展转归情况、病案首页的主要诊断及主要手术操作填写正确与否;病案科编码员详细分析该病例 ICD 编码是否正确;医保部门从医保角度分析主要诊断及主要手术操作是否合理,有否高套收费现象等。最终经讨论确定此部分疑难危重病例的主要诊断及主要手术操作填写并形成记录,反馈至临床及病案科,为日后类似情况提供参照标准。

3. 通过信息化手段实现病案质控

医院信息的互联互通是实现院内 DRG/DIP 病案质控的关键。医院开发多维整合电子住院证信息系统,融合疾病病情、手术操作、医保付费规则、费用结算等信息。门诊、住院医师系统及时更换医保编码,电子病历系统智能提示临床医师正确填写医保诊断与手术操作内容,建立院内 DRG/DIP 智能预测系统,帮助临床医师预测病组相关费用入组情况。

三、 院内"三医联动"中医药部门职能

（一）加强合理用药管理

1. 辅助用药监管

辅助用药是相对于治疗性药物而言的。既往各地区对辅助用药的定义不一致：部分地区将辅助用药定义为在药品说明书或临床诊疗指南中明确对某种疾病的作用为辅助作用的药物。单用此类药物，不能达到治疗该疾病的目的。部分地区定义为药品说明书上明确"辅助性治疗"，或国家卫生健康委发布的临床路径以及中华医学会等国家一级（一类）学（协）会发布的临床指南、专家共识所提及的用于辅助治疗的药品。还有部分地区定义为有助于增加主要治疗药物的作用，或通过影响主要治疗药物的吸收、作用机制、代谢，以增加其疗效、降低毒副作用的药品，或有助于预防和治疗疾病或机体功能紊乱的药品。

2018 年 12 月 12 日，国家卫生健康委发布《关于做好辅助用药临床应用管理有关工作的通知》，对加强辅助用药管理、提高合理用药水平做出了明确规定，要求制定全国统一的辅助用药目录。2019 年 7 月 1 日，《第一批国家重点监控合理用药药品目录（化药及生物制品）》发布。国家卫生健康委办公厅、国家中医药局办公室在《关于印发第一批国家重点监控合理用药药品目录（化药及生物制品）的通知》（国卫办医函〔2019〕558 号）中明确指出：制定国家重点监控合理用药药品目录的根本目的在于规范医疗行为，提高这些药物在临床的合理用药水平。对于目录中的药品，要求在严格掌握用药指征的情况下按规定疗程、剂量合理使用。2020 年起，该部分目录中的药品逐渐从各地医保支付名单中剔除，体现了国家对辅助药品管理的决心。

医院应根据药物的药理作用和特点，制定辅助用药目录。医院可以参考国家卫生健康委对"国家重点监控合理用药药品目录"的制定方式，从全院使用金额排名前列的药品中，充分考虑药物特征以及临床治疗必需性等因素，制定出重点辅助用药监控目录，临床药师建立辅助药品的药物利用评价标准，并与临床专家讨论确定后，将标准公示于内网并进行宣传，同时每季度对使用辅助用药病例进行抽查和反馈。

2. 处方、医嘱点评与持续改进

处方点评是根据相关法规、技术规范，对处方书写的规范性及药物临床使用的适宜性进行评价，包括用药适应证、药物选择、给药途径、用法用量、药物相互作用、配伍禁忌等，发现存在或潜在的问题，制定并实施干预和改进措施，促进临床药物合理应用的过程。从处方点评制度和临床用药监测、评价和超常预警制度上，要求进行处方、用

药医嘱点评和干预。临床药师进入病区宣传贯彻药物合理用药知识,对该科室存在的不合理用药进行分析与讲解。

在 DRG/DIP 支付方式下,医院内处方点评除了点评处方合理性外,也需加强对医保支付适应证的管理。以质子泵抑制剂为例,药品说明书适应证为"适用于十二指肠溃疡及反流性食管炎等治疗",而医保支付适应证为"限有说明书标明的疾病诊断且有禁食医嘱或吞咽困难的患者",处方点评时需注意两者之间的区别。

3. 超出 DRG/DIP 病组/病种支付标准的用药方案审查

医院医保管理部门要定期组织审查严重超出 DRG/DIP 病组/病种支付标准的病例,临床药师负责用药方案合理性审查,重点审查用药指征、用法用量和疗程等,尤其注意辅助药品的使用是否合理。审查结果最终由医保管理部门反馈至临床科室,并采取相应的处罚措施。

为了降低治疗费用,临床医师会主动选择或者被迫放弃一些创新药物的应用,从卫生经济学的角度考虑,选择性价比最优的药品。相对受到冲击最大的是辅助用药和超适应证用药,这种影响已在医保目录及临床路径中有所体现。中药和中药注射剂由于疗效不确定或者起效慢,多为辅助用药,因此在 DRG/DIP 支付方式下,参考临床路径对此类药品的使用剂量会有较为严格的规定,随着国家卫生健康委对药品管理进一步加强,势必会让患者用上该用的药,让药品回归治疗的自然属性,令用药更加合理。

对于创新性药品,一方面 DRG/DIP 付费后会使医疗机构对医疗费用精打细算,对高价的创新药品使用更加谨慎;另一方面这部分药品往往可提高疗效和缩短住院时间,反而对合理控费更有利。随着国家医疗保障局对药品双通道政策的推广,临床医师会选择建议患者在院外购买相关药品。诚然,由于院外用药存在品种的多样性和复杂性,也给临床应用带来了一定挑战,是临床药师指导患者合理用药的一个难点,需要加强患者院外用药的病案审查。

4. 参与临床药物治疗工作

临床药师可参与各科室病区的日常临床诊疗,主要工作内容为参加查房、疑难病例讨论和会诊、患者用药教育、医护患用药咨询、医嘱重整和重点患者药学监护等。在为医师提供用药建议或协助优化治疗方案时,临床药师兼顾药物安全性、有效性和经济性,以医保范围内的基本药物为主,提出最佳用药建议。

作为服务者,临床药师可为临床提供用药咨询、专题用药培训、参与疑难危重病例药学会诊,为临床用药合理规范化提供专业技术支撑。在 DRG/DIP 支付方式下,临床药师参与住院药费控制可发挥不可替代的作用。作为合理用药管控的监督考核者，临床药师通过实时医嘱预警、出院医嘱回顾性点评，形成最终考核意见，通过奖惩的方式落实，构成了一套完整的合理用药考核评价体系，提高医院整体用药水平。基于掌握的药物治疗学知识、医疗体系的临床服务和公共健康、沟通能力、职业精神和持续的专业培养，结合掌握药品的循证、快速卫生评估、Meta 分析和经济学评价等方法，临床药师可提供更加经济合理的用药方案，为临床治疗提出专业的用药指导。

5. 保障医院药品结构合理化

保障医院药品结构合理化的首要措施是建立本院辅助用药目录动态调整机制。医院药事委员会和医疗质量持续改进会应定期对异动药品进行评价与监管，根据每月实际用药情况，动态调整院内辅助用药重点监管目录。

此外，要引入以临床真实数据为基础的卫生经济学的药品评价和遴选机制，构建更科学合理的用药评估体系，建立医保药品评价规则和指标体系，以更广泛的维度全面评估药物的成本与效益，通过卫生技术评估为临床用药、国家医保目录制定提供价值参考。

（二）利用信息化技术保障和监督用药

1. 临床路径制定

DRG/DIP 与临床路径相结合，是医院内部精细化管理的一种进步，不仅可优化临床路径的病种，同时也可以促使医院降低病种成本来控制医疗费用增长。医院可依据 DRG/DIP 分组原则，通过在临床路径下实施 DRG/DIP 病种成本核算。利用成本核算数据，医务处可组织临床科室结合自身学科特点，建立探索同类病例、以 DRG/DIP 为导向的临床路径，并不断完善和修订诊疗流程，确定标准化的诊疗规范，为控制好医疗费用、探索临床路径成本核算工作和制定疾病的支付标准奠定可靠的依据。相关部门按照药品、耗材和检查项目费用等确定成本核算的范围，及时掌握医院病种成本数据。

推行临床路径的过程中，在保证医疗质量和医疗安全同时，也要缩短平均住院日，避免出现分解住院、推诿重症患者、减少医疗服务、高套分组等不当医疗行为，规范诊疗过程。这个过程需要医务处、临床医师和院内 DRG/DIP 管理部门共同配合，并借助医院信息化系统进行监控。

2. 利用合理用药软件规范用药行为

利用 PASS 合理用药软件，根据临床合理用药专业工作的基本特点和要求，运用信息技术对科学、权威和不断涌现的医药学及其相关学科知识进行标准结构化处理，可以实现医嘱自动审查与医药信息在线查询，及时发现潜在的不合理用药问题，帮助医师、药师等临床专业人员在用药过程中及时有效地掌握和利用医药知识，预防药物不良事件的发生，促进临床合理用药工作。

3. 处方/医嘱前置性审核

根据处方药师事前审核的要求，运用信息系统在缴费前实现药师审方干预，经过医师、药师对处方（医嘱）的多重审核，医师和临床药师实时交互，及时发现潜在的不合理用药问题，预防药物不良事件的发生。

综上，随着 DRG/DIP 支付方式改革由点到面的纵深推进，医院各职能部门必须联动起来，形成闭环下的紧密型共同体，促进医疗服务质量提升，提高卫生资源利用效率，实现医院高质量可持续发展。

（张　阳　戴　运　王滢鹏）

第三章　DRG/DIP 支付方式下的医院数据治理

第一节　医院信息化管理的四个阶段

医院信息化管理是现代医院运营管理与质控管理的必备手段，医院在实施 DRG/DIP 时，必然要完善医院信息化管理，实现流程驱动与数据驱动"双引擎"模式。医院信息化管理包括了四个阶段，即信息化建设、数据治理、数据建模和数据驱动。

一、医院信息化建设阶段

围绕电子病历的信息化建设阶段，重点支撑了流程驱动医院管理，即医院管理部门制定并持续完善规章制度，明确做什么（what）、什么人去做（who）、什么时间去做（when），以及在什么地点做（where），医院信息部门配合管理部门运用信息化手段将医院规章制度落实到位的过程。

二、医院数据治理阶段

围绕数据安全、数据标准化和规范化的数据治理阶段，重点支撑了医院信息系统存储的电子记录转化为数据资源，即医院管理部门制定医院数据治理策略与规则，医院信息部门配合管理部门在确保数据安全的基础上，对元数据、通用标准和主数据进行标准化与规范化管理，合理配置数据使用权限，推动医务人员和医院管理部门应用数据资源。

三、医院数据建模阶段

围绕数据分析与挖掘的数据建模阶段，重点支撑了数据转化为信息，即临床以疾病诊断与治疗为核心，管理以医院运营与质控为重点，应用医院信息部门提供的数据，结合外部标杆数据，补充挖掘的数据，描述临床或管理面临的科学问题涵盖的要素与要素之间的关系，形成数据模型，将科学问题分解，析出解决问题的线索信息。

四、 医院数据驱动阶段

围绕数据驱动的智慧管理阶段,重点支撑了信息积累成知识,落实到具体单位显现效果,变成智慧,即构成系统的要素与要素之间的关系均有数据持续地转化为信息,数据驱动我们系统化地解析临床或管理面临的科学问题,找到解决这些问题的方案。

结合医院 DRG/DIP 应用,本章重点阐述医院信息化管理的后三个阶段。

(张乐辉 刘婉如 李伟荣)

第二节 医院数据治理

一、 数据治理的定义

国际数据管理协会(DAMA)将数据治理(data governance)定义为:在管理数据资产过程中行使权力和控制的活动集合,包括计划、监控和实施。数据治理的职能是指导所有其他数据管理活动,强调从企业的高级管理层及组织架构与职责入手,建立企业级的数据治理体系,自上而下推动数据管理活动在全企业范围的开展。

二、 数据管理能力成熟度评估

(一)数据管理能力成熟度评估国家标准

2018 年 3 月,国家标准化委员会发布了《数据管理能力成熟度评估模型》(GB/T 36073—2018)(简称 DCMM),DCMM 提出了 8 个数据管理能力核心域,即数据战略、数据治理、数据架构、数据标准、数据质量、数据安全、数据应用和数据生命周期,这 8 个核心域又包含了 28 个具体的能力项,见表 3-2-1。

表 3-2-1 数据管理能力 8 个核心域的 28 个能力项

数据管理能力核心域	数据管理能力项
1. 数据战略	数据战略规划
	数据战略实施
	战略实施评估

续表

数据管理能力核心域	数据管理能力项
2. 数据治理	数据治理组织
	数据制度建设
	数据治理沟通
3. 数据架构	数据模型
	数据分布
	数据集成共享
	元数据管理
4. 数据标准	业务术语
	参考数据和主数据
	数据元
	指标数据
5. 数据质量	数据质量要求
	数据质量检查
	数据质量分析
	数据质量提升
6. 数据安全	数据安全策略
	数据安全管理
	数据安全审计
7. 数据应用	数据分析
	数据开放共享
	数据服务
8. 数据生命周期	数据需求
	数据设计与开发
	数据运维
	数据退役

DCMM 将数据管理能力成熟度分为 5 个等级,即初始级、受管理级、稳健级、量化管理级和优化级。DCMM 强调数据管理能力是单位的核心竞争力之一,不仅是信息管理部门的能力,而且是各管理部门的"合力",也是决策层、管理层和执行层的"合力"。

1. 初始级

单位对数据需求的管理主要体现在项目上,没有统一的管理流程,主要是被动式管理。具体特征如下:

（1）组织在制定战略决策时,未获得充分的数据支持;

（2）没有正式的数据规划、数据架构设计、数据管理组织和流程等;

（3）业务系统各自管理自己的数据,各业务系统之间的数据存在不一致现象,组织未意识到数据管理或者数据质量的重要性;

（4）数据管理仅根据项目实施的周期进行,无法核算数据维护、管理的成本。

2. 受管理级

单位已意识到数据是资产,根据管理策略的要求制定了管理流程,指定了相关人员进行初步管理。具体特征如下:

（1）意识到数据的重要性,并制定了部分数据管理规范,设置了相关岗位;

（2）意识到数据质量和数据孤岛是一个重要的管理问题,但目前没有解决问题的办法;

（3）组织进行了初步的数据集成工作,尝试整合各业务系统的数据,设计了相关数据模型和管理岗位;

（4）开始进行了一些重要数据的文档工作,针对重要数据的安全、风险等方面设计相关管理措施。

3. 稳健级

数据已被当作实现组织绩效目标的重要资产,在组织层面制定了系列的标准化管理流程,促进数据管理的规范化。具体特征如下:

（1）意识到数据的价值,在组织内部建立了数据管理的规章和制度;

（2）数据的管理以及应用能结合组织的业务战略、经营管理需求以及外部监管需求;

（3）建立了相关数据管理组织、管理流程,能推动组织内各部门按流程开展工作;

（4）组织在日常的决策、业务开展过程中能获取数据支持,明显提升工作效率;

（5）参与行业数据管理相关培训,具备数据管理人员。

4. 量化管理级

数据被认为是获取竞争优势的重要资源,数据管理的效率能量化分析和监控。具体特征如下:

（1）组织层面认识到数据是组织的战略资产,了解数据在流程优化、绩效提升等

方面的重要作用,在制定组织业务战略时可获得相关数据的支持;

(2)在组织层面建立了可量化的评估指标体系,可准确测量数据管理流程的效率并及时优化;

(3)参与国家、行业等相关标准的制定工作;

(4)组织内部定期开展数据管理、应用相关的培训工作;

(5)在数据管理、应用的过程中充分借鉴了行业最佳案例以及国家标准、行业标准等外部资源,促进组织本身的数据管理、应用的提升。

5.优化级

数据被认为是组织生存和发展的基础,相关管理流程能实时优化,能在行业内进行最佳实践分享。具体特征如下:

(1)组织将数据作为核心竞争力,利用数据创造更多的价值并提升改善组织的效率;

(2)能主导国家、行业等相关标准的制定工作;

(3)能将组织自身数据管理能力建设的经验作为行业最佳案例进行推广。

(二)病案首页数据管理能力成熟度

根据《数据管理能力成熟度评估模型》(GB/T 36073—2018),医院可对照 8 个核心域的 28 个能力项进一步细化病案首页数据管理,更重要的是医院应逐步推动病案首页数据管理能力成熟度的提升。DRG/DIP 支付方式改革、国家公立医院绩效考核、《三级医院评审标准(2020 年版)》的实施是医院病案首页数据管理能力成熟度的"分水岭"。在此阶段之前,大多数医院处在"初始级"。在此阶段之后,大多数医院病案首页数据管理能力成熟度能达到"受管理级",也就是医院"用数据说话"的表层应用;少部分医院还会主动提升,构建医院数据内控体系,成熟度可达到"稳健级";区域的头部医院认识到数据管理能力成熟度是核心竞争力,所以会继续推动成熟度达到"量化管理级",也就是医院"用数据说话"的深层应用。

三、 标准数据治理规范框架

(一)数据治理规范国家标准

2018 年 6 月 7 日,国家市场监督管理局和国家标准化管理委员会发布了《信息技术服务治理 第 5 部分:数据治理规范》(GB/T 34960.5—2018),结合国际数据治理的标准思路,明确了数据治理规范的实施方法和过程。它分为运营合规、风险可控、价值实现三个层面,包含了顶层设计、数据治理环境、数据治理域、数据治理过程四大部分。

数据治理规范框架示意图见图 3－2－1。

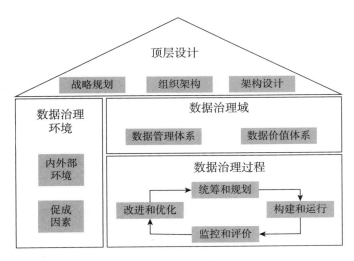

图 3－2－1　数据治理规范框架示意图

1. 顶层设计

该标准强调数据战略规划应与单位的整体战略规划相一致,并推动组织的整体战略规划的有效实施;强调建立数据治理的组织建构,明确单位各部门的责权利,制定流程和制度,获得利益相关方的理解与支持;关注数据架构的技术,满足数据应用与管理的要求。

2. 数据治理环境

类似 SWOT 战略分析,基于内外部环境分析,明确单位内部的竞争优势和外部的发展机会,也就是促成因素。

3. 数据治理域

管理体系包括数据标准、数据质量、数据安全、元数据管理和数据生命周期五项内容,价值体系包括数据流通、数据服务、数据洞察三项内容。

4. 数据治理过程

类似 PDCA 循环管理,定期进行数据治理环境分析和顶层设计修订,持续改进数据管理体系和数据价值体系,实现从数据能力到数据价值的飞跃,也是单位从流程驱动业务向数据驱动业务转型的过程。

（二）病案首页数据治理规范框架

根据国家标准 GB/T 34960—2018 的数据治理框架,结合医院实际情况,在 DRG/DIP 支付方式改革中,医院数据治理的重点体现在以病案首页数据管理为切入点的一系列医院数据管理活动。

1. 数据治理环境

从外部环境分析看,不论医保付费还是卫生健康委组织的评审评价工作,都对医院提出了明确的数据治理的要求,尤其是病案首页数据管理。从内部环境分析看,从医院的临床学科发展水平、临床医护人员病历书写质量、病案管理与病案首页编码能力,以及医院信息部门和信息系统支撑能力等方面梳理现状,可以明确医院的竞争优势与劣势。

2. 顶层设计

应将 DRG/DIP 支付方式改革提升到医院战略高度,融入医院学科建设、可持续运营和质量控制的战略中,同时把相关的数据管理纳入医院数据战略。组建医院学习型数据管理 MDT(多部门协同组织),由医院主要负责人牵头,主管院领导负责,医院业务管理部门、运营管理部门、质控管理部门与信息管理部门共同参与,共同学习研究,数据共享研判,拟定序贯流程,统一面向临床。

在基于流程驱动的信息系统基础上,采用轻耦合的方式,提取病案首页数据,去掉患者隐私信息并做必要的数据清洗,在医院数据战略指引下,按照医院数据管理 MDT 的数据安全与质量要求,采用合适的数据技术架构,有利于数据应用、数据管理和反馈优化信息系统。

3. 数据治理域

数据管理体系的各项工作环环相扣,病案首页各数据项既要采用国家卫生健康委和国家医疗保障局发布的数据标准,做好元数据管理,也要通过实战培训、智能引导和督导反馈等方式提升医护人员填报的准确性,确保病案首页数据在其生命周期的开端即有好的质量。与此同时,应注重保护好患者隐私信息,根据数据应用的合理需求,采取行政备案审批、技术授权、物理隔离、异地备份和保密协议等安全措施,保证在数据生命周期内不出现数据泄露、篡改、毁损或丢失等数据安全事件。

在初步具备数据管理体系后,医院应该推动病案首页数据在临床和管理部门的流通,不断推出基于病案首页数据的服务,组建数据驱动学习型组织开展基于病案首页数据及其相关数据的挖掘,编制数据模型分析临床科学问题、医院运营与质控问题,形成有价值的洞察力,提升医院运营效率与效益。

4. 数据治理过程

秉承"数据越用越准"的理念,围绕病案首页数据价值体系,应用 PDCA 循环,持续改进病案首页数据管理体系,必要时调整病案首页数据技术架构和数据管理

MDT,定期梳理数据治理环境变化,审视医院数据战略。

四、 病案首页数据管理活动中的关键概念

(一)元数据

元数据是描述数据的数据,举例如下:

病案首页数据里出现一个数据"10000",如果没有描述项,这个数字很难转变成信息。如果我们提供了如下数据,这个数据代表的信息就很清晰:病案号 811933,第 3 次入院的总费用为 10 000 元,DRG 分组为 KD19 - 甲状腺切除术,标杆值(支付标准)为 12 600 元。费用结算由工号 116 - 003 的人员在 2021 年 3 月 22 日完成,数据存储在 ＊＊＊ 的 SQL-server 库表 FY 的 T-cost 字段,数据质量受控,安全,可公开(表 3 - 2 - 2)。

表 3 - 2 - 2　病案首页元数据示例

元数据类型	数据类型	数据内容
业务元数据	数据值	10000
	单位	元
	指标	总费用
	病案号	811933
	住院次数	3
	疾病分组	KD19 - 甲状腺切除术
	标杆值	12600
技术元数据	数据库类型	SQL-server
	数据库地址	＊＊＊＊＊＊＊＊＊＊＊＊
	表名	FY
	字段名	T-cost
操作元数据	创建人工号	116 - 003
	创建时间	2021 - 3 - 22
管理元数据	数据安全	安全
	数据质量	受控
	数据权限	公开

这些描述数据即称之为"元数据",根据描述内容不同,可分为四类:① 业务元数据:与业务规则、流程相关的描述性数据。② 技术元数据:与存储、访问等技术底层相

关的描述性数据。③ 操作元数据：与数据操作相关的描述性数据。④ 管理元数据：与数据管理相关的描述性数据。元数据的管理，医院可参照《卫生信息数据集元数据规范》进行细化落实。

（二）主数据

主数据（master data，MD）是跨部门、跨业务、跨系统可共享的，反映核心业务实体属性的基础信息。主数据相对于交易数据而言，属性更加稳定，准确度要求更高，唯一识别。

病案首页数据中疾病诊断名称与编码、手术操作名称与编码、临床科室的名称与编码、医务人员的姓名与编码、患者姓名、编码与主索引等数据均属于主数据，其中每一项都需要下功夫管理。例如：患者的企业级主索引（enterprise master patient index，EMPI），一般常以患者姓名、身份证件号、医保卡号、家庭地址、电话号码等进行匹配来唯一标识患者，实现同一患者跨系统地关联各系统的 ID 和信息。这个唯一标识也可以跨部门、跨业务地准确识别患者，来实施相应的诊疗工作。

主数据管理成熟度分为 6 个水平，医院信息系统帮助我们跨过了前 2 个水平，即"没有实施"和"提供列表"，通过设置中央知识库，实现主数据的创建、读取、更新和删除，还可以提供同等访问。很多医院信息系统还可以实现"集中总线处理""对业务规则和政策的支持"，甚至实现"企业数据集中"。

主数据的管理，医院可参照《卫生信息基本数据集编制规范》进行细化落实。医院在具体实施时，遇到病案首页涉及主数据的国家标准与内部的个性化需求有差异的情况，可以广泛征求各部门意见，结合医院实际工作需求对国家标准进行扩充、对照和动态维护，但仍应贯彻国家标准并使病案首页数据清晰地来源于标准化规范化的业务终端，坚决杜绝因为内部个性化需求而放弃贯彻执行国家标准。

（三）历史数据处置

对医院历史数据的治理是一项繁杂的工作，其问题主要体现在：原始数据在录入过程中存在错误、缺失；由于缺乏统一的元数据标准，数据融合困难，进而数据被勉强对接在一起，却无法知晓每个相似字段的确切含义和具体取值范围，数据查询及分析应用困难；非结构化数据的问题等等。对此，业内已有一些信息技术产品和工具可以采用（例如 ETL 工具、文本结构化工具等），但也有大量标准不一的数据和缺失值、错误值，需要业务人员人工梳理，给出不同标准字段间映射关系、缺失值处理、错误值优化、文本字段值的分解元素化等数据清洗建议。

五、 病案数据质量的自动化管理

传统的病案首页数据质量管理方式多为人工审核。当病案质控人员发现问题后，与临床医师沟通、处理是一个低效率、高成本的过程。尤其患者基本信息错误或缺失时，联系患者困难；患者基本信息修改涉及 HIS、LIS、PACS 多个系统间的信息更正同步。因此，病案首页数据质量管理应首选自动化，其次要辅以流程化。

（一）数据质量的自动审核

为简化流程，提高效率，目前一些 HIS 和 EMR 系统在住院处采集患者基本信息，以及由医师填写住院病案首页诊疗信息时，均不会嵌入太多校验规则。而将校验工作放在上报卫生健康委、医保中心的端口，则会产生大量质控滞后问题，甚至涉及已归档纸质病案首页的修改。因此，笔者建议将自动校验规则尽量前移。考虑到减少对业务工作流程的影响，可分批部署，逐步实施。

1. 住院病案首页必填项校验规则

住院病案首页必填项校验规则建议参照 2016 年国家卫生健康委下发的《住院病案首页数据质量管理与控制指标》，以及 2020 年公立医院绩效考核及国家医疗质量监测要求上报的《绩效考核与医疗质量管理住院病案首页数据采集质量与接口标准（2020 年版）》，并结合业务实际部署。

病案首页必填项包括绝对必填项、条件必填项和如无可填写内容需填"—"的必填项。例如：病案号、住院次数、性别、出院主要诊断编码、离院方式等项目必填，且不能为"—"；再如条件必填项：当患儿（年龄不足 1 周岁的）年龄≤28 天，或入院日期减出生日期≤28 天，新生儿入院体重必填。而对于如无可填写内容时需填"—"的项目，建议系统在"保存提交"时设置如空缺则自动填充"—"的功能。详见本章第五节。

2. 住院病案首页指标间逻辑校验

主要包括性别、年龄、日期先后、婚姻状况、费用之间的逻辑关系。例如：总费用为必填项，值域范围 0～200 万元，且等于各费用分项之和；男性汉族年龄小于 22 岁的，女性汉族年龄小于 20 岁的，其他民族年龄小于等于 18 岁的患者，婚姻状况只能填写"1－未婚"。同时如患者婚姻状况为未婚，联系人关系不能选择"配偶"。此外，也可针对疾病和手术操作编码，根据专业共识制订一系列疾病诊断的互斥规则或合并编码规则，但此类规则建议予以梳理，属于临床医学领域的应前置于电子病历系统医师填写出院诊断阶段，属于病案编码领域的应嵌在病案首页编码填报阶段。详见本章第五节。

（二）数据指标值的自动填充

电子病历时代，住院病案首页信息多数可通过电子病历系统自动集成。为保持信息的准确性和可追溯性，应尽量从业务端统一自动抓取，避免二次录入。同时，这项工作也是对业务终端关键字段定义与口径的梳理，是医院整体数据治理中的元数据标准化的一部分。

对于患者基本信息，入院、出院、转科、重症监护室出入时间等信息，应从 HIS 系统自动获取填入病案首页。如实际住院天数、年龄、费用等信息应由系统经过逻辑计算后自动填入；而作为 DRG/DIP 分组过程中最为重要的出院诊断、手术操作信息，最好能从电子病历系统的出院记录、手术记录、操作记录等医疗文书的结构化字段中读取，以保障病案首页信息与诊疗过程医疗文书信息的一致性。此外，在设置自动填充时，应注意系统自动抓取生成的信息存在源数据变动的可能，对于不便自动同步的字段，应在医师提交打印首页时提醒再次审核、刷新相关信息。

（三）住院病案首页信息与医疗过程数据的一致性审核

根据国家医疗保障局《CHS-DRG 分组与付费技术规范》的相关要求：启动 DRG 付费后，医保经办机构和定点医疗机构应对病案首页质量和诊疗行为进行监测，包括病案首页填写完整性、主要诊断选择准确性和诊疗行为规范性等。因此，医院应在对病案首页信息单独质控的基础上，探索应用结构化电子病历、人工语义识别等技术，逐步实现首页信息与电子病历、HIS 医疗过程数据一致性的自动审核。例如：将病历文书中的入院记录、病程记录、会诊记录出现的诊断信息与首页出院诊断进行对比，设置提醒功能等。

（四）数据人工质控的实时反馈与闭环管理

即使有上述各项信息化技术支撑，当前病案质控的人工审核仍然必不可少，病案编码人员仍需认真阅读病历，核对医嘱单、检验检查报告，与医师沟通首页诊疗信息可能存在的错、漏、多等问题。因此，医院仍应重视病案质控与病案编码的相关工作，在信息系统中搭建高效的病案质控端与医师病历书写端的实时反馈与闭环管理流程。

（张乐辉　刘婉如　李伟荣）

第三节　数据建模阶段

目前,医院领导、管理和业务岗位的同志都有"用数据说话"的意识,但是对"如何用数据说话"和"说什么样的话"有着不同的认识,认识处在不同层面,并存在一些共同的挑战和误区。

一、"用数据说话"的三个层面

(一)表层应用

大部分医院忙于及时、准确、全面地获取需要向上级报告的数据,为了取得好"成绩",开始重视数据治理。此层面提示医院数据管理能力成熟度属于受管理级,数据价值更多体现在数据流通方面。

医院的数据治理能力不足,则很难完成及时、全面、准确的数据统计报告。医院决策层需要将数据治理纳入单位的数字化转型战略。目前大部分医院决策层仍停留在重视信息化建设,忽视数据治理的阶段。

数据治理需要医院组织架构的保障。目前大部分医院对数据治理直接关联的统计部门不够重视,大多列入病案科或信息中心的管理,仅考虑了业务属性或技术属性,而忽略了管理属性,意味着医院并未开始数字化转型。

有条件的医院可将统计部门升格,并设置首席数据官(CDO),执行数据驱动的职责,促进临床业务和科教的成长,推动医院运营和质控管理数字化转型,见图3-3-1。

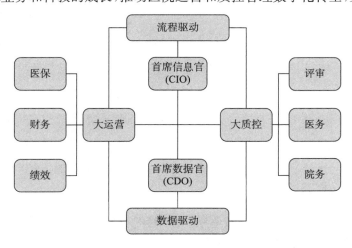

图3-3-1　医院首席数据官与数据驱动

数据治理的基础是数据标准，即从业务、技术和管理三方面明确定义数据：

1. 业务定义

业务定义主要是明确标准所属的业务主题以及标准的业务概念，包括业务使用上的规则以及标准的相关来源等。对于代码类标准，还会进一步明确编码规则以及相关的代码内容，以达到定义统一、口径统一、名称统一、参照统一，以及来源统一的目的，进而形成一致、规范、开放和共享的业务标准数据。

2. 技术定义

技术定义主要是指描述数据类型、数据格式、数据长度以及来源系统等技术属性，从而能够对信息系统的建设和使用提供指导和约束。

3. 管理定义

管理定义是指明确标准的所有者、管理人员、使用部门等内容，从而使数据标准的管理和维护工作有明确的责任主体，以保障数据标准能够持续地进行更新和改进。

数据治理的动力是数据建模，即数据越用越准。数据建模的过程就是完善管理思路的过程，也是验证数据治理成果的方法。

（二）中层应用

目前，已有少部分的医院开始构建医院内部数据驱动的质控与运营体系，换句话来说，已经超越"应试思维"，开始投入"素质修养"。此层面提示医院数据管理能力成熟度属于"稳健级"，数据价值更多体现在数据服务方面。

在及时、准确、全面地数据统计报告后，大部分医院管理者仅仅是将考核指标分解到各个科室进行考核。医院对科室的管理有别于国家或区域监管部门对医院的管理，所以仅是将考核指标分解到各个科室进行考核的做法是不够完善的。从考核指标视角，完善医院对科室的管理时，应结合医院的实际情况，设计好管理的内涵与外延。例如：面对低风险死亡率的考核，内涵方面不能仅局限于 DRG 低风险病组或者 ICD 低风险病种，而要引入 DRG 病组或 ICD 病种的风险等级的概念，对不同等级、不同科室、不同疾病采取不同的管理措施；外延方面不能仅局限于死亡事件，还应将并发症、不良事件、非计划再入院、非计划再手术等事件串联在一起，按照"奶酪理论"进行数据分析。仅有少部分医院管理者关注到构建医院内部数据驱动的质控与运营体系的重要性，开始构建数据内控体系。

构建数据内控体系的最好方法是数据建模，其可以复制、可以积累，逐步融合，最终形成体系。数据建模需要综合医院管理、卫生统计、信息系统、数学抽象和操作技能五个方面的综合能力。数据建模的目标是数据驱动医院质控和运营管理,提升医院核心竞争力,实现可持续发展。避免为了分析而分析的现象。

数据是有生命周期的,及时获取经过治理的数据,导入有目标的数据模型,将数据转化为信息,第一时间反馈到相关岗位,才能实现数据的价值。

(三) 深层应用

极少数医院推动数据驱动和流程驱动相辅相成的良性循环。此层面提示医院数据管理能力成熟度属于"量化管理级",数据价值更多体现在数据洞察方面。

构建医院内部数据驱动的质控与运营体系不应是医院管理者的目标,而仅是手段。国家卫生健康委印发的《三级医院评审标准(2020 年版)》将第二部分数据评审的得分占比定为不低于 60%,旨在推动医院管理由流程驱动为主,发展为数据驱动和流程驱动相辅相成的良性循环,即利用流程驱动产生的数据,应用数据驱动明确需要改善的流程,开展新一轮流程驱动,逐步形成良性循环。

医院管理者应当明确数据驱动和流程驱动相辅相成的良性循环也是手段,它的基础是医院的数据治理能力和构建医院内部数据驱动的质控与运营体系,它的目标是促进相关业务的运营效益和质控效果,提升管理效率。在规章制度明确做什么(what)和什么场景(where、when 和 who)的情况下,应用信息化手段,实现流程驱动。例如:根据各级各类政策法规,结合医院实际情况,制定了抗菌药物管理规章制度,并内化到信息系统中,驱动临床业务符合规章制度。

在信息系统积累的数据基础上,应用数据建模技术,分析做哪些不做哪些(why)和如何去做(know how),实现数据驱动。例如:通过分析出院患者应用抗菌药物的实际数据,结合患者 DRG 病组分类,区分合理与不合理的情况,进而分析出可以优化的环节。

数据驱动与流程驱动同样重要,医院应根据管理实际情况和具体业务领域,找到管理的侧重点,即建章立制、信息化建设、流程驱动、数据治理、数据内控、数据驱动等。逐步做到以终为始,即在制定规章制度之时,就应考虑未来流程驱动和数据驱动的需求。结合医院评审标准细则的具体条款,C 级水平指向建章立制和信息化建设,B 级水平指向流程驱动和数据治理,A 级水平指向数据内控和数据驱动。

二、"用数据说话"的三个挑战

(一) 及时响应

面对医院管理的政策要求更新与信息系统响应的差距,数据获取困难,医院领导往往会束手无策。例如:2011年北京市6家医院开始DRG付费试点,医院领导很希望得到各科室和各DRG病组动态的盈亏报表,但苦于当时并没有信息系统的支持,无法获取。后通过数据建模的方法,仅用2周就快速实现了报表反馈,并且快速迭代完善,稳定运行后,由信息部门纳入信息化建设计划。

(二)逐步完善

面对医院管理的效率提升与更加精细的矛盾,数据治理与数据分析挖掘的时间紧、任务重,医院管理部门往往会顾此失彼。例如:DRG/DIP付费的基础信息来自出院病例病案首页数据,汇集其他数据后,形成医保结算清单上传至当地医疗保障局。很多地区的医疗保障局要求出院当日或次日上传信息,这是既要保证高效率又要保证高质量的且需要一次做对的工作。这就需要通过信息化建设来固化流程保证高效率,通过数据建模持续、快速地完成数据分析挖掘,发现数据质量问题需要治理,再通过信息化建设优化流程。

(三)形成闭环

面对医院管理的手段与目标、过程与结果的混淆,数据驱动合力不足,医院业务部门往往会裹足不前。例如在项目付费时代,大部分医院通过信息化建设搭建了临床路径管理框架,但是基本都在做过程管理,关注入径率、完成率、变异率、科室平均住院日、科室例均费用等指标,仅解决了"做了"的问题。而在DRG/DIP付费时代,通过数据建模,关注医院优势DRG病组或DIP病种的临床路径结构管理与结果管理,可将临床路径管理系统沉淀的数据转换成业务部门能听懂的信息,例如:哪些医嘱属于主要变异,发生在什么场景,得到控制会产生多大影响等等。

三、"用数据说话"的三个误区

(一)数据"满天飞"

很多医院管理者仍处在重视医院信息化建设,忽视数据治理的阶段。各职能部门会应用不同质量、不同内涵、不同统计口径的数据,面向决策层和业务层"用数据说话",在管理层之间"用数据说话",结果可想而知。

这就好比众多医技科室为患者提供了大量的辅助检查结果数据,却没有医生结合患者个体的临床情况给出具体的诊断与治疗方案。

(二)"甩锅"信息化

很多医院管理者会不自觉地将管理的落后归因于医院信息系统的落后(这个信息系统,可能还是两年前的管理亮点)。根据"摩尔定律",即便装备了最先进的信息系统,不足两年也会落后,何况在加剧变化的新医改时代。

所以,我们看待医院信息系统的态度应该如同我们看待医学专业书籍,它可能是经典,但一定不是最新进展,因为最新进展大多应在国内外学术交流活动中获取。

(三) 依赖绩效薪酬

很多医院管理者都希望自己管理的指标能列入医院绩效薪酬体系,并且权重越大越好。实际上既不可能,也不必要。

如同不是所有学科都需要被纳入高考,高考的学科也不是所有知识点都被纳入考点,但大家也会清楚地认知高考最终给我们的一生留下什么。所以,我们应该相信业务部门的主任与骨干是一群优秀的人,避免应试教育心态,努力与他们共同成长。

(张乐辉　刘婉如　李伟荣)

第四节　数据驱动阶段

2016 年麦肯锡全球研究院在《分析的时代》报告中提出,人类已经进入数据驱动的世界,随着数据的指数级增长、算力的提升和人工智能技术的不断发展,数据驱动替代流程驱动将势不可挡。

一、流程驱动

业务流程(business process)是为达到特定的价值目标而由不同的人分别共同完成的一系列活动。20 世纪 90 年代,《公司重组——企业革命宣言》一书中指出"应该把工作任务重新组合到首尾一贯的工作流程中去",这就是流程驱动的源头。相比较起人的驱动(people-driven)和职能驱动(function-driven),流程驱动有着显著的先进性,包括端到端价值链、密切协作、层层分解、易于推广、高效响应。在职能驱动的时代,如果业务需求发生了变化,需要点对点地去做全面沟通;但是如果采用流程驱动的形式,在识别到变化点涉及的节点后,可以通过付出最小的沟通成本达到更高的响应力。

医院业务流程是医院实现其基本功能的过程,通常分为行政管理流程、医疗服务流程和后勤保障流程,其中行政管理流程是战略流程,医疗服务流程是核心流程,后勤保障流程是支持流程。

以住院患者出院流程改造为例。住院患者出院流程属于比较简单的医疗服务流程,但是经全流程分析后,对出院流程进行了再造,缩短了患者等候时间,提高了工作效率,提升了患者满意度。见图3-4-1、图3-4-2。

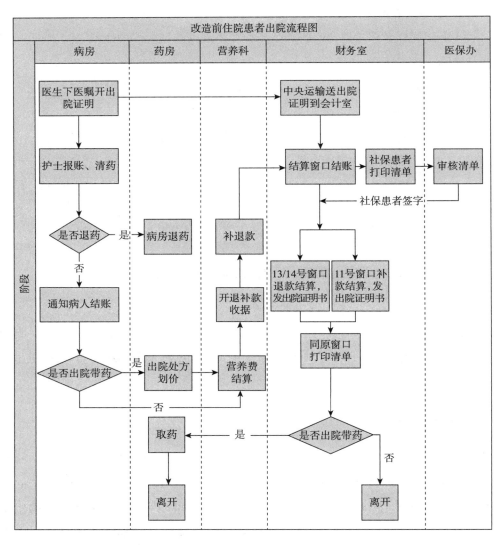

图3-4-1 数据驱动改造前住院患者出院流程图

医院业务流程驱动的重点是要明确目标,寻找关键环节,以信息系统为纽带,优化和整合医疗服务流程。在医疗服务流程的人流、物流、信息流和资金流中,人流和物流是产生有形物理空间变化的主要方面,也是进行流程优化的重点方面;信息流是重要抓手,信息流的有效整合可以减少人流、物流和资金流的流量变化,提高人流和物流的效率。

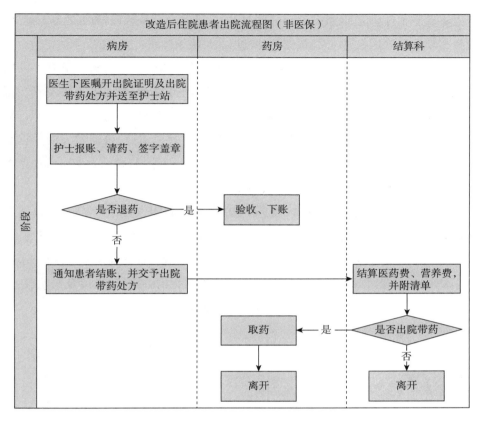

图 3-4-2　数据驱动优化后住院患者出院流程图

在流程驱动的时代,业务流程是核心,所有的业务系统是业务流程的一种软件式存在方式,通过软件系统让业务流程跑得更快、复制得更快、跑得更标准,也使管理更复杂的业务流程成为可能,从而不断让业务流程更加细化和专业化。

二、数据驱动

通过软件系统沉淀了所有业务流程的过程和结果数据,是所有业务的数字化存在形式,形成了一个数字化的业务世界,它的核心是数据。

数据驱动指的是业务流程中的行为是被数据驱动而不是被人的直觉和经验驱动的。换句话讲,通过数据模型,我们得到业务选择的依据(why)和开展业务的方法(how),使得我们单位决策的效率更高、更准确,决策执行的路径更清晰,必然促使单位的绩效更理想。数据驱动和流程驱动的区别体现在以下几方面:① 流程驱动靠人的经验和直觉,数据驱动靠数据;② 流程驱动的过程靠文档设计、流程分析,数据驱动过程靠数据建模、机器学习;③ 流程驱动的设计过程可解释且过程可视,数据驱动的模型训练过程不可见;

④ 流程驱动是非自动化的,数据驱动可自动化;⑤ 流程驱动迭代慢,数据驱动高速迭代;⑥ 流程驱动输出的是规则体系,数据驱动输出的是决策体系。

流程驱动和数据驱动是两种决策方式,各有各的特点,不同的场景下有不同的选择,在现阶段,不存在绝对的正确或者错误。在规则足够清晰、业务相对静态且数据条件不够好的情况下,基于流程的规则体系成本更低。如果业务变化比较快,而且数字化程度较高,数据质量好,数据维度丰富,则尽量采用数据建模、机器学习的数据驱动方式,才能够更快速、实时地响应业务的需求。最终如何选择,要综合考量人的业务经验加数据质量,算法模型的准确性,实现成本等因素。

医院前端的 HIS 通常服务医疗服务流程,后端的 HRP 通常服务行政管理流程和后勤保障流程。通过十余年的信息化建设与实施,沉淀的数据已经可以形成清晰的、完善的、系统的医院业务流程数据池,帮助我们全面、准确、快速地认知医院的业务,结合我们的一些可行性假设,给出虚拟的、前瞻的、可视化的临床结局,以及医院服务、运营与质控绩效产出。帮助医院实现智慧医疗、服务和管理。

(张乐辉　刘婉如　李伟荣)

第五节　病案首页数据质检的规则与手段

病案首页是医院进行住院病案登记、疾病分类、统计的主要依据,也是医院加强医疗质量与安全管理以及临床医疗、教学、科研等方面的重要资料,更是当前医院评审评价、绩效考核、医保 DRG/DIP 支付方式改革最重要的支撑体系。为加强住院病案首页质量管理与控制,提高住院病案首页填写质量,确保数据真实、客观、准确、高质量,需要针对病案首页数据建立前置＋终末常态化干预机制。中卫云医疗数据分析与应用技术研究院于 2015 年开展病案首页数据质检的研发工作,采用自主研发的病案首页质量检测系统(国家版权局计算机软件著作权号 2018SR636003)对接"卫统 4－1"住院病案首页接口标准数据,对 8 000 余万份病案首页进行了数据质检分析。本节我们主要阐述病案首页数据质检的规则与手段。

一、检测手段

病案首页质量检测系统参照《住院病案首页数据填写质量规范(暂行)》(国卫办医

发〔2016〕24 号)和《住院病案首页数据质量管理与控制指标(2016 版)》有关内容,对病案首页数据进行完整性、标准性、规范性、合理性及正确性的多维度全方位质检,用于发现首页填写缺陷。扣分规则参考《住院病案首页数据质量评分标准》。

1. 云端质检平台

云端质检平台主要以医院导入数据的形式对历史数据进行检测。

2. 医院端质控系统

医院端质控系统支持接口采集和数据导入两种方式,可分别对实时数据和历史数据进行质检。医院端质控系统又分为医师应用端和编码质控端两个模块,分别对应环节质控与终末质控,可实现患者出院前及病历提交后的双重质控。医师应用端于提交首页数据时,及时提示数据填写是否正确,指导医师根据建议及时修改完善。编码质控端则由编码质控人员实现全院、科室、医师数据质量评分及数据问题汇总,支撑全院数据持续质量改进,并可将修改意见直接反馈至主治医师供其参考。通过科室、医师数据质量对比,可为医院管理提供决策支持(图 3-5-1、图 3-5-2)。

病案首页质量检测系统针对每一条病案首页数据进行多维立体检测,同时兼顾整体数据的合理性、逻辑性检测,例如离院方式,单条病历填写代码为“5”(死亡)不易发现问题,但对某家医院数据进行检测发现该院离院方式为“5”的病历占比达到47.23%,这一结果意味着医院住院患者死亡率将近 50%,显然不符合实际。另外,尚有全部病历均为急诊入院、综合医院患者均为男性等低级错误的发生。

二、检测规则

系统内置 300 多个基础质检规则和 3 000 余编码规则以解决医院工作中遇到的实际问题,精准解析单份首页项目填报错误,分析扣分原因,方便相关人员直观查看并根据系统提示及时修正。支持导出医院周期性病案首页质检报告。

检测规则根据《住院病案首页数据填写质量规范(暂行)》(国卫办医发〔2016〕24号)和《住院病案首页数据质量管理与控制指标(2016 版)》。

(一)完整性检测

数据完整是住院病案首页填写的最基本要求,是数据分析的基础,是质量检测的第一关,如果填写不完整,在数据清洗时就会被剔除,数据将不能纳入统计分析,定会影响医院的整体数据结果。尤其是实施 DRG/DIP 时,病案首页数据是其主要数据源,如影响 DRG/DIP 分组的要素信息不完整将会导致入组错误,甚至无法入组。

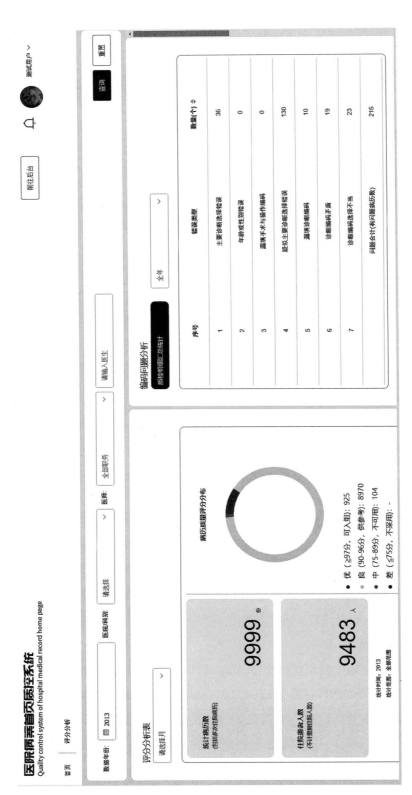

图 3－5－1　病案首页质检系统编码质控端统计结果界面

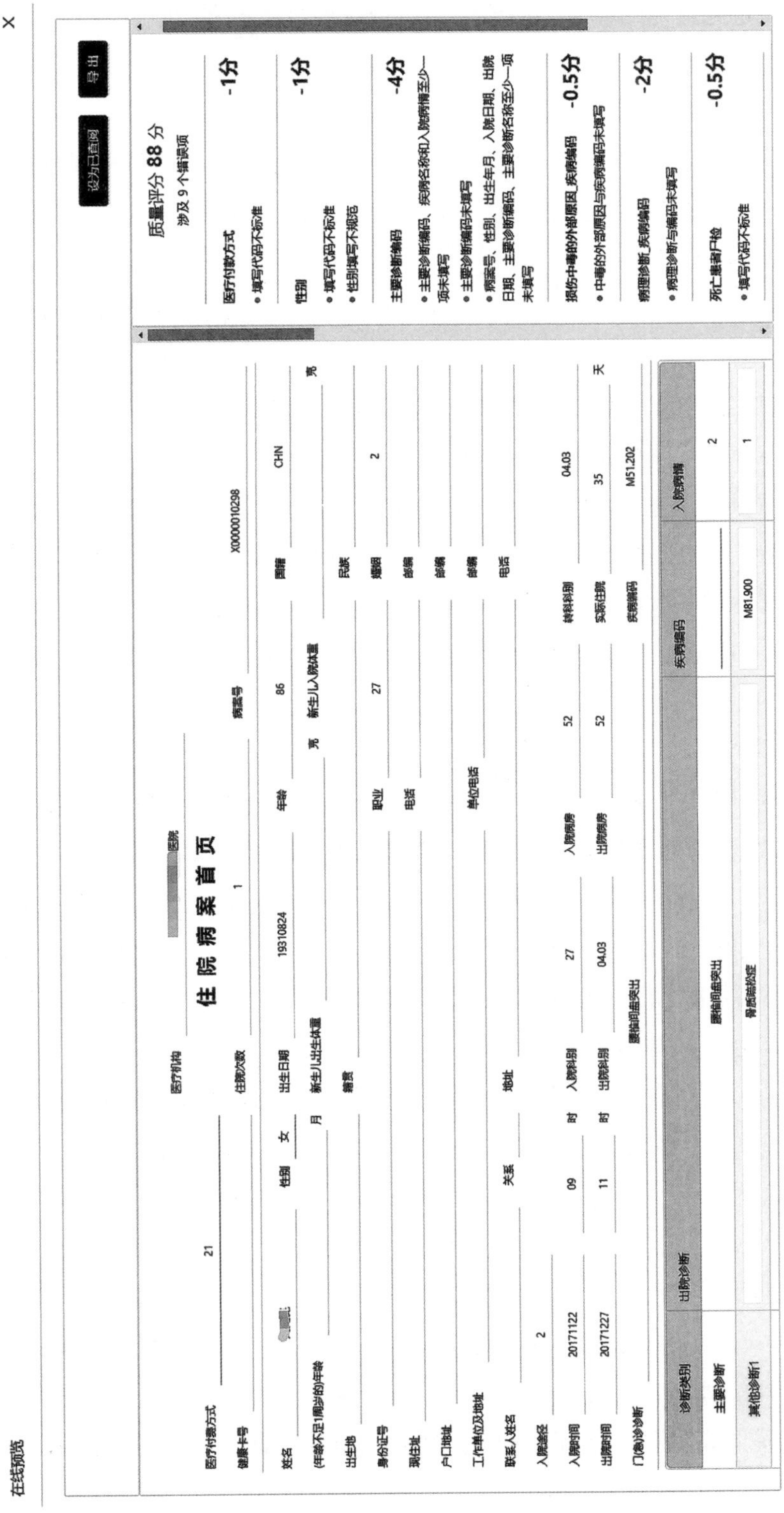

图 3 - 5 - 2　病案首页质检系统编码质控端单份首页质检结果界面

病案首页质量完整性的检测包括检测整体数据时间完整性、必填字段完整性、非必填字段填写率和组合字段完整性。

1. 整体数据时间完整性

整体数据时间完整是指数据在统计时间段内应完整无缺，如进行年度数据分析，那么全年 12 个月的数据应完整，其间任一月份的数据缺失则视为不完整。

2. 必填字段完整性

《住院病案首页数据质量管理与控制指标(2016 版)》将必填字段完整率定义为首页必填项目完整填报的病案份数占同期出院病案总数的比例，以此反映医疗机构填报住院病案首页的总体情况，是衡量住院病案首页数据质量的基础指标，也是应用病案首页数据客观评价医院服务能力和医疗质量的工作基础。

病案首页质量检测系统对于必填字段的定义参考了《住院病案首页必填项目列表》，并结合"卫统 4-1"接口标准进行删减，将所有患者在住院期间必然涉及的基本字段定义为必填字段，如姓名、年龄、出生日期、入院时间、主要诊断、离院方式等，为空即扣分。由于不是所有患者都需实施手术或操作，故将手术操作视为非必填项。

(1) 主要诊断字段："主要诊断"和"主要诊断编码"是病种质量管理、医院服务能力的数据基础，也是应用 DRG/DIP 医保支付或绩效评估的重要依据。首先要保证填写，才能为医院绩效考核、DRG/DIP 支付方式改革以及等级医院评审提供数据支持。

(2) 出入院时间：必填字段中的"入院时间"和"出院时间"与用来反映医院总体医疗服务效率的平均住院日及时间消耗指数的计算直接相关，如果"入院时间"和"出院时间"未填写，上述两个指标将无法计算。

(3) 再住院计划：住院患者出院后非预期再住院是导致患者负担加重和社会卫生资源浪费的重要原因。必填字段中的"是否有出院 31 天内再住院计划"可用于计算非预期再住院指标，后者是国际上普遍使用的评价医疗质量的指标，它体现了住院医疗服务质量对患者预后的影响。"是否有出院 31 天内再住院计划"漏填，出院 31 天内非预期再住院率则无法统计。

(4) 离院方式：住院患者死亡率体现了医院医疗水平和对患者的安全管理能力，不同级别医院、同一级别医院的不同诊疗水平均会导致死亡率的差距。因此要确保必填字段中的"离院方式"填写并正确，才能保证死亡率的统计。另外，离院方式也对分析疾病诊断正确与否有一定的参考意义。

3. 非必填字段填写率

非必填字段填写率为病案首页中非必填字段填写的病案份数与同期出院病案总份数的比值。非必填字段包括其他诊断、病理诊断编码、药物过敏、手术操作编码等，其中比较重要的是其他诊断。《住院病案首页填写质量规范》第十九条规定：填写其他诊断时，先填写主要疾病并发症，后填写合并症；先填写病情较重的疾病，后填写病情较轻的疾病；先填写已治疗的疾病，后填写未治疗的疾病。

其他诊断和其他诊断编码体现了患者疾病的复杂程度和危险程度，既能够客观反映医疗机构及其医师的临床诊疗水平，又可以反映医疗机构的病案编码质量，同时它与主要诊断编码、手术操作编码是决定 DRG/DIP 分组的重要依据。

4. 组合字段完整性

组合字段的完整性检测是基于相关联的字段其中一项不为空，其他关联字段也不可为空的检测。每组相关字段所构成的是同一项信息内容，缺一不可，只有完整填入才真实有效，因此在填报病案首页时只有理解其中的逻辑关系，才能确保每条数据都正确合理。

组合字段完整率为关联字段完整的病案份数与关联字段应完整的病案份数的比值，即只要相关字段其中一项不为空，其他关联字段也不可为空，缺一项视为不完整。包括疾病诊断三项（疾病名称、ICD-10 编码、入院病情）完整性、所有手术三项（手术操作名称、ICD-9-CM-3 编码、手术操作日期）完整性等。

疾病诊断三项完整性指同一患者在同次住院期间病案首页每一项诊断的完整检测，即疾病名称、ICD-10 编码及入院病情同时填写为完整，缺一项视为不完整。手术三项完整性指患者进行手术治疗，必须填写手术操作名称、ICD-9-CM-3 编码、手术操作日期，三项同时填写为完整，缺一项视为不完整。通常情况下，医院会因忽视数据之间的关联，造成漏填。

（二）标准性检测

标准性检测是针对住院病案首页中有字典表和相关说明的字段进行的检测。住院病案首页部分项目填写说明要求，凡栏目中有"□"的，应当在"□"内填写适当的阿拉伯数字。应用标准字典表可以使数据归类更加清晰、准确，保证数据内容标准化表达。

标准性检测包括病案首页字典的 17 项代码、出院科室代码、疾病编码、手术操作编码等项目。标准性检测对于检测规则中有参考标准的数据，计算标准代码和本院实际使用代码匹配率，如医院自称手术操作编码采用国家临床版 3.0，那么检测结果是否支持？为了满足医院数据上报的需求，有时还需要对编码进行映射，例如将国家临床版3.0映射到医保版2.0等。代码匹配率高的医院数据可用率高，与标准代码无法匹配的被视为无效数据；同时统计标准代码构成比，可用于查看各代码在医院实际出现的频次。

以入院病情代码为例，首先查看医院是否使用了标准的"1、2、3、4"代码，如使用了标准代码，则进一步查看各代码使用情况。代码"4"表示在住院期间新发生的、入院时明确无对应本出院诊断的诊断条目，常用于统计医疗安全事件，故应慎重选择。另有一些疾病，如胸腰椎骨质增生、结节性甲状腺肿、肾结石、肾囊肿、脂肪肝等疾病患者入院病情不可能为"无"，因此不可选择代码"4"。入院病情代码见表3-5-1。

表3-5-1　卫统4-1表住院病案首页入院病情代码

名　称	标准代码	名　称	标准代码
有	1	情况不明	3
临床未确定	2	无	4

《住院病案首页数据填写质量规范（暂行）》第六条规定，疾病诊断编码应统一使用ICD-10，手术操作编码应统一使用ICD-9-CM-3。尽管2022年2月11日，WHO官方网站发布消息称国际疾病与分类第十一次修订本（ICD-11）生效，但我国目前仅有少数医院开始试行ICD-11，大多数医院仍需使用ICD-10国家临床版和国家医保版。但在实际数据质检中发现，目前各级医院疾病和手术操作编码使用版本尚不统一，没有相关措施保证编码的标准性及规范性。

疾病编码标准性检测将主要诊断、其他诊断、门（急）诊诊断编码与ICD-10类目、亚目、各版本扩展码分别进行匹配，手术操作编码标准性检测将手术操作编码与ICD-9-CM-3类目、亚目、细目、各版本扩展码分别进行匹配，以计算匹配率。

与医院实际使用编码匹配率高的版本有可能是医院正在使用的编码版本，但是无论医院使用何种版本编码，ICD-10类目、亚目及ICD-9-CM-3类目、亚目、细目层面匹配率均应达到100%。然而，在实际检测过程中，发现很多医院在ICD编码的源头上都存在缺陷。

（三）规范性检测

规范性检测是检测数据填写得是否规范、准确，直接反映医院服务能力和技术水平。"卫统4-1"住院病案首页包括患者基本信息、住院过程信息、诊疗信息、费用信息，共计232个字段，既独立存在又互相关联。任何单个字段填写不规范，都会影响住院病案首页数据的进一步应用。

病案首页数据质检的规范性检测特指单字段规范性检测。如新生儿体重应在一定范围内、体重单位应是"克";疾病编码项下填写了病理诊断编码或编码格式错误视为不规范;出生日期、入院时间、出院时间、质控日期、手术操作日期等均为日期类型数据,若填写其他类型数据视为不规范;科主任、主任(副主任)医师、主治医师、住院医师、进修医师、实习医师、质控医师、质控护士、术者、Ⅰ助、Ⅱ助、麻醉医师等字段若出现符号或乱码视为不规范;费用信息字段应为数字类型数据,否则视为不规范。

(四) 合理性检测

合理性检测主要指相互关联的字段之间要符合逻辑,这部分字段单独看也许不能发现问题,但把相互间存在逻辑关系的字段结合起来,就会发现有悖常理。涉及合理性的字段填写正确,可以有效避免病案缺陷,提高病案首页质量。病案首页的合理性检测包括检测编码、费用、时间、其他四个方面内容。

1. 编码合理性

ICD-10 的疾病诊断编码与疾病诊断名称应是唯一对应的关系,即一个疾病编码对应唯一的疾病名称,一个疾病名称对应唯一的疾病编码。ICD-9-CM-3 亦然。而在实际填写的病案首页中,很多医院存在一病多码、一码多病、一术多码、一码多术的现象(即相同疾病或手术名称对应了不同编码)。由于各项评审评价只提取编码进行统计,出现此类情况必然导致统计结果不精准。出现这类问题,有的是由医院更换编码库导致的,有的则是编码工作不到位所致。当然,现实工作中也会存在临床为了区分左右侧或单双侧而加的文字备注,这种情况不在本书中阐述。

所谓"一病多码"是指一个疾病名称对应两个或两个以上的疾病编码。如表3-5-2所示(表3-5-2~表3-5-5示例编码为被检医院实际案例)。

表3-5-2 病案首页合理性检测一病多码问题示例

疾病名称	疾病编码	数量
盆腔囊肿	N73.901, N94.807	2
痛性肌痉挛	G72.800, R25.201	2
臀上皮神经卡压综合征[臀上皮神经炎]	G54.100, G57.000	2
锁骨下动脉狭窄	I65.800, I77.102	2

"一码多病"指的是一个疾病编码对应两个或两个以上的疾病名称。如表3-5-3所示。

表 3-5-3 病案首页合理性检测一码多病问题示例

疾病编码	疾病名称	数量
Z98.800	胃术后;室间隔缺损修补术后;空肠术后,十二指肠术后;食管支架置入术后;胆管支架置入术后;药物流产术后;心脏消融术后;盆腔术后;扁桃体术后;乳腺术后;先天性心脏病术后;肝术后;盲肠术后;子宫术后;双侧输卵管绝育术后;前列腺术后;胰腺术后;腰椎术后;宫颈术后;二尖瓣成形术后;冠状动脉搭桥术后;颈椎术后;肺术后;输尿管支架置入术后;甲状腺术后;食管术后;动脉导管结扎术后;心脏搭桥术后;心脏术后;阑尾术后;脾术后;心脏射频消融术后;胆囊术后;骨折术后;卵巢术后;胆道术后;直肠术后;肾术后;法洛四联征术后;三尖瓣成形术后;手术后状态,其他特指的;结肠术后;人流术后;髋关节置换术后	45
I10.x00	高血压病 2 级(低危),高血压病 3 级(中危),良性高血压,临界性高血压,高血压病 1 级(极高危),高血压病 1 级(低危),高血压病 2 级(高危),高血压病 3 级(极高危),高血压,老年收缩期高血压,高血压病 3 级(低危),特发性(原发性)高血压,高血压病 3 级(高危),高血压病 1 级(高危),高血压病 2 级(中危),高血压病 2 级(极高危),高血压病 1 级(中危)	17
O26.900	孕 39 周,孕 30 周,孕 31 周,孕 10 周,孕 37 周,孕 40 周,孕 29 周,孕 36 周,孕<5 周,孕 34 周,孕 32 周,孕 38 周,孕 41 周,孕 35 周,孕 18 周,孕 26 周,孕 27 周	17
C79.500	腰椎继发恶性肿瘤,肋骨继发恶性肿瘤,骨继发恶性肿瘤,股骨继发恶性肿瘤,颈椎继发恶性肿瘤,椎体继发恶性肿瘤,胸椎继发恶性肿瘤,骨和骨髓继发性恶性肿瘤,骶骨继发恶性肿瘤,盆骨继发恶性肿瘤,髂骨继发恶性肿瘤	11
C79.800	肌肉继发性恶性肿瘤,血管继发性恶性肿瘤,继发性恶性肿瘤,其他特指部位的,齿龈继发性恶性肿瘤,恶性心包积液,臀部继发性恶性肿瘤,心包继发恶性肿瘤,皮下继发性恶性肿瘤,胸壁继发性恶性肿瘤,子宫颈继发恶性肿瘤	10
D36.700	骶尾良性肿瘤,腕部良性肿瘤,手部良性肿瘤,锁骨下良性肿瘤,肩部良性肿瘤,肩胛区良性肿瘤,腋窝良性肿瘤,腰部良性肿瘤,腘窝良性肿瘤,足部良性肿瘤	10
I67.100	基底动脉干动脉瘤,颈内动脉分叉段动脉瘤,颈内动脉眼动脉段动脉瘤,前交通动脉动脉瘤,脑动脉瘤,后交通动脉动脉瘤,大脑前动脉远侧段(A2—A5)动脉瘤,小脑后下动脉动脉瘤,颅内多发动脉瘤,颈内动脉海绵窦段动脉瘤	10
D18.000	颅内血管瘤,鼻部血管瘤,脑干血管瘤,脊柱血管瘤,肺血管瘤,椎管内血管瘤,唇部血管瘤,血管瘤,脾血管瘤	9

"一术多码"指一个手术操作名称对应两个或两个以上的手术操作编码。如表 3-5-4 所示。

表 3-5-4 病案首页合理性检测一术多码问题示例

手术名称	手术编码	数量
肩锁关节脱位切开复位内固定术	79.8903, 79.8100x006	2
腹腔镜下胆囊切开取石术	51.0400x005, 51.8808	2

续表

手术名称	手术编码	数量
针刀治疗	93.3900x002，99.9200x019	2
子宫动脉栓塞术	68.2500x001，38.86020	2
脑室钻孔引流术	01.3901，01.24011	2

"一码多术"指一个手术操作编码对应两个或两个以上的手术操作名称，如表 3-5-5 所示。

表 3-5-5　病案首页合理性检测一码多术问题示例

手术编码	手术名称	数量
79.3600	胫骨骨折切开复位髓内针内固定术，胫骨骨折切开复位螺钉内固定术，腓骨骨折切开复位钢板内固定术，腓骨骨折切开复位螺钉内固定术，胫骨骨折切开复位钢板内固定术	5
85.2100	乳房病损局部切除术，乳房病损切除术，乳房病损微创旋切术，乳房腺体区段切除术	4
33.2400	支气管镜下诊断性支气管肺泡灌洗［BAL］，闭合性［内镜的］支气管活组织检查，支气管镜下支气管活检	3
33.2600	经皮针吸肺活检，CT 引导下经皮肺穿刺活检，闭合性［经皮］［针吸］肺活组织检查	3
83.2900	足血管、神经、肌腱探查术，手肌腱、血管、神经探查术，肌腱、血管、神经探查术	3
84.5100	塑胶脊椎融合物置入术，钛合金脊椎融合物置入术，椎体脊椎融合装置的置入	3
88.4800	股和其他下肢动脉造影术，下肢动脉造影，腘动脉造影	3
03.0900	椎管减压术，椎管内血肿清除术	2
03.9100	为镇痛的椎管麻醉药注射，椎管内止痛剂注入术	2
04.4900	颏神经松解术，周围神经松解术	2
08.5200	眦缝合术，睑缝合术	2
08.5900	内眦成形术，外眦成形术	2
17.5500	经皮冠状动脉血栓抽吸术，经皮冠状动脉粥样斑块切除术	2
20.0100	内镜下鼓膜置管术，鼓膜切开术伴置管	2
23.0900	拔除其他牙，齿钳拔牙	2
23.1900	阻生齿拔除术伴翻瓣，拔牙术	2
33.2200	纤维支气管镜检查，光导纤维支气管镜检查	2
38.9300	颈静脉插管术，静脉导管插入术	2

编码和名称非唯一对应会导致病案首页不能真实、准确地反映住院期间的诊疗信

息,也必然会影响病案首页数据的统计分析,使结果出现偏差。在 DRG/DIP 支付、等级医院评审、三级公立医院绩效考核等众多医疗数据应用环节中,来源于病案首页的指标统计均采用编码作为统计依据,而编码和名称唯一对应才能如实体现医院的实力,展示本院的服务能力、服务宽度和服务广度,同时为医院的学科建设、功能定位等提供强有力的数据支撑。如一病多码、一码多病将影响等级医院评审中单病种等指标的统计及 DRG 付费中 DRG 入组正确率。而一术多码与一码多术可能会影响三级公立医院绩效考核指标中的四级手术占比和微创手术占比,以及校正系数四级手术量的准确统计,同时也会影响 DRG 入组。

2. 费用合理性

费用合理性是指总费用与分项费用之和之间、有关联的分项费用之间、与费用有关的项目之间等应符合逻辑。费用归类明确、填写准确是分析医院、科室资源消耗和病种费用结构的基础,只有数据质量良好,真实反映患者住院期间的费用信息,才能优化费用机构,避免过度医疗。同时可以促进医疗机构改变收入结构,通过成本核算合理确定医疗技术服务价格,调整偏低的劳务性收费项目,如治疗费、手术费、护理费等,体现医疗技术劳务价值,提高医护人员的工作满意度。

病案首页数据的费用合理性检测规则为:① 住院总费用应≥自付金额;② 住院总费用应>各分项费用,同时等于 24 项分项费用之和,结果允许有小数点引起的误差;③ 非手术治疗项目费应≥临床物理治疗费;④ 手术治疗费等于麻醉费与手术费之和;⑤ 西药费应≥抗菌药物费用;⑥ 有血费时应有明确的 ABO 血型和 Rh(D)血型,即 ABO 血型和 Rh(D)血型不能选择"不详"或"未查";⑦ 手术费用与手术编码,有手术费用时手术编码不能为空,反向推理也是成立的,即患者住院期间做了手术,那么手术费与麻醉费一般也不应等于 0 元。

3. 时间合理性

时间合理性是指病案首页中与时间相关的项目之间要符合常理。入院日期应≥出生日期,出院日期应≥入院日期,质控日期应≥出院日期,手术及操作日期应≥入院日期且同时≤出院日期等,均属于时间合理性范畴。这些项目之间的逻辑关系基本属于常识,医院在病案首页填写过程中应尽量避免此类低级错误。

4. 其他合理性

除了上述三个方面,病案首页还有一些项目之间也存在逻辑关系,常见的不合理现象有:① 31 日内再住院目的填写不合理,即有再住院计划,再住院目的却填写"无"或为空项;② 有损伤中毒编码,但外部原因为空;③ 药物过敏选择"有",但并未明确列出过敏药物;④ 产妇病历应当填写新生儿出生体重,却漏填;⑤ 新生儿期住院的患儿应当填写新生儿出生体重、新生儿入院体重,却漏填;⑥ 死亡患者尸检与离院方式,即离院方式为"5 死亡"的患者才需要填写此代码,而死亡患者尸检选择"1 是"的病历,离院方式只能为"5 死亡";⑦ 离院方式选择"2 医嘱转院"和"3 医嘱转社区卫生服务机构/乡镇卫生院"时,应填写相应接收机构的名称,此项目不能为空或填写"无"。上述都属于很常见的逻辑判断错误。

(五)编码正确性检测

住院病案首页包括患者基本信息、住院过程信息、诊疗信息、费用信息,其中住院过程信息尤以编码为核心。编码正确性检测涉及主要诊断选择、漏填诊断、漏填手术、年龄或性别错误、编码不当及编码矛盾等。《住院病案首页数据填写质量规范(暂行)》中明确了主要诊断选择的原则,其中第十条主要诊断选择的总原则规定:"主要诊断一般是患者住院的理由,原则上应选择本次住院对患者健康危害最大、消耗医疗资源最多、住院时间最长的疾病诊断。"其他主要诊断选择的一般原则、肿瘤类疾病、产科疾病、手术操作名称的填写等详细内容均可参考《住院病案首页数据填写质量规范(暂行)》。在填写病案首页的过程中,如何选择正确的主要诊断和如何给主要诊断准确编码一直是医院管理的难点与痛点,国家卫生健康委发布的"2021 年国家医疗质量安全年度改进目标"之一即为"提高病案首页主要诊断编码正确率"。这不仅是为了提高住院病案首页数据质量,更是为了提高医疗质量,保障医疗安全。

在具体应用时,要按照普遍性与特殊性相结合、前面条目优先的原则。病案首页质量检测系统依据《住院病案首页数据填写质量规范(暂行)》的主要诊断选择原则,对病案首页编码的错误类别进行归纳汇总,大体可以分为如下 8 项错误。

1. 主要诊断选择错误

常见的主要诊断选择错误有三种:

(1)主要诊断和主要手术不匹配,如高血压出院患者行白内障手术等。

(2)选择了危害较小或程度较轻的编码作为主要诊断。比如某患者因心脏问题入院治疗,病案首页的主要诊断为 I25.105 冠状动脉粥样硬化性心脏病,其他诊断为 I20.902 心绞痛、E11.901 2 型糖尿病。根据主要诊断选择原则第十一条(五)"疾病在发生发展过程中出现不同危害程度的临床表现,且本次住院以某种临床表现为诊治目的,则选择该临床表现作为主要诊断",该病例应选择 I20.902 心绞痛作为主要诊断,I25.105 冠状动脉粥样硬化性心脏病为其他诊断。

(3)将不能作为主要诊断的编码选择为主要诊断。不能作为主要诊断的编码有:

① B95—B97 细菌、病毒和其他传染性病原体:在 ICD-10 中特别注明这些类目绝不能用作主要编码。当需要标明分类于他处疾病中的传染性病原体时,它们可作为补充或附加编码使用。② 肿瘤形态学编码:这部分编码不仅不能作为主要编码,也不应作为其他诊断编码,应填写在病理诊断编码项下。③ V01—Y98 疾病和死亡的外因:这些编码仅用于为"损伤、中毒和外因的某些其他后果(S00—T98)"提供附加信息,应填写在外因编码这一字段。④ Z37 分娩的结局:本类目作为一种附加编码,用在母亲病案上标明分娩的结局。⑤ U80—U89 是为观察、收集对抗生素产生耐药性的菌株而设计的,不能作为主要诊断编码。⑥ 其他不能用作主要诊断的编码还有 Z38、Z85—Z99等,此处不再赘述。

2. 疑似主要诊断错误

疑似主要诊断错误是因为部分编码一般不作为主要编码,在某些特定情况下才可以用作主要编码。比如 R 编码(症状、体征和临床与实验室异常所见,不可归类在他处者)中临床常见的症状腹痛(R10.402),引起腹痛的原因有很多,若出院时未能确诊,但有疑似诊断,可参考第十一条(三)"以疑似诊断入院,出院时仍未确诊,则选择临床高度怀疑、倾向性最大的疾病诊断作为主要诊断"。若患者出院时引起腹痛的病因仍不明确,依据主要诊断选择原则第十一条(四)"因某种症状、体征或检查结果异常入院,出院时诊断仍不明确,则以该症状、体征或异常的检查结果作为主要诊断",该病例可选择腹痛作为主要诊断。临床情况千变万化,编码人员唯有严格遵循主要诊断选择原则,深究病案,才能选择合适的编码,最大程度反映患者住院期间的临床诊疗过程。

3. 年龄或性别错误

年龄或性别错误既属于编码错误也属于逻辑错误。年龄错误即编码与年龄不符,如 P59.901 新生儿高胆红素血症用于出生 0~28 天的新生儿患者,如用于非新生儿即为错误。

性别错误检测规则主要包括以下几项:男性患者诊断或手术操作编码不能有女性特有的疾病或手术,女性患者诊断或手术操作编码不能有男性特有的疾病或手术,妇产科患者性别不能为男。患者性别为男,门急诊诊断、主要诊断和其他诊断中不应出现 A34(产科破伤风)、C51—C58(女性生殖器官恶性肿瘤)等;患者性别为女,门急诊诊断、主要诊断和其他诊断中不应出现 C60—C63(男性生殖器官恶性肿瘤)等;患者性别为男,手术操作编码不应编码 65—71(女性生殖器官手术)等;患者性别为女,手术操作编码不应编码 60—64(男性生殖器官手术)。

4. 诊断编码矛盾

诊断编码矛盾为同一份病历出现了两个或两个以上相互排斥的编码。以糖尿病（E10—E14）类目下的亚目为例（表 3-5-6），".0"—".7"（伴有多个并发症）与".8"（伴有未特指的并发症）相悖，".0"—".8"（伴有未特指的并发症）与".9"（不伴有并发症）相悖，同一病历不应同时出现以上相悖编码。

表 3-5-6　糖尿病（E10—E14）类目下的编码及名称

类目名称及编码	亚目编码	亚目名称
糖尿病 （E10—E14）	.0	伴有昏迷
	.1	伴有酮症酸中毒
	.2+	伴有肾的并发症
	.3+	伴有眼的并发症
	.4+	伴有神经的并发症
	.5	伴有周围循环的并发症
糖尿病 （E10—E14）	.6	伴有其他特指的并发症
	.7	伴有多个并发症
	.8	伴有未特指的并发症
	.9	不伴有并发症

5. 诊断编码选择不当

诊断编码选择不当多为应选择合并编码而分别编码的情况，如消化道溃疡 K25—K28 类目下的亚目".0"（急性，伴有出血）与".1"（急性，伴有穿孔）同时存在时应选择合并编码".2"（急性，伴有出血和穿孔）。

但选择合并编码并非绝对，例如 N20.0 肾结石与 N20.1 输尿管结石同时存在，若两个部位的结石为同一侧则应合并为 N20.2 肾结石伴有输尿管结石，若为不同侧则分别编码肾结石和输尿管结石，不必选择合并编码。有时临床医师为了区分左右侧会在诊断名称前后加上左右标识，若标识正确则是否需要合并编码一目了然，若病案首页并不能确认是否为同侧，则需要编码人员细读病案后再据实编码。

6. 漏填诊断编码

漏填诊断编码也是病案首页编码的常见错误。病案首页的字段相互独立但又互有关联，病案首页填写缺陷极有可能就是查找病历内涵质量问题的线索。例如：主要诊断或者其他诊断编码出现 O80—O84 分娩且无 O00—O08 流产结局的妊娠时，其他诊断应有 Z37 分娩结局的编码；病理编码为 M959—M971 霍奇金和非霍奇金淋巴瘤，但诊断里没有 C81—C85 淋巴瘤等编码,视为漏填了诊断编码。

7. 漏填手术操作编码

漏填手术操作编码是指遇到另编码提示时,如果确定做了某一操作,则应该按指示再编一个手术码。例如:亚目 45.1 小肠诊断性操作提示另编码:任何开腹手术(54.11—54.19),意味着如果病案首页的手术操作编码中有 45.1 亚目下的编码,则应同时有 54.11—54.19 细目下的编码。54.11—54.19 的编码性质均为手术,这一编码是否填写也直接影响医院的手术人次和手术占比。不漏填手术操作编码是医院病案首页数据科学、真实的基础之一。

同时,在手术操作的填写顺序上,应遵循《住院病案首页数据填写质量规范(暂行)》的原则:"手术及操作名称一般由部位、术式、入路、疾病性质等要素构成。涉及多个术式时,主要手术首先选择与主要诊断相对应的手术。一般是技术难度最大、过程最复杂、风险最高的手术,应当填写在首页手术操作名称栏中第一行。既有手术又有操作时,按手术优先原则,依手术、操作时间顺序逐行填写。仅有操作时,首先填写与主要诊断相对应的、主要的治疗性操作(特别是有创的治疗性操作),后依时间顺序逐行填写其他操作。"

8. 星剑号编码使用错误

星剑号编码使用错误指诊断编码中剑号编码或星号编码单独使用的情况。ICD-10 提到:"当索引术语是一个根据病因和临床表现具有双重分类(见第二卷)的诊断性陈述之一时,则给出两个编码。第一个编码后面是剑号(†),第二个编码后面是星号(＊),例如:波特病 A18.0†M49.0＊。"在我国,双重分类系统(星剑号分类系统)是强制性使用,即不能单独使用剑号,有剑号时,一定要附上星号编码。然而,在实际应用中,我们经常会看到病案首页出现单独使用剑号编码甚至单独使用星号编码的情况,这类不完整的编码在 DRG 付费时也会被视为无效编码。

总之,病案首页作为整份病案的浓缩,在实施 DRG/DIP、等级医院评审、三级公立医院绩效考核等方面都起到举足轻重的作用。通过对病案首页数据进行有效质控,亦可间接发现病历内涵质量问题,敦促医疗机构病案首页和内涵质量双提升,为医疗机构开展各项工作夯实数据基础。病案首页质量检测系统结合数据全流程治理和分析,可多维度、个性化消除医院数据痛点,助力医院实现高质量发展。

(苏青贤　李聚超　张伟莎　滕春霞　郑春刚)

第四章　DRG/DIP 支付方式下的医院医保费用精细化管理

第一节　CHS-DRG 支付规则

一、DRG 相对权重的计算与调整

1. 何谓 DRG 相对权重

DRG 相对权重（relative weight，RW）是对每一个 DRG 组依据其资源消耗程度所给予的权值，反映该 DRG 的资源消耗程度相对于其他疾病的程度，其数值越高，反映该病组的资源消耗越高，反之则越低。它是制定 DRG 费率和医保支付标准的关键环节。

2. 计算方法

DRG 基础权重计算公式为：

$$某\,DRG\,权重 = \frac{该\,DRG\,组病例的例均费用}{所有病例的例均费用}$$

其中，DRG 组病例的例均费用可采用以下两种方法计算：

（1）历史数据法：采用前三年住院病例的历史费用或成本数据计算，每年数据比例为 7:2:1。如数据量足够大，最好采用测算前一年的数据计算，以消除医疗价格调整因素的影响。

（2）作业成本法：由于当前医疗服务价格存在严重扭曲，医疗服务收费无法很好地体现医务人员技术劳务价值，需对住院费用结构进行调整，而作业成本法将住院费用按医疗、护理、医技、药耗、管理分为五类业务费用，根据临床路径或专家意见确定每个 DRG 各部分比例，进行内部结构调整，以更好地反映医务人员劳动价值。

DRG 总权重能相对真实地反映住院医疗服务的产能情况，是医院服务能力的评价标准之一。该指标数值越大，代表该医院住院医疗服务的总产出量越高，反之越低。

总权重计算公式如下：

$$总权重 = \sum (某DRG权重 \times 该医院该DRG病例数)$$

3. 医保 DRG 权重的调整

为解决医疗费用与成本之间的矛盾，使有限的基金得到更好利用，并体现医保政策导向，鼓励三级医院收治疑难重症，提高服务能力，推动分级诊疗的实现，需在保持总权重不变的前提下调整不同 DRG 组的权重。通常根据不同 DRG 组的资源消耗结构、疾病诊治难易程度和医保政策目标等来调整。

二、 DRG 费率与付费标准测算过程与方法

(一) 测算原则

1. 区域总额预算

DRG 费率和付费标准的测算基于本级可用的医保住院统筹基金总额测算，不突破总额；区域预算共享，实施 DRG 付费的医院之间通过医疗质量与医疗服务水平来竞争预算。

2. 给出医疗费用的合理增长空间

DRG 费率和付费标准的测算需要考虑医疗技术不断发展带来的患者诊疗费用合理增长，不可超过同期医改政策对医疗费用增长的要求。

3. 同级医院同病同价

DRG 费率和付费标准的测算主要考虑医疗机构间服务能力的差异，同级医院同DRG 病组按相同结算标准支付。

4. 全费用测算

DRG 费率和付费标准的测算要包含患者住院期间产生的所有费用，需防止费用转嫁。

5. 多角度验证

测算 DRG 费率和付费标准时，应将理论测算与实际运行效果验证相结合，适时调整支付标准。

6. 体现医保引导作用

建立医保管理机构，引导医疗机构积极主动开展分级诊疗的机制；建立费用超高、超低、应用新型诊疗技术患者的特例处理机制，保证急危重症患者的诊断与治疗。

(二) 测算流程

DRG 付费标准的测算：① 通过计算并调整各 DRG 病组的相对权重，以反映各

DRG病组消耗资源的程度。② 在调整DRG权重的基础上,根据历史数据测算各类试点医院预计按DRG结算的出院患者例数和总权重。③ 以总权重为系数,将年度预算基金分配到每一权重上,计算各类医院费率。④ 根据各DRG的权重和各类医院费率计算各类医院的DRG付费标准。测算流程示意图见图4-1-1。

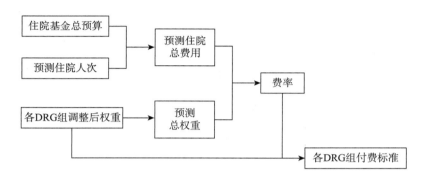

图4-1-1 DRG付费标准测算流程示意图

(三)测算方法

DRG付费标准是参考当年医保DRG费率,结合DRG权重确定的。其计算公式如下:

$$各DRG付费标准 = 当年DRG费率 \times 各DRG调整后的权重$$

其中,当年DRG费率基于"同病、同治、同质、同价"原理,按照区域当年预测住院总费用,结合预测的DRG总权重确定。换言之,医保部门年初就给出了每个DRG病组的"预付费"标准,预算包干,结余留用,超支不补。DRG付费标准的计算逻辑归纳如下:

1. 年度住院基金预算

各医保统筹地区根据实际情况确定进行DRG支付改革的医疗机构当年预留的住院基金总量,以此作为总预算。如果当地医疗保险经办机构有医保基金预决算科室,则以其基金预算结果为准。如无预算,则按以下公式计算年度住院统筹基金预算:

年度住院统筹基金预算 = 本年度基金累计筹集总额(本年度基金筹集总额 + 上年度结余基金) - 风险金 - 门诊统筹基金 - 其他基金(包括住院分娩、门诊大病以及门诊慢病等基金)

2. 年度住院人次预测

以医院前 3 年住院人次的平均增长率预测 DRG 付费当年的总住院人次,其公式如下:

$$预测住院人次 = 上一年住院总人次 \times (1 + 前三年住院人次的平均增长率)$$

3. 预测住院总费用

住院总费用的预测,根据不同的情况而异。主要有两种计算方法:

【方法 1】 若当地医保报销没有目录外的自费项目,采用的计算公式为:

$$当年预测住院总费用 = \frac{住院基金总预算}{报销比例} + 预测住院人次 \times 起付线$$

【方法 2】 若当地医保报销有目录外的自费项目,采用的计算公式为:

$$当年预测住院总费用 = \frac{住院基金总预算}{上一年医保住院实际补偿比}$$

此外,也可以采用年增长率计算或次均费用 × 预测人次计算,取其平均值。

4. 计算总权重

总权重的计算不仅要考虑各 DRG 病组的病例数,还要考虑各 DRG 病组的权重,总权重实际上是各 DRG 病组病例数的加权求和。采用的计算公式为:

$$各 DRG 预测病例数 = 当年预测住院人次 \times \frac{上年各 DRG 病例数}{上年总住院人次}$$

$$预测 DRG 总权重 = \sum (各 DRG 预测病例数 \times 各 DRG 调整后权重)$$

5. 计算费率

费率即为分配到每一权重上的可能消耗的住院费用,采用的计算公式为:

$$当年 DRG 费率 = \frac{当年预测住院总费用}{预测 DRG 总权重}$$

(四) 动态调整

若 DRG 患者总费用与患者实际住院费用之间总差异不超过 5%,可认为费率和付费标准较为适宜。若总差异大于 5%,则需要在下一年度开始前对 DRG 费用和付费标准进行常规调整,以使 DRG 费率水平跟上医疗机构技术发展和医疗费用增长的要求。

$$DRG 患者总费用 = \sum (某 DRG 入组患者数 \times 该 DRG 组付费标准)$$

DRG 费率和付费标准的调整需根据前述测算方法,利用前三年 DRG 分组器中的实际出院结算数据(7:2:1)和当年可用住院统筹基金的数量进行测算,以保证费率测算数据的准确性和可靠性。

(刘雅娟 宋 雄)

第二节 DRG 医保基金结算

一、 医保 DRG 结算的适用范围

1. 应用的业务范围

DRG 结算是参保人在 DRG 付费试点定点医疗机构发生的、应由基本医疗保险基金支付的住院费用,由医疗保险经办机构按照 DRG 付费标准和当前医保支付政策对定点医疗机构进行结算。参保人的住院待遇按照既定政策结算和享受,暂不受 DRG 结算的影响。

2. 应用的医疗机构范围

DRG 结算细则暂只应用于开展 DRG 付费试点的所有医疗机构,未开展 DRG 试点的医疗机构继续沿用原有的结算方式和政策,随着医保支付改革三年行动计划的推进,到 2024 年底将覆盖实施 DRG 付费地区的全部医保定点医疗机构。

3. 应用的疾病范围

DRG 付费较适用于急性期住院患者,不适用住院时间长、住院资源消耗与医疗效果关系不密切、有特殊结算政策的病种。如精神病患者、住院时间超过 60 天的长期住院患者、定额补助的住院分娩患者、日间手术等,一般不采用 DRG 结算方式,而采用床日或单病种付费。

二、 医保 DRG 结算使用编码

疾病和手术分类编码是医保基金结算清单中的重要项目,是开展 DRG 付费的依托要素。医疗机构应全部使用国家医疗保障局制定的《医疗保障疾病诊断分类编码(ICD-10)》和《医疗保障手术操作分类与编码(ICD-9-CM-3)》。

三、 医保 DRG 结算流程

定点医疗机构一般需在医保患者出院后的 3 日内及时完成病案审核,并及时向医疗保险经办机构上传参保人住院医疗保障基金结算清单或住院病案首页等相关数据信息。医疗保险经办机构实时进行分组,并向医疗机构反馈 DRG 入组情况。如有异常病案,定点医疗机构可在 10 个工作日对异常病案数据信息进行修改,数据传输及修改工作必须在参保人出院结算医疗费用后 10 个工作日内完成(图 4-2-1)。

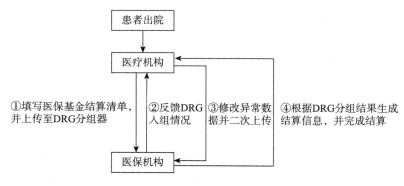

图 4-2-1 医保 DRG 结算流程图

四、 各类病例结算方式与公式

(一) 普通 DRG 入组患者医保基金支付方法

对于普通 DRG 入组患者,医疗保险经办机构按照 DRG 分组结果与定点医疗机构进行住院费用结算。其结算方法有两种,两种方法实际结算的差别不大,各地可根据结算习惯采用其中之一。

1. 使用 DRG 病组支付标准和政策支付比例结算

这种方法的具体公式为:

医保基金应支付住院费用 $= \sum [$(参保人员住院所入 DRG 组的支付标准 - 全自费费用 - 先自付费用 - 起付线$) ×$ 政策规定的医保基金支付比例$]$

其中,全自费费用为医疗保险药品目录、诊疗项目和医疗服务设施范围外的医疗费用;先自付费用是指某些高值材料或项目,按照当地医保政策规定,必须先个人支付一部分(一般比例为 10%),其他部分才计入医保支付范围;起付线是指当地医保政策规定政策范围内先应由个人支付的部分;政策规定的医保基金支付比例为当地医保规定的政策范围内的支付比例。

医疗保险经办机构与医疗机构实际结算过程中,不需要规定一个总体的政策支付比,而是在计算机结算程序中直接用"该患者所属 DRG 组的付费标准"替代该患者的"住院总费用",应用给患者减免结算的所有政策与流程进行 DRG 支付金额的计算即可。若 DRG 应支付结果≤0 ,则按 0 计算。

2. 使用 DRG 病种支付标准扣除患者已支付给医疗机构的费用结算

这种方法的具体公式为:

医保基金应支付住院费用＝参保人员住院所入 DRG 组的付费标准－患者已支付的费用

(二) 特殊病例医保基金 DRG 支付方法

为了鼓励医院收治疑难重症,防止推诿重症患者和低标准入院等情况的出现,医疗保险经办机构规定了未入组病例、费用极高病例、费用极低病例、低住院时间病例等的认定标准,以及相应的程序与具体结算办法。

1. 未入组病例

对于未能入组的病例,需查明不能入组原因。如属于现行 DRG 分组方案暂未包括的参保人住院病案,在确定新的分组前,对该患者的住院医疗费用按项目付费方式进行结算。

2. 费用极高病例

费用极高病例是指可入组,但住院总费用高于 DRG 支付标准规定倍数(一般规定三级医院超过 3 倍,二级医院超过 2 倍)的参保病例。为保证急危重症患者得到及时有效的治疗,鼓励医院收治急危重症患者,此类患者按项目付费方式进行结算。但费用极高结算人次不得超出当期本院出院人次的 5%,如超出则按住院总费用高于 DRG 支付标准的差额从高到低进行排序,并取排序在前 5% 的人次所对应的费用按项目付费方式结算。

3. 费用极低病例

费用极低病例是指能入组,但住院总费用低于 DRG 支付标准规定倍数(一般规定为 30%)的参保病例。为保证医保基金的使用效率,费用极低病例同样按项目付费方式结算。

4. 其他特殊病例

定点医疗机构可根据临床需要,向医保经办机构申请部分特殊患者按项目付费,但必须严格控制按项目付费的患者数量,按月考核按项目付费的患者数量不得超过总出院人次的 3%。拟按项目付费的患者,定点医院需逐例申报,医保经办机构审核通过后方可按项目付费结算。可特殊申请按项目付费结算的,仅包括急诊入院的急危重症抢救患者、已在医保经办备案的新技术项目、住院天数过长或住院费用过高及经医保经办机构核准的特殊患者这四种情况。

此外,对于住院天数远低于该地平均住院日的低住院天数患者(一般≤4 天)。为提高医保基金的使用效率,各医保统筹地区也可自行根据天数选用按比例结算等结算方式。

五、 医保 DRG 基金结算清算与拨付

实施 DRG 付费的地区,医疗保险经办机构与 DRG 试点医疗机构按照"协议管理、年度预算管理、月度结算预拨、年终考核清算"的原则进行医疗费用结算。

1. 协议管理

医疗保险经办机构与 DRG 试点医疗机构签订补充协议,就 DRG 权重、费率、结算、考核、清算等协商一致。

2. 年度预算管理

对定点医疗机构实行年度预算管理,区域预算总额共享。也可根据需要设立年度基金调节系数来实现月度预算管理。

3. 月度结算预拨

医疗保险经办机构在次月对上月出院病例完成分组与基金应付额计算,按支付总额的 90% 拨付给医疗机构,余下的 10% 作为预留质量保证金。

4. 年终考核清算

医疗保险经办机构每季度按照当地"基本医疗保险 DRG 付费考核表",对各定点医疗机构 DRG 付费运行情况进行考核。结合考核结果和日常监督稽核的结果全额或部分拨付余下的 10% 质量保证金。

此外,对于日间手术、紧密型医联(共)体按人头总额管理等设定特殊的结算政策。

(刘雅娟　梁红梅)

第三节 DRG 结算实践——以上海市为例

一、上海市 DRG 分组策略

上海申康医院发展中心于 2013 年探索建立了基于 DRG 的三级公立医院病种绩效管理与费用控制体系,引导三级医院提高学科水平和临床诊疗能力,并于 2019 年开始参与 DRG 付费国家试点,同步开展按 DIP 付费试点。目前,上海市医疗保障局根据国家各项卫生和医保改革的文件,制定了总额预算管理框架下的"四位一体"(DRG、大数据病种、按床日付费、按人头包干)医保支付体系。

针对 DRG 试点工作,上海市医疗保障局在国家医疗保障局《CHS-DRG 分组与技术规范》MDC 和 ADRG 分组的基础上,以"七步法"分组的技术路径,形成了上海市DRG 细分组方案,见表 4-3-1。

表 4-3-1 上海市医疗保障 DRG 细分组方案"七步法"分组技术路径

基于国家技术规范细化分组	
Step 1	确定 PRE-MDC(国家先期分组)、MDC、ADRG 本市覆盖
Step 2	根据病例数、CV 值进行分组(病例数<100,CV<1)
Step 3	根据年龄因素进行分组(年龄<18 岁,同时满足病例数≥100,组间例均费用差≥20%且 CV≤1)
Step 4	根据疾病严重程度(MCC/CC)进行分组
结合本市实际优化分组	
Step 5	根据专业人员判断分组(考虑转归、手术方式等相关因素)
Step 6	结合分组综合评价校正分组(考虑组内病例数占比、ADRG 组内费用倒置等因素)
Step 7	结合模拟支付优化分组(结合付费标准和费率验证完善进一步优化)

二、上海市 DRG 权重的计算与调整

上海市 DRG 组权重采用历史数据法计算基础权重,即根据全市三级医疗机构前三年 DRG 适宜病例历史费用进行测算,具体计算公式如下:

某 DRG 权重＝(前一年该 DRG 组例均费用×70%＋前两年该 DRG 组例均费用×20%＋前三年该 DRG 组例均费用×10%)/(前一年全病例例均费用×70%＋前

两年全病例例均费用×20％＋前三年全病例例均费用×10％)

在 DRG 分组之后,利用四分位距方法确定部分费用极高病例、费用极低病例的限外数据(outlier),并对其进行裁剪形成总体样本,利用样本数据重新计算权重。此外,在保持总权重不变的情况下,从体现医改导向、保障重点人群、保障重点疾病和支持中医药发展等四个方面进行权重调整。

三、 上海市 DRG 费率和付费标准的测算与调整

在现有全市总额预算管理框架基础上,医保 DRG 费率与付费标准的测算遵循"三步走"原则。若 DRG 患者总费用与患者实际住院费用之间总差异大于 5％,则在年中调整住院基金总额或年终清算时对费率和付费标准进行适度调整。

第一步:当年住院基金总额确定前,沿用上一年的 DRG 实际费率及付费标准。计算公式如下:

$$上一年 DRG 实际费率 = \frac{上一年 DRG 病例住院实际费用}{上一年 DRG 病例实际总权重}$$

$$各 DRG 支付标准 = 上一年 DRG 实际费率 × 各 DRG 调整后权重$$

第二步:年初住院基金总额确定后,根据基金预算测算当年的 DRG 预估费率及付费标准。计算公式如下:

$$费率 = \frac{预测 DRG 住院总费用}{预测 DRG 总权重}$$

$$各 DRG 组付费标准 = 费率 × 各 DRG 调整后权重$$

第三步:住院基金总额根据实际运行情况发生调整后,清算时,结合当年 DRG 病例实际发生情况,重新测算 DRG 费率及付费标准并清算。计算公式如下:

$$当年 DRG 住院总费用 = \sum 当年按 DRG 付费病例的实际发生费用$$

$$当年 DRG 总权重 = \sum (当年各 DRG 预测例数 × 当年各 DRG 调整后权重)$$

$$当年 DRG 费率 = \frac{当年 DRG 住院总费用}{当年 DRG 总权重}$$

$$各 DRG 付费标准 = 当年 DRG 费率 × 各 DRG 调整后的权重$$

四、 上海市 DRG 结算的范围与方法

（一）DRG 结算适用范围

在 CHS-DRG 结算适用范围的基础上，规定 DRG 付费病例范围暂限于上海市职工基本医疗保险参保人员在试点医疗机构住院后发生医疗费用的适宜病例，且剔除了不适用病例。DRG 付费病例涉及的医保范围内费用，由市医保部门与试点医疗机构按 DRG 付费方式进行结算。参保人员基本医疗保险待遇不受 DRG 付费的影响。

（二）各类病例的基金支付费用方法

在上海市，DRG 入组病例按照年度预算、月度申报、及时反馈、年终清算的原则，即基于上海市现有的住院医保基金总额确定和切分，入组病例依照机构月度申报上传，信息服务平台及时反馈模拟支付情况，年终统一进行清算的流程和原则进行付费结算。

DRG 年度清算处理流程如图 4-3-1 所示。未入组、费用极高、费用极低等特殊病例，经审核通过后依旧按项目进行付费结算。此外，在模拟付费过程中，定期评估比较 DRG 结算基金给付与医院实际发生费用的差异，若差异>10％，需根据实际情况予以不断修改和完善。

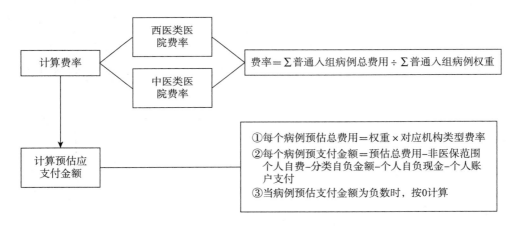

图 4-3-1　上海市 DRG 年度清算处理流程图

（刘雅娟　梁红梅）

第四节 DRG 成本管控

一、病种成本核算概述

(一)病种成本核算相关概念

病种成本核算是医院经济管理的重要手段,也是卫生总费用控制的必要环节,病种成本核算涉及医院经济财务运行的各个环节。《公立医院成本核算规范》(国卫财务发〔2021〕4 号)第四条给出的医院成本核算定义是:医院成本核算是指医院将其业务活动中实际发生的各种耗费,按照确定的成本核算对象和成本项目进行归集、分配,计算确定各成本核算对象的总成本、单位成本等,并向有关使用者提供成本信息的活动。

按照核算对象的不同,可分为科室成本核算、诊次成本核算、床日成本核算、医疗服务项目成本核算、病种成本核算和按疾病诊断相关分组(DRG)成本核算。

病种成本是反映治疗某病种所耗费的资金总和,是患者住院期间所发生的诊断、治疗、手术、麻醉、医技检查、护理、药品、床位及医用材料等各种成本的总和。按适用的范围不同,病种成本可分为病种实际成本与基于临床路径的病种标准成本。

《医院财务制度》(2010 版)(财社〔2010〕306 号)第三十二条规定:病种成本核算是以病种为核算对象,按照一定流程和方法归集相关费用,计算病种成本的过程。《公立医院成本核算规范》第三十六条规定:医院开展的病种可参照临床路径和国家推荐病种的有关规定执行。

(二)DRG 病种成本核算的意义

1. 为医保支付结算和医院绩效管理提供依据

DRG 病种成本核算为医保支付结算改革提供了科学参考依据。制定 DRG 费率需要一个行之有效的成本核算系统。能否实现高效和公平的 DRG 付费,很大程度上取决于医院内是否有高质量、精确的成本核算系统。同时,按照同病同价统一标准,有利于引领和推动医改,有效地推动医院绩效管理模式向更精准化管理延伸。

2. 为医院功能定位及学科发展提供参考

医院开展病种成本核算,是科室绩效的重要体现,其核算结果可以作为学科建设、专病专科聚焦的关键参考,更是医疗成本管控的重要方向标。通过病种成本核算,可清楚区分结余的、持平的、亏损的病种,评价哪些学科、哪些病种是医院重点鼓励发展的,哪些学科、哪些病种是医院应该适当限制的,哪些是应当放弃并下转的,为医院的功能定位及临床学科建设发展提供决策依据。

3. 为医院规范医疗服务行为提供航标

医院开展 DRG 病种成本核算,可以通过临床路径评判分析,找出医疗服务行为中现存的不足,如是否存在过度用药、使用耗材、检查及治疗等现象,以促使医师在选择治疗方案时合理利用与配置医疗资源,优化临床路径,提高诊疗水平,形成良性循环,为患者提供更优质的医疗卫生服务,促使医院走上优质、高效、低耗的可持续发展之路。

4. 为完善医院成本管理和成本控制体系提供支持

DRG 病种成本核算是医院成本核算的重要组成部分,医院成本核算是医院驾驭成本管理的基础前提。医院成本管理旨在挖掘内部潜力,不断降低成本,准确及时地进行成本核算,可为成本管理提供所必需的资料,才能据以考核和分析成本计划的完成情况,确保医院支出得到合理的补偿。

二、 DRG 病种成本核算步骤

财政部 2021 年 11 月印发的《事业单位成本核算具体指引——公立医院》中,将DRG 病种成本核算分为四个基本步骤,核算步骤示意图见图 4-4-1。

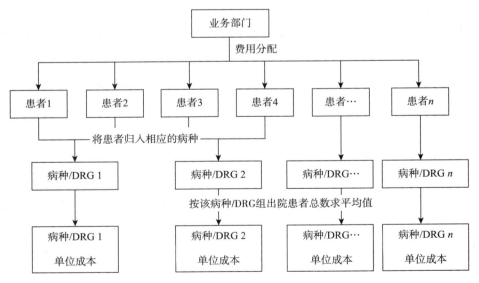

图 4-4-1 DRG 病种成本核算流程

1. 将业务部门各科室成本采用合理的分配方法分配至患者,计算每名出院患者的成本。常用的分配方法有项目叠加法、服务单元叠加法和参数分配法。

2. 将患者按照有关标准归入相应的病种或 DRG 病组。

3. 将某病种或 DRG 病组出院患者的成本进行加总,得出该病种或 DRG 病组的总成本。计算公式为:

$$某病种或 DRG 病组总成本 = \sum 该病种或 DRG 病组每名患者成本$$

4. 对各病种或 DRG 病组患者总成本求平均值,即为各病种或 DRG 病组单位成本。计算公式为:

$$某病种或 DRG 病组单位成本 = \frac{该病种或 DRG 病组总成本}{该病种或 DRG 病组出院患者总数}$$

三、 DRG 病种成本核算方法

《公立医院成本核算规范》将 DRG 病种成本核算方法分为自下而上法、自上而下法和成本收入比法三大类。这三种核算方法也是目前国内外较为主流的病种成本核算方法,但是其在计算原理方面存在较大差异,并且在优劣势、实务操作方面的特点均较为明显。

(一) 自下而上法

1. 原理

自下而上法(bottom-up costing)是目前较为常见的病种成本核算方法,其要求先计算出医院开展的所有医疗服务项目成本,然后将患者执行的服务项目成本、单独收费药品和材料成本进行叠加,计算出对应病种的成本。采用该方法的主要有荷兰、丹麦、芬兰、瑞典等国。

2. 核算步骤

自下而上法的 DRG 病种成本核算具体步骤见图 4-4-2。

3. 优势与局限性

自下而上法成本核算是较常见的病种成本核算方法,也被视为相对合理的核算方法。其优点:① 所有成本分摊按医疗服务项目分摊,核算精细化程度高;② 基于对所有科室和项目的流程、资源进行全面核算;③ 直接成本归集相对准确,间接成本分配较为合理。

但这一方法也有一定的局限性,具体体现在三个方面:① 对医疗服务项目设置的合理性有极高要求;② 工作量较大,对信息系统依赖性强;③ 工作难度较大,对医院核算水平和管理水平要求高。

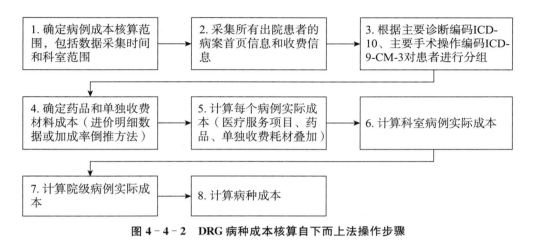

图 4 - 4 - 2 DRG 病种成本核算自下而上法操作步骤

（二）自上而下法

1. 原理

自上而下法(top-down costing)是以科室全成本核算二级分摊为基础,其原理是将患者在诊疗过程中发生的医疗成本、医技服务项目成本、单独收费药品和材料成本单独核算。医疗成本和医技服务项目成本的核算主要是在科室全成本核算二级分摊的基础上开展的,医疗成本按照一定的方法直接分摊至患者,将患者分摊的医疗成本、发生的医技服务项目成本、单独收费的药品成本和材料成本进行累加,得出患者的成本。再将每一例患者按病种进行归集,计算出平均成本,即得到病种的成本。采用该方法的主要有英国、法国等。

2. 核算步骤

自上而下法的 DRG 病种成本核算具体步骤见图 4 - 4 - 3。

3. 优势与局限性

自上而下法的优点体现在:① 符合现有制度的要求并充分利用了核算成果;② 可基本满足外部的具体管理要求。但其也有一定局限性:① 分摊过程较简单,属于"为核算而核算";② 对于医院内部管理的参考价值并不大。

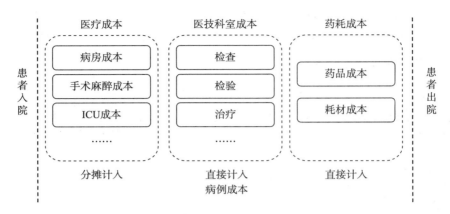

图 4 - 4 - 3　DRG 病种成本核算自上而下法操作步骤

(三) 成本收入比法

1. 原理

成本收入比法(cost-to-charge ratio，CCR)是由美国医保支付咨询委员会建议美国医疗照护与医疗救助服务中心(Centers for Medicare and Medicaid Service，CMS)用来计算 DRG 不同组别相对权重的一种方法。该方法假设各成本中心成本收入比值固定,通过医院每年上交的成本报告获得各成本中心的成本收入比值,利用该比值将患者层面的收入转换为成本。

2. 核算步骤

成本收入比法的 DRG 病种成本核算具体步骤见图 4 - 4 - 4。

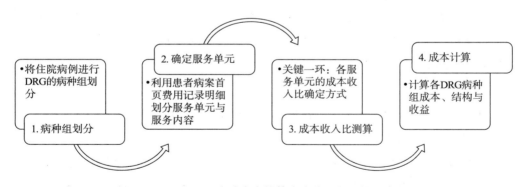

图 4 - 4 - 4　DRG 病种成本核算成本收入比法操作步骤

3. 优势与局限性

成本收入比法的优点体现在以下几个方面:① 具有较强的可操作性和时效性;② 明确各成本收入比后,可直接将病案首页的费用数据转化为病例成本;③ 可按不同需求多维度拓展分析,为医院内部管理提供支撑;④ 核算结果可为病种收付费提供参考。

其不足或局限主要有三方面:① 成本收入比值的确定需要可靠的核算数据作为支撑;② 需要根据实际情况及时调整比值关系;③目前国内未得到广泛应用,缺乏实践经验参考。

(四)不同核算方法的比较

基于自下而上法、自上而下法及成本收入比法的优缺点,可以从管理要求、实施门槛、实际应用三个维度对这三种方法进行横向比较,得出相应总体评价(表4-4-1)。

表4-4-1　主要病种成本核算方法实务操作比较

类别	管理要求			实施门槛			实际应用		总体评价	备注
	数据准确度要求	对管理基础的要求	其他个性化要求	工作量	对信息化系统的依赖性	操作难度	实践经验	管理价值		
自下而上法	4+	3+	临床路径/DRG分组器	4+	4+	4+	2+	4+	对基础数据与管理水平的要求较高,实施门槛高,实施难度大	北京部分市级医院集中试点(作业成本法)
自上而下法	2+	+	—	3+	3+	3+	3+	2+	可操作性强,管理参考价值不大	
成本收入比法	2+	2+	DRG分组器	2+	+	2+	+	3+	可操作性较强,具备管理价值,实践经验较少	上海部分市级医院试点

注:+表示强度,一表示无

从上表分析可见,自下而上法适用于对重点病种的病种成本进行管理;自上而下法的管理基础较好,使用也较为广泛,但由于信息化水平和成本管理的高要求,该方法的应用性逐步减弱;成本收入比法可操作性强,特别适用于病种较为丰富、病案数量较多的医院开展大数据分析,用以满足医院内部的病种组管理需求,还可以为一定区域内的各级医院总体病种管理水平进行横向比较创造条件,但目前其实践经验相对较少。

四、基于 DRG 的医院成本管控

(一)核算方法选择

根据自下而上法、自上而下法及成本收入比法的特点和优劣势,医院应根据其自身条件选择其中一种技术方法作为开展 DRG 病种成本核算的核心方法。

按照现阶段的政策导向,成本收入比法可以首先用来进行病种组成本的核算测定,以此满足支付方式改革不断推进的具体要求。主要理由有:① 成本收入比法可操作性最强。在临床路径尚不规范,同时病种覆盖面不断扩大的情况下,成本收入比法较强的可操作性可以有效支持付费标准的制定。② 成本收入比法是基于历史数据的分析法。通过对大量病案数据的分析,可以提供一定区间内较为合理的病种成本数据。③ 成本收入比法可以更好地满足医院内部管理实际需求,具备较好的拓展性。由于该方法在核算各 DRG 病种组成本时,对每个病种组的成本和实际发生费用进行了不同维度的细分,因此后续可按照医院不同管理需求进行不同维度的分析,包括病种成本数量、结构和收益情况,不同科室、不同难度病种成本补偿情况等等,用以更好地满足医院提升精细化管理的需求。

自下而上法受限于我国公立医院的信息化建设水平与临床路径规范程度,目前仍面临标准医疗服务项目构成难以确定、受临床路径规范程度影响较大等问题。自上而下法的参数设置则较为简单,数据主要基于科室成本进行采集,实际应用方向与支付方式改革并不一致,应用管理价值有限。就现阶段而言,综合成本收入比法的优点可以从一定程度上克服其他两种方法的局限性,具备较高的应用价值。

(二)实施路径设计

DRG 病种成本管理体系的实施路径是病种成本管理有效落地的前提和基础。具体的实施路径包括病案首页信息导出、病例组合指数(case mix index, CMI)的重算和匹配、拟定成本对象的界定标准与成本性态的划分标准、合理的成本归集与分摊方式的确定、病种组展示维度,以及应用于医院管理的具体实践(图 4 - 4 - 5)。

1. 病案首页信息规范

一般来讲,病案首页信息应至少确保拥有如下信息:科室编码(科室名称)、病案号、患者信息(姓名、性别、年龄等)、主要诊断编码及主要诊断名称、住院号、费用合计及相关收费明细、手术操作名称及分级、治疗性操作、合并症和并发症等信息,方能满足 DRG 分组器的信息要求。影响 DRG 分组的主要因素有:主要诊断选择错误、手术操作的漏填或错编、合并症和并发症的书写不规范。

2. CMI 的计算

CMI 是指医院的出院患者例均权重,是 DRG 应用体系中的核心指标之一,衡量的是医院收治病种的疑难危重程度,即 CMI 指数越高,代表收治疾病的疑难危重度越高。其计算公式如下:

$$CMI = \frac{\sum(某\,DRG\,权重 \times 该医院该\,DRG\,的病例数)}{该医院总病例数}$$

在完成 CMI 计算后,即可了解所有 DRG 病组的 CMI 情况,并可从 CMI 的维度开展相应的统计工作并进行核算结果展示。

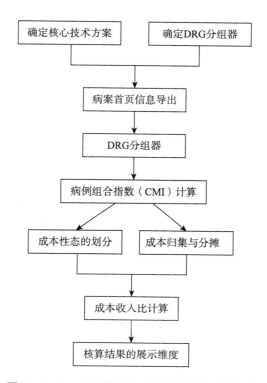

图 4 - 4 - 5　DRG 病种成本管理体系的实施路径

3. 成本性态的划分

首先对成本性态进行划分,并完成对各服务单元和服务内容的成本归集。然后通过计算成本收入比,就可得到每一个科室对应病种组单元的成本,进而可汇总得出相应科室的病种组的成本情况。以各科室病种组的例数为因素加权平均后,就可得出全院每一个病种组的平均成本。

为计算成本收入比,要在以服务单元及服务内容划分的基础上实现成本的归集。可按费用计入成本对象(病种组单元)的方式进行性态划分,分为直接成本与间接成本两类。

(1)直接成本:直接成本是指与病案首页费用明细相对应,可直接计入病种组单元的相关成本。直接成本测算适用于以下四种情况:① 以设备运营服务为主的服务单元,如放射科等,主要是设备折旧、能耗及科室人员投入等成本;② 以物资消耗为主的服务单元,如药品、耗材等,主要是采购成本和可以直接计入的科室管理成本;③ 以固定资产资源占用为主的服务单元,如床位等,通过测算折旧分摊计算其成本;④ 其他不能从业务流中直接获取的直接成本数据的服务单元。

(2)间接成本:间接成本是指费用发生时不能或不便直接计入特定病种组单元的成本。间接成本包括三类:① 医护单元成本,由于目前医院信息统计尚不能精细化到每一个临床医护人员在每一个时间节点的工作量,因此难将医师和护士的人力成本直接精确分摊到每一个病种组。② 科室管理单元成本,包括科室的设备折旧、设备修缮、用房折旧、水电燃料、领用的不可收费卫生材料、办公耗材、公共药品(如消毒液)等。③ 医院管理成本,主要包括管理人员成本、物业管理成本、管理部门办公成本等。

4. 成本归集与分摊

合理的成本归集和分摊方法是实现成本收入比指标有效性的保证。在明确成本性态后,要对服务单元进行成本归集,并对需要进行分摊的成本以一定的方式摊入成本对象。在进行成本归集的过程中,对于无法直接进行成本追溯的内容,应积极寻找相关成本动因,并确定合理的成本与成本动因的因果关系。只要相关因果关系建立恰当,成本归集的结果也能够达到较高的准确程度。例如,医护成本虽然构成了病种组单元的直接成本,但受限于医院信息系统建设情况,往往无法精确统计特定病种组单元所耗费的医护人员成本,因此通过在医护成本与病种组单元费用类别中建立"劳务性收入越高,则医护成本越高"的因果关系,可相对合理地将医护人员成本分别摊入各病种组单元。

5. 病种组展示维度

由于 DRG 分组结果同时涵盖了包括手术分级、CMI 等多个维度的信息,因此可以根据医院自身管理要求从多个维度进行成本核算结果的展示。病种组具体展示,既可以从病种组的维度反映,也可以从科室维度反映本科室所有病种组的情况,亦可从 CMI 维度反映不同 CMI 值的成本收益情况、不同手术级别的成本收益情况等信息,从而满足不同信息使用方的具体要求。DRG 病种组成本管控展示维度示意图见图 4-4-6。

随着 DRG 付费的出现,DRG 病种成本核算也应运而生。DRG 病种成本核算对于医保支付结算、医院绩效管理精细化、医院功能定位及学科发展、规范医疗服务行为及完善医院成本管理和成本控制体系具有重要意义。基于 DRG 的病种成本管理体

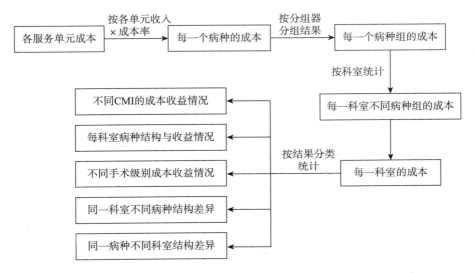

图 4 - 4 - 6　DRG 成本管控病种组展示维度

系是先在核心方法库(自下而上法、自上而下法、成本收入比法)选定适宜核算方法,再设计实施路径,并采取一定的技术手段对 DRG 病种成本进行核算,最后基于核算结果为医保支付方式的改革和医院自身的管理需求提供切实可行的管理方法。医疗机构应结合 DRG 病种成本核算结果制定适合本院的 DRG 成本管控策略。

(三) 管理策略实施

1. 医保支付改革支撑

医疗服务作为准公共产品,其定价影响因素一般由医疗服务供给成本、消费者(患者)需求状况和政府规制干预水平共同决定,其定价水平其实是供给者、消费者、政府三方博弈的均衡结果。从现行定价机制来看,由于缺乏成熟技术方案、无法保证数据同质同源等问题,目前仍主要考虑的是后两者(消费者和政府),公立医院作为服务供给方,在三方博弈中处于弱势地位。为保证公益性质,促进社会总福利,政府和消费者一般倾向于低价,但却影响了准公共产品的资源配置效率,极易造成定价机制有效性的缺失,进而影响补偿机制的公平性。因此,病种成本管理体系可实现方法的统一和数据的同质同源,进而可以为医保定价和价格动态调整提供有效的支撑,为改善实际成本与服务价格间相脱节的情况创造了机会。

2. 医院内部管理支撑

基于病种成本核算结果,可从运营效率、收益费用、资源配置、优化结构四个维度为医院内部管理提供相应支撑策略。具体管理策略:① 从运营效率视角,即可从资源产出效率维度,比如术前等候天数、平均住院天数等内容开展相应管理优化活动;

② 从收益费用视角,即涵盖病种组效益情况与实际绩效分配情况是否匹配、结构如何优化等内容;③ 从资源配置视角,即结合床位资源、设备购置、人才引进等内容,从资源配置的视角开展相应管理优化活动;④ 从优化结构视角,即提升医疗服务操作占比,降低药耗占比以不断优化业务结构。

(四)病种成本核算示例

以 A、B 医院的病种成本核算为例,对医院内部管理实践进行介绍,具体描述如何结合病种成本核算结果,从运营效率、收益费用、资源配置、优化结构视角制定 DRG 成本管控策略。

1. 基于运营效率视角的管理实践

以 A 医院化疗病种为例(RE15,恶性增生性疾患的化学和/或靶向、生物治疗,不伴并发症或合并症)。由于该病种主要以药物治疗为主,CMI 只有 0.41,药品零加成政策实施后,绝大多数科室开展化疗的项目均亏损,只有肿瘤科开展该项目有 3% 左右的收益率(表 4-4-2)。进一步分析化疗病种科室收入成本(表 4-4-3)。

表 4-4-2　A 医院各临床科室化疗病种运营效益情况

科室	DRG 编码	例数	均次住院费用(元)	均次成本额(元)	均次利润额(元)	均次利润率(%)
肿瘤科	RE15	2 530	16 355.37	15 863.07	492.30	3.01
BNW 科	RE15	94	7 182.97	7 542.71	−359.74	−5.01
PW 科	RE15	1 721	11 321.73	12 267.09	−945.36	−8.35
GCW 科	RE15	1 387	9 056.56	9 841.76	−785.20	−8.67

表 4-4-3　A 医院各临床科室化疗病种科室收入成本结构情况一览

科室	平均住院时间(天)	收入结构(%)			成本率(%)		
		药耗占比	医技检查占比	操作类占比	医护成本率	床位成本率	科室运营成本率
肿瘤科	4.02	65.36	22.60	8.50	55.00	0.80	2.00
BNW 科	3.07	82.47	10.96	4.48	61.62	0.96	9.64
PW 科	2.07	86.79	4.16	3.31	66.76	0.98	8.54
GCW 科	2.06	92.49	3.31	2.68	60.79	1.03	9.09

基于化疗病种收益率分布与各科室资源利用效率之间的关系,对其关键成本动因进行识别后,落实相关管理策略。根据分析结果,该医院着手成立了临床肿瘤中心,以大平台模式充分发挥平台的规模效应,完善肿瘤患者的系统性诊疗临床路径设置,统

筹资源配置,以内部质控中心模式进一步提升绩效。同时,依托下级医院做好患者转诊治疗工作。基于此,成体系收治优质肿瘤患者,一方面优化临床业务结构,另一方面提升肿瘤病种运营效益,从而使各科室资源成本发挥最大效应。

2. 基于收益费用视角的管理实践

以 A 医院骨科的 B03B 病组(脊柱手术不伴有极重度或严重的并发症和伴随症)以及 I31B(髋关节修复术不伴极重度并发症和伴随症)病组为例,根据骨科部分病种运营效益情况(表4-4-4)可知,这两种病种的年度总例数合计超过 1 000 例,均为 A 医院骨科的主要病种之一。经测算分析,脊柱类手术整体收费较高,带来较多收入,其利润率却低于科室平均利润率,主要原因是脊柱类手术耗材占比偏高,导致收益下降。而髋关节手术虽然收费略低,但利润率明显较高。因此,在充分考虑医院定位和重点学科发展的基础上,进一步合理调整部分髋关节手术与脊柱类手术的内部绩效分配方案,进一步优化手术结构。

表4-4-4　A 医院骨科部分病种运营效益情况

DRG 编码	DRG 名称	例数	CMI权重	均次住院费用(元)	均次成本额(元)	均次利润额(元)	均次利润率(%)
B03B	脊柱手术不伴有极重度或严重的并发症和伴随症	764	2.77	70 435	63 130	7 304	10.37
I31B	髋关节修复术不伴有极重度并发症和伴随症	292	2.81	62 671	52 310	10 361	16.53

注:DRG 编码及 DRG 名称依据上海市 DRG 细分组方案

3. 基于资源配置视角的管理实践

以 A 医院相关科室为例,急诊科医护人员收入已高于全院平均水平,但医护人员流动性仍然较高(主动辞职、申请换科现象较多),其原因是工作强度过大,医护人员的收入没有充分反映其劳务价值。整形外科虽然医护人员收入低于其他科室,但医师稳定性却很好,其科室医护成本率大于 50%,说明其运营效益总体较差,医护工作未满负荷。眼科的医护人员成本与病种结构最优,一方面医护人员收入合理,满意度较高,医护人员稳定性强;另一方面,医护人员所创造的效益也较高(表4-4-5)。由此可见,医护成本率可直观反映医师收入与付出之间的关系,医院可据此合理调整资源投入、业务规模和绩效分配政策等。

表 4-4-5　A 医院相关科室的医护人员成本率

科室名称	医护人员收入水平	医护成本率(%)
急诊科	高于全院平均水平	17.12
整形外科	低于全院平均水平	51.57
眼科	高于全院平均水平	32.50

　　为此,A 医院从资源配置的角度出发,对医师成本率高但科室运营效益明显较差的科室调整资源投入策略,直至采取"关停并转"的举措,对人员分流、床位数量、开诊数量进行调整;对因业务量明显偏少导致成本率过高的病种通过政策导向,适当增加业务规模;对那些医师成本明显不合理的科室,适当调整其绩效分配额度。通过多措并举,总体提高了医院资源利用的效率、效果,也为绩效分配的合理性提供了数据支撑。

　　4. 基于优化结构视角的管理实践

　　以 B 医院为例,该医院选取头颈外科甲状腺手术病种,以优化院内同一科室同一病种组收入结构的方式,开展了相应管理实践。对 2018—2019 年该组收入结构进行分析得知(表 4-4-6),B 医院的甲状腺手术平均住院天数较长,收入结构中药耗占比和医技检查占比相对较高,但操作类占比较低,虽收支结余为盈利,但其结构既不符合国家对医院的管理导向,也不符合头颈外科作为省级重点学科、甲状腺手术作为医院一大病种的管理定位。

表 4-4-6　B 医院甲状腺手术病种科室收入成本结构表

年度	DRG 组	DRG 组名	例数	平均住院天数(天)	收入结构(%)			成本率(%)	
					药耗占比	医技检查占比	操作类占比	医护成本率	管理成本率
2018 年	K06Z	甲状腺手术	1 442	11.72	46.14	15.50	36.73	28.26	22.04
2019 年	K06Z	甲状腺手术	1 554	10.86	44.28	14.41	38.75	31.12	18.00
2020 年	K06Z	甲状腺手术	1 862	8.51	44.09	13.27	38.90	32.09	16.78

注:DRG 分组依据上海市 DRG 细分组方案

　　根据病种成本结果的提示,医院采取了缩短术前等待日、资源投入倾斜、加大耗材管理力度及合理用药指导等管理策略来优化甲状腺手术收入成本结构,并基于此四个维度实行了 12 条具体措施,见表 4-4-7。

表 4-4-7 B 医院优化甲状腺手术收入成本结构具体措施

管理策略	具体措施
缩短术前等待日	1. 加强手术指征管理 2. 加急报告 24 h 出具制 3. 强化手术排期 4. 加大上述三项指标的绩效考核权重
资源投入倾斜	1. 针对新技术、新项目的开展,加大资源投放力度 2. 协同其他科室资源,配合开展 MDT 患者快速康复治疗
加大耗材管理力度	1. 试点该病种手术类耗材的二维码管理 2. 试点该病种不可收费耗材的定额、定包管理 3. 组织科外专家进行"耗材点评" 4. 将耗占比纳入头颈外科绩效考核
合理用药指导	1. 依托临床药师,开展处方点评 2. 对于不合理用药、出径用药进行考核,并与绩效挂钩

综上,DRG 病种成本核算对于医保支付结算、医院绩效管理精细化、医院功能定位,以及学科发展、规范医疗服务行为、完善医院成本管理和成本控制体系具有重要意义。医院可先在核心方法库选定适宜核算方法,再设计实施路径,并采取一定的技术手段对 DRG 病种成本进行核算。

(刘雅娟　宋　雄)

第五节　DIP 医保基金结算

一、DIP 实施细则

DIP 在各地具体实施过程中,除基本政策,还需要制定具体的实施细则,包括分值计算、费用偏差、年度清算原则等。

(一)病种分值测算

DIP 病种分值的测算是根据各病种及基准病种的次均医疗总费用,对照基准病种分值计算各病种分值。计算公式如下:

$$基准病种组合分值(RW_i) = \frac{各病种的平均住院费用(m_i)}{基准病种的平均住院费用(M)} \times 基准病种分值(1\,000)$$

基准病种通常是本地普遍开展治疗、临床路径明确、并发症与合并症少、诊疗技术成熟且费用相对稳定的某一病种。基准病种的平均住院费用确定可以采用两种方式：一种是将区域内住院平均医疗费用作为基准，另一种是基准病种的次均医疗费用作为基准。上述公式中的 M 即全部病例平均住院费用或某个基准病种；m_i 即第 i 类病种组合内病例的平均住院费用，为综合反映历年疾病及费用的发展趋势，以近三年的往期数据按照时间加权的形式计算该费用均值，如当前年度为 2019 年，则采用前三年历史数据，按照 2016 年数据：2017 年数据：2018 年数据＝1:2:7的比例进行测算。

当病种的平均住院费用(m_i)越大，说明消耗的医疗资源也越多，如 M 不变，则病种组合分值(RW_i)越大。也就是说，某一病种组合分值(RW_i)越大，消耗的医疗资源越大，医保支付的费用也越多，医保支付与临床消耗的医疗资源趋向一致。

DIP 聚类是取 ICD-10 前 4 位码与手术操作进行聚类。而 ICD-10 是 6 位码，以皮肤和皮下组织的局部感染 L08.9 为例(表 4-5-1)，6 位码共有 13 个诊断，在聚类时，只要前 4 位码 L08.9 一致，均进入这个病种组合。相同的诊断(L08.9)，不同的诊疗方式，消耗的医疗资源(费用)也不一样，每一组的分值也不一样，反映了消耗医疗资源与支付分值的关系。

表 4-5-1 皮肤和皮下组织的局部感染(L08.9)病种分值组合及医保支付费用示例

疾病诊断编码	疾病诊断名称	手术操作编码	手术操作名称	病种分值
L08.9	皮肤和皮下组织的局部感染	86.6304	下肢全厚皮片移植术	2 282
L08.9	皮肤和皮下组织的局部感染	84.1501	小腿截断术	2 101
L08.9	皮肤和皮下组织的局部感染	86.0401	创面封闭式负压引流术(VSD)	1 339
L08.9	皮肤和皮下组织的局部感染	54.3x00x027	脐病损切除术	1 244
L08.9	皮肤和皮下组织的局部感染	86.2200x011	皮肤和皮下坏死组织切除清创术	1 056
L08.9	皮肤和皮下组织的局部感染	83.0900	软组织的其他切开术	1 031

疾病诊断编码	疾病诊断名称	手术操作编码	手术操作名称	病种分值
L08.9	皮肤和皮下组织的局部感染	86.2800x012	皮肤和皮下组织非切除性清创	956
L08.9	皮肤和皮下组织的局部感染	86.1100	皮肤和皮下组织的活组织检查	815
L08.9	皮肤和皮下组织的局部感染	86.3x03	皮下组织病损切除术	769
L08.9	皮肤和皮下组织的局部感染	86.0400x011	皮肤和皮下组织切开引流术	567
L08.9	皮肤和皮下组织的局部感染	n(y)	保守治疗（含简单操作）	520
L08.9	皮肤和皮下组织的局部感染	86.4x00	皮肤病损根治性切除术	352
L08.9	皮肤和皮下组织的局部感染	86.3x02	皮肤病损切除术	283

注：选自广州市 2022 年病种分值库，疾病诊断与手术操作编码使用国家医保版 2.0

此外，实施 DIP 支付时，大部分医保统筹地区都会选择部分病种作为基层病种。基层病种主要选择权重系数（病种分值）低、适合在基层医院开展治疗的病种，如广州市的 DIP 基层病种有轮状病毒性肠炎保守治疗（含简单操作）、胃肠炎和结肠炎保守治疗（含简单操作）、疱疹病毒感染保守治疗（含简单操作）、水痘不伴有并发症保守治疗（含简单操作）等。各地根据实际情况决定设置方式，部分地区也根据历史数据测算三级、二级、一级医疗机构之间的次均费用数据作为权重系数的参考，但大部分地区采用同样分值，不再设置不同的权重系数。

（二）DIP 入组原则

由于患者住院诊疗过程中可能进行多个手术操作，在支付时，可能涉及多个病种组合，如何进入病种分值库应依据相关的入组细则。医院管理者是否能正确理解入组规则，会影响以后医院信息化建设规则的设置，以及医院医保部门的过程管理。本书以某地的病种入组规则为例介绍如下：

规则一：医疗保障基金结算清单的第一诊断（主要诊断）和手术操作编码与 DIP 病种目录库能完全匹配时，入组唯一匹配的病种。

规则二：医疗保障基金结算清单的第一诊断（主要诊断）编码能匹配 DIP 病种目录库病种，但手术操作编码数量多于相关病种手术操作数量时，优先入组匹配手术操作数量最多的病种。如同时可匹配多个手术操作数量相同的病种时,优先入组手术类病种(含介入治疗,下同);当均为手术类病种时,优先入组到手术级别为四级的病种(是否为手术类病种按照 ICD-9-CM-3"foplb"项判断,手术级别按照"fopjb"项判断);当存在多个四级手术的病种时,优先入组该病例费用与 DIP 病种目录库中相关病种同级别次均费用(2018 年度取测算费用,2019 年度起取上一年度费用,当上一年度某病种组次均费用缺失时仍取 2018 年度测算费用)最接近的病种,即病例的诊次费用减去病种分值表中相关病种同级别次均费用的绝对值最小;费用最接近的病种出现两个以上有高有低分值时,取高分值的病种;对应到的病种出现两个以上相同分值时,选其一。

规则三:医疗保障基金结算清单的第一诊断(主要诊断)编码能匹配 DIP 病种目录库病种,但按上述规则仍未能入组,手术操作编码为空或全部为简单操作的,入组到相应的 n(y)病种。简单操作是指 ICD-9-CM-3"foplb"项为"治疗性手术操作""诊断性手术操作"的,并除外 00.4500、00.4600、00.4700、00.4800、00.4801、00.4802,除外手术操作编码根据 ICD-9-CM-3 更新情况进行更新。

规则四:按上述规则均不能入组的病例归入综合病种。

上述入组规则的优先级为:规则一>规则二>规则三>规则四。上述规则要点总结见表 4-5-2。

表 4-5-2 DIP 入组原则归纳表

诊断是否对应到目录库	手术操作是否对应到目录库	简单操作	DIP 入组结果
可对应	是	有或无	对应组核心病种
可对应	有手术,无对应的病种分值库	有或无	综合病种
可对应	无手术	有	保守治疗 n(y)
可对应	无手术	无	保守治疗 n(y)
无对应	有或无手术	有或无	综合病种

示例:患者男性,45 岁。因急性冠状动脉综合征入某医院心内科病区。出院主要诊断为冠心病,三支病变(I25.10303);其他诊断为心房颤动(I48.x01)、原发性甲状腺功能亢进症(E05.805)。住院期间实施了药物洗脱冠状动脉支架植入术(36.0701)、冠状动脉血管腔内成形术(PTCA)(00.6601)、植入三根冠状血管支架(00.4701)、一根冠状血管操作(扩张)(00.4001)、冠状动脉造影术(88.5501)和主动脉球囊反搏植入术—术中 IABP 置入(37.610101)等 6 项手术操作。

根据广州市 2019 年病种分值库(编码使用广东省 2019 版 ICD-10 与 ICD-9-CM-3)

涉及出院诊断I25.1的病种分值组合,本例本次住院可以进入5个病种组合,包括操作组合36.0701;88.5501;37.6101;04.4001,00.6601;04.4001,00.6601,88.5501。按照DIP入组原则,本例最终进入的病种分值组合是I25.1,04.4001,00.6601,88.5501。病种分值2 372,次均费用48 205.58元。

（三）病种费率的确定

DIP病种费率即全市病种每分值费用(注意:年终才知道费率)。费率计算公式如下:

$$费率 = \frac{全市年度DIP住院医疗总费用}{全市定点医疗机构年度分值总和}$$

（四）费用偏差病例分值确定

1. 费用偏差病例的确定

医院收治的某一种疾病,当患者病情较轻时住院费用可能较少;同样,也可能患者住院后病情加重,出现并发症,住院费用超出正常水平较多。医疗保障局此时采用费用异常病例的方式进行处理,即费用偏差。

当病例医疗总费用在该病种上一年度同级别定点医疗机构次均医疗总费用的50%以下或2倍以上时,定义为费用偏差病例。其病种分值计算公式为:

$$费用在50\%以下病例的病种分值 = \frac{该病例医疗总费用}{上一年度同级别定点医疗机构该病种次均医疗总费用} \times 该病种分值$$

(据实支付分值)

$$费用在2倍以上病例的病种分值 = \left(\frac{该病例医疗总费用}{上一年度同级别定点医疗机构该病种次均医疗总费用} - 1\right) \times 该病$$

种分值(超2倍部分补偿计算分值)

2. 费用偏差支付的设定

费用偏差支付的设定体现了合理适度诊疗的支付机制。如医疗机构治疗可能不足,医疗保障局即不按照标准分值支付(按照实际使用率支付分值);而当患者病情出现异常,病情较重,消耗的医疗资源较多,超过2倍的部分费用折算成分值予以补偿。在整个支付的过程中,均体现为分值支付,模糊了诊疗和支付费用的直接关系。出院费用(使用率)与支付分值有一定关系。

示例:急性乙型肝炎保守治疗(含简单操作)病种组合,主要诊断为急性乙型肝炎,不伴有δ因子(共同感染),也不伴有肝昏迷(诊断编码 B16.900)。某地区三级医院上年度次均费用 9 494.86 元,病种组合标准分值 783.00 分,预测分值单价14.50 元。支付分值首先计算使用率,出院费用使用率不同,医保支付和医院盈余不同(表 4-5-3)。

表 4-5-3　急性乙型肝炎保守治疗(含简单操作)不同出院费用使用率结算表

假设本次住院费用(元)	住院费用使用率区段(%)	实际住院费用使用率(%)	病种分值(分)	医保支付费用(元)	本次住院结余(元)
4 367.63	<50	46	360.18	5 222.61	854.98
6 646.40	50~200	70	783.00	11 353.50	4 707.10
28 959.31	>200	305	1 605.15	23 274.68	−5 684.64

注:病种组合为主要诊断急性乙型肝炎,不伴有δ因子(共同感染),也不伴有肝昏迷(诊断编码 B16.900);手术操作为保守治疗(含简单操作)。三级医院上年度次均费用 9 494.86 元,标准分值 783.00 分,预测分值单价 14.50 元。

(1) 住院费用使用率低于 50%:当本次住院费用为 4 367.63 元时,住院费用使用率<50%,计算公式如下:

$$住院费用使用率 = \frac{4\ 367.63}{9\ 494.86} \times 100\% = 46\%$$

$$支付分值 = 住院费用使用率 \times 标准分值 = 46\% \times 783.00 = 360.18(分)$$

$$医保支付费用 = 360.18 \times 14.50 = 5\ 222.61(元)$$

$$本次住院结余 = 5\ 222.61 - 4\ 367.63 = 854.98(元)$$

(2) 住院费用使用率在 50%~200%:当本次住院费用为 6 646.40 元时,住院费用使用率为 70%,计算公式如下:

$$住院费用使用率 = \frac{6\ 646.40}{9\ 494.86} \times 100\% = 70\%$$

$$支付分值 = 标准分值 = 783.00(分)$$

$$医保支付费用 = 783 \times 14.50 = 11\ 353.50(元)$$

$$本次住院结余 = 11\ 353.5 - 6\ 646.40 = 4\ 707.10(元)$$

(3) 使用率超过 200%:当本次住院费用为 28 959.31 元时,住院费用使用率为 305%,计算公式如下:

$$住院费用使用率 = \frac{28\ 959.31}{9\ 494.86} \times 100\% = 305\%$$

$$支付分值 = (住院费用使用率 - 1) \times 标准分值 = (305\% - 1) \times 783 = 1\ 605.15(分)$$

$$医保支付费用 = 1\ 605.15 \times 14.5 = 23\ 274.68(元)$$

$$本次住院结余 = 23\ 274.68 - 28\ 959.31 = -5\ 684.64(元)$$

（五）特殊病例分值确定方法

对于部分病情比较复杂的疑难危重症住院患者,住院费用可能远远超出支付标准,费用偏离度较大,大部分地区设置了特殊病例申请。多数地区的特殊病例申请标准是住院费用超过支付标准 5 倍的病例,且必须符合一定的附加限制条件。各地区的限制条件不同,以某地区申请特殊病例的条件及其他相关规定为例。

特殊病例分值($F6$)等于该病例实际医疗费用($E1$)与上一年度病种每分值费用($C1$)的比值,即:$F6 = E1/C1$。

由此可知,特殊病例支付分值与上一年度分值单价相关,如果本年度的分值单价高于上一年度,则特殊病例支付的费用不会超额;反之,如果本年度的分值单价不高于上一年度,则特殊病例支付的费用出现超额。

符合以下条件之一的病例,可申请纳入特殊病例范围:

1. 该病例住院天数为该医疗机构当年度平均住院天数的 5 倍以上;

2. 该病例实际医疗费用($E1$)超出该病例实际分值与上年度病种每分值费用的乘积,且超出金额为该医疗机构年度前 10 位;

3. 该病例的监护病房床位使用天数多于或等于住院床位使用总天数的 60%;

4. 运用创新医疗技术的病例,创新医疗技术是指 3 年内获得国家级和省级自然科学奖、技术发明奖、科学技术进步奖的医疗技术或治疗手段;

5. 运用经本地区卫生健康行政部门评审认定、公布的临床高新技术、临床重大技术和临床特色技术的病例。

符合以上条件的病例由定点医疗机构向本地区医保经办机构提出按特殊病例结算的申请,申请病例数不超过各定点医疗机构当年度按病种分值付费人次的千分之一(各地对于申请特殊病例的例数规定不同,千分之一是最低的申请比例)。本地区医保经办机构根据本地区医保支付制度评议组织的评议结果,对评议通过、经审核后符合医保规定的特殊病例费用重新核定分值,不再纳入辅助分型病例、费用偏差病例计算。

（六）住院期间转科病例的结算

各地区对于患者住院期间出现院内转科的结算问题,采用的方法很多。部分地区没有细分转科的问题,即不增加分值,因为在统计病种费用时,采用的历史数据包含了转科和没有转科的平均数。也有部分地区无论转科多少,只要从一个科室转另一个科室治疗,两次均完成全部治疗治愈出院者,则按两个病种的分值分别结算。部分地区则按出院主要诊断疾病分值乘 1.8 倍结算,这一方法的优点是避免分解住院,方便患者,缺点是医院可能为增加分值,将不必转科的患者转科。

二、 地区统筹基金的预算与支出

(一) 统筹地区年度住院统筹基金支出总额

以年度住院医保基金预算支出为基础,扣除区域调节金、异地就医费用、不纳入 DIP 结算等费用,确定统筹地区年度 DIP 医保基金支出。

本地区全市年度住院统筹基金支出总额＝本地区全市上一年度住院统筹基金实际支出总额×(1＋本地区年度住院统筹基金支出增长率)＋本地区年度 DIP 调节金支出总额

本地区年度住院统筹基金支出增长率＝(全市上一年度参保人员住院就医人数增长率＋1)×(本市上一年度医疗保健消费价格同比增长率＋1)－1

各地区根据实际情况设立统筹地区年度按病种分值付费调节金(以下简称区域调节金),主要用于年度清算时合理超支分担。

本地区年度 DIP 调节金支出总额＝上一年度全市 DIP 调节金支出总额×(本市上一年度医疗保健消费价格同比增长率＋1)

(二) 权重系数的测算与调整

在进行病案首页聚类统计过程中,数据来源于所有医疗机构,每一个病种组合的分值是所有医疗机构的病种组合平均住院费用折算成分值,涵盖了各级医疗机构。综合考虑定点医疗机构的级别、功能定位、医疗水平、专科特色、病种结构、医保管理水平、协议履行情况等相关因素,设定定点医疗机构等级系数,区分不同级别、不同管理服务水平的定点医疗机构分值并动态调整。

1. 基本权重系数

以不同级别医疗机构相同病种(不含综合病种)医疗费用比例关系作为基本权重系数,三级医院初始值设置为1,各级医院比值为:1(三级医院):0.702(二级医院):0.504(一级医院)。

即如果某一病种组合标准分值 100 分,支付三级医疗机构 100 分,支付二级医疗机构 70.2 分,支付一级医疗机构 50.4 分。

2. 加权系数

各地医保经办机构在基本权重系数的基础上,考虑医疗机构的功能定位、救治能力、医疗水平等,设置不同的加权系数。以某一地区加成权重系数为例:

(1) CMI 加权系数:CMI 即定点医疗机构病例组合指数,可综合反映定点医疗机构收治的病种结构及能力。计算公式为:

$$某定点医疗机构 CMI = 该院所有病例总分值 \div 该院总例数 \div 1\ 000$$

定点医疗机构 CMI≥1 时,加成 1 个百分点;CMI 每增加 0.1,依次多加成 1 个百分点,最高加成 10 个百分点。

(2) 老年患者比例加权系数:定点医疗机构 60 岁(含)以上老年人住院人次占比大于等于全市平均水平时,加成 1 个百分点;平均水平上每增加 0.1,依次多加成 1 个百分点。最高加成 5 个百分点。目的是激励基层医院多收老年患者,引导分级诊疗。

(3) 儿童患者比例加权系数:定点医疗机构 6 岁(含)以下儿童住院人次占比大于等于全市平均水平时,加成 1 个百分点;平均水平上每增加 0.1,依次多加成 1 个百分点。最高加成 5 个百分点。

(4) 医保分级管理等级评定加权系数:定点医疗机构分级管理等级评定为 AAA 级的,加成 1.5 个百分点;分级管理等级评定为 AA 级的,加成 0.5 个百分点。这是医疗保险经办机构对医疗机构进行的等级评定,有利于加强对医疗保险定点机构的管理力度。

(5) "高水平医院建设"定点医疗机构加权系数:部分地方政府为了提高当地的医疗水平,设立"高水平医院建设",将少数当地水平较高的医院纳入"高水平医院建设"计划,给予政策等方面支持,鼓励医院提高医疗水平。定点医疗机构属于"高水平医院建设"的,加成 0.5 个百分点。

(6) 重点专科加权系数:有国家、本省或本市卫生部门评定的重点专科的定点医疗机构加成 0.5 个百分点。重点专科只定性,不计数。不同院区执同一证照的,则各院区均加成,否则只加成获得认证的院区。不同的地区对国家、省市的重点专科有细化规则和不同的加权,具体由各地具体制定。

(7) 区域医疗中心加权系数:为支持国家级、省级区域医疗中心开展新技术,收治区域内疑难危重患者,医保给予此类医疗机构加成 1~2 个百分点。

定点医疗机构级别、相关资质或评级指标,以年度结束时状态为准。医疗机构最终的权重系数为基本权重与各加权权重系数的总和。每家医疗机构的权重系数都不一样,与医疗机构的医疗水平、管理水平相一致。

3. 权重系数的扣减

部分地区医保经办机构在设置加权权重的同时,对于定点医疗机构出现某些情形也设置了扣减系数。各地扣减权重系数的规定不同,以某地区扣减权重系数为例:

(1)二次住院系数:定点医疗机构出院参保人在 3 天内(含 3 天)再入院的人次占比(含本院和其他定点医疗机构,除外已办理转院备案或医疗机构自行办理住院费用合并计算的病例)超过 20%,扣减 1 个百分点;再入院人次占比每增加 10 个百分点,多扣减 1 个百分点,最高扣减 5 个百分点。本项扣减权重系数仅考核转出的定点医疗机构。

(2)次均费用增长率:部分医保经办机构设置了次均费用增长率,超过的也扣减权重系数。

(三)年度考核

各地医保经办机构均会对医疗机构进行年度考核,并且作为 DIP 支付的考核目标。包括对定点医疗机构年度履行协议、执行医保政策情况进行考核,为确定 DIP 年度预清算支付金额、年度清算等提供依据。建立 DIP 专项考核评价,可纳入定点医疗机构协议考核,采用日常考核与现场考核相结合的方式,协议考核指标应包括 DIP 运行相关指标。

考核指标与定点医疗机构绩效考核相结合,确定各项指标的考核方式、评分主体、评分标准,确保指标评价的客观性及可操作性。将各定点医疗机构考核结果应用于机构 DIP 年度预清算。

例如,广州市的年度检查考核内容包括:广州市医疗保障定点医疗机构落实医疗保险、生育保险政策,执行服务协议书情况;广州市医疗保障定点医疗机构开展家庭医师签约服务情况;市直医保定点医疗机构落实市直医保政策,执行医疗服务协议书情况。包括考核自评、现场考核、综合评审。涵盖 6 个一级指标、34 个二级指标,共1 000 分。

广东省也于 2021 年开展全省三级医院的医保服务评价,共涵盖 5 个一级指标、13 个二级指标、50 个三级指标。广东省的医保服务评价与国家绩效考核评价方法相近,可能成为以后医保 DIP 支付的考核标准,与 DIP 支付挂钩。

(四)病例评审

有条件的地区可定期开展病例评审,组织专家对实施 DIP 的偏差病例、特殊病例等按比例抽检,病例评审结果与年度清算挂钩。广州市多年来均实施病历评审并且与医保支付挂钩。在实施 DIP 付费后,目前具体方法如下:

市医保经办机构组织病例评审,根据评审结果确定支付比例。病例医疗费用偏差系数(R4)＞2.5 以上的病例纳入评审范围。病例评审具体办法和标准由市医保经办机构制订,报市医疗保障行政部门审定后执行。

病例评审扣减金额(D1)＝纳入评审范围病例的记账费用总额×(1－病例评审支付比例)

病历是医疗行为的文书记载,而病案首页是 DIP 支付的基础资料。因此,规范医疗行为、保证病案质量是 DIP 支付最基础和最重要的关键环节。

由于各地的情况不同,各地医保经办机构可以根据实际情况制定相关政策。

(五) 结算方式

1. 月度预结算

对定点医疗机构申报月度结算费用可按照一定比例按月予以预结算,暂未拨付的部分纳入年度清算处理。也可根据地方实际按月结算。各地要求不同,以某统筹地区为例:

以各定点医疗机构当月申报的纳入按病种分值付费结算范围的病例发生的统筹基金记账金额为基数,由医保经办机构按照 95% 的比例预拨付给各定点医疗机构。有条件的地区也可以按照每月医疗保障局公布的预算点值计算医疗机构的支付费用×95% 进行支付,前提是每月有预算点值、医疗机构总分值。

2. 年度清算

医保经办机构根据医保基金收入、DIP 医保基金支出,结合协议管理、考核、监测评估等因素,开展年度清算。清算年度为每年 1 月 1 日至当年 12 月 31 日,每一病例以费用结算数据和病案首页数据均上传完成的时间为准。年度清算主要包括以下内容:

(1) 计算统筹地区年度总分值,根据全市可支付 DIP 的基金计算点值。

(2) 根据点值和各定点医疗机构的年度分值,确定各定点医疗机构的预清算总额。

(3) 综合考虑定点医疗机构经审核扣减后的医保基金支付金额、DIP 年度预清算支付金额、协议管理情况、区域调节金等因素,计算结余留用或超额补偿金额,确定各定点医疗机构的年度医保基金支付金额。

(4) 核定各定点医疗机构 DIP 年度医保基金支付金额和按月度预付金额之间的

差额,向定点医疗机构拨付医保基金。

（5）测算核定定点医疗机构年度总分值,具体公式如下：

$$定点医疗机构年度分值(Fn) = \left[核心(综合)病种病例累计分值\left(\sum F1\right) + 辅助分\right.$$

$$型病例累计分值\left(\sum F4\right) + 费用偏差病例累计分值\left(\sum F5\right)\right] \times 定点医疗机构系数$$

$$(R1) + 基层病种病例累计分值\left(\sum F2\right) \times 基层病种系数(R2) + 床日病种病例累计分$$

$$值\left(\sum F3\right) \times 床日病种系数(R3) + 特殊病例累计分值\left(\sum F6\right)$$

（6）定点医疗机构年度统筹基金预决算支付金额：根据各定点医疗机构年度总分值、分值单价、权重系数、年度考核计算各定点医疗机构年度统筹基金预决算支付金额（Tn）。各定点医疗机构 Tn 以其年度分值（Fn）与本地区当年度病种每分值费用（C2）,结合该医疗机构年度按病种分值付费医疗费用统筹基金支付率（R6）、年度考核系数（R7）和费用明细审核扣减金额（D2）等综合确定,其中各定点医疗机构年度按病种分值付费医疗费用统筹基金支付率（R6）等于该医疗机构按病种分值付费累计记账费用（P∑）与其医疗费用的比值。

定点医疗机构年度考核方法由本地区医保经办机构制订,并根据各医疗机构考核结果确定年度考核系数（R7）。具体公式如下：

$$各定点医疗机构按病种分值付费年度统筹基金预决算支付总额(Tn) = 定点医疗$$

$$机构年度总分值(Fn) \times 全市病种每分值费用(C2) \times 当年度定点医疗机构住院实际医$$

$$疗总费用统筹基金支付率(R6) \times 年度考核系数(R7) - 审核扣减金额(D2)$$

（7）定点医疗机构按病种分值付费支付系数（使用率）：以上是根据医疗机构的年度得分计算的可支付预决算支付金额。医疗机构收治患者还有实际产生的住院费用（统筹基金）,医保经办机构是否全额支付按病种分值付费年度统筹基金预决算支付总额,还要考核实际产生的住院费用与按病种分值付费年度统筹基金预决算支付总额的系数,就是结余留用和合理超额分担的机制。具体公式如下：

$$各定点医疗机构按病种分值付费年度支付系数(R8) = \frac{该医疗机构按病种分值付费扣减后累计记账费用(P2)}{该医疗机构\ Tn} \times 100\%$$

$$年度支付系数(使用率) = \frac{实际产生的住院费用(统筹基金)}{该医疗机构\ Tn} \times 100\%$$

（8）定点医疗机构按病种分值付费统筹基金决算支付总额（Jn）：不同的统筹区设

置不同支付系统的结余留用标准,目前部分地区设置了 60%～115% 的结余留用和超额分担,并且分层计算。各地比例不同,以某一地区为例:

年度支付系数(使用率,R8)<85% 时,据实支付,医疗机构没有超额也没有结余。具体公式如下:

Jn = 该医疗机构按病种分值付费扣减后累计记账费用(P2)－病例评审扣减金额(D1)

年度支付系数(使用率)为 85%～100% 时,医疗机构约有 0～15% 的结余空间,是医疗机构诊疗服务最合理的区间。

年度内定点医疗机构未因违反医疗保险有关规定受到本地区医疗保障经办机构责令限期整改、暂停服务协议等处理的,Jn 计算公式为:

Jn = 该医疗机构 Tn－病例评审扣减金额(D1)

年度内定点医疗机构未因违反医疗保险有关规定受到本地区医疗保障经办机构责令限期整改处理的,Jn 计算公式为:

Jn = 该医疗机构按病种分值付费扣减后累计记账费用(P2)＋(Tn－P2)×70%－病例评审扣减金额(D1)

年度内定点医疗机构未因违反医疗保险有关规定受到本地区医疗保障经办机构责令暂停服务协议等处理的,Jn 计算公式为:

Jn = 该医疗机构按病种分值付费扣减后累计记账费用(P2)－病例评审扣减金额(D1)

当年度支付系数(使用率)为 100%～115% 时,启用调节金补偿机制。Jn 计算公式为:

Jn = 该医疗机构按病种分值付费年度统筹基金预决算支付总额(Tn)＋调节金(An)－病例评审扣减金额(D1)

调节金补偿与医疗机构的医保分级管理等级相关,AAA 级、AA 级及其他医疗机构的调节金支付系数分别为 80%、75%、70%。具体补偿办法如下:① 年度内定点医疗机构未因违反医疗保险有关规定受到本地区医疗保障部门责令限期整改、暂停服务协议等处理的,An = 定点医疗机构超预算金额(D3)×调节金支付系数(R9)。② 年度内定点医疗机构未因违反医疗保险有关规定受到本地区医疗保障经办机构责令限期整改处理的,An＝定点医疗机构超预算金额(D3)×调节金支付系数(R9)×70％。③ 年度内定点医疗机构未因违反医疗保险有关规定受到本地区医疗保障经办机构责令暂停服务协议等处理的,An＝0。

注释:定点医疗机构超预算金额(D3)＝各定点医疗机构扣减后累计记账费用总额(P2)与其预决算支付总额(Tn)的差额且在其预决算支付总额(Tn)15％(含15％)以内的部分,即:D3＝Tn×(R8－1)。当年度支付系数(使用率)＞115％时,取115％。当年度支付系数在100％～115％之间时,超额部分按照上述标准补偿,＞115％的部分不予支付。

An 由本地区年度按病种分值付费调节金支出总额(A)中支出。当本地区各调节金累计金额($\sum$An)大于本地区年度按病种分值付费调节金支出总额(A)时,由本地区年度按病种分值付费调节金支出总额(A)按比例(A/$\sum$An)支付。

综上可见,年度支付系数(使用率)为85％～100％时,医疗机构约有0～15％的结余空间,是医疗机构的最佳控费目标。实例参见广东省某三甲医院某年结算(图4-5-1)。

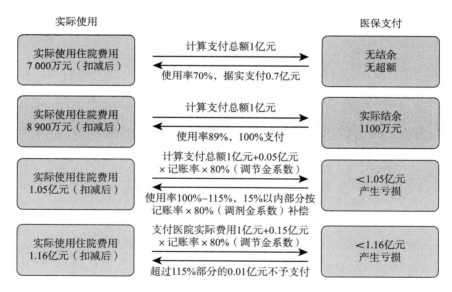

图4-5-1　DIP 付费某三甲医院结余留用和合理超支负担示意图

(陈维雄)

第六节　DIP 成本管控

一、明确 DIP 的实施步骤

医疗机构必须在保证医疗质量安全的情况下做好科学合理控费，包括事前、事中、事后控制，按本地区医疗保障局要求及时上报相关数据。医院的医保管理部门要参与当地 DIP 政策的制定，提出合理性意见建议。

二、做好医院医保控费制度建设

医院医保管理部门要精准解读研究医保政策，把握政策精髓，准确把握政策规则，提出控费目标、工作计划、实施细则，提交医院领导。

三、做好医院盈亏的预测

根据当地的结余留用超额分担政策，结合医院的结余率，测算医院超额的实际盈亏线，即超额补充后的亏损额超过结余时，医院即出现实际真正亏损。举例如下：

根据医疗保障局发布的病种分值相关文件，对于超额的部分，根据医院的结构、结余率，测算超额部分的实际亏损情况。

如果医疗保障局规定超额 10% 以内按照 70% 补偿，结合记账率来测算。假如某医院按照 3.5% 的结余率，预测当年医疗收入 10 000 万元，那么测算的结果显示，当超额 8% 的时候，就已经出现真正亏损，所以医院必须尽量避免超额 8% 及以上的情况（表 4-6-1）。

表 4-6-1　医疗机构 DIP 结算年度超额盈亏分析（按结余率结算）

超额比例	未补偿超额（万元）	医疗总费用（万元）	上年度结余率（%）	总结余（万元）	差额（万元）
不超额	0	10 000.00	3.5	350.00	350.00
超额 2%	95.00	10 200.00	3.5	357.00	262.00
超额 3%	142.50	10 300.00	3.5	360.50	218.00
超额 4%	190.00	10 400.00	3.5	364.00	174.00
超额 6%	285.00	10 600.00	3.5	371.00	86.00

续表

超额比例	未补偿超额（万元）	医疗总费用（万元）	上年度结余率（%）	总结余（万元）	差额（万元）
超额 7%	332.50	10 700.00	3.5	374.50	42.00
超额 8%	380.00	10 800.00	3.5	378.00	−2.00
超额 10%	475.00	11 000.00	3.5	385.00	−90.00

注：差额 = 总结余 − 未补偿超额

三、制定控费目标（事前）

（一）分值与费率未知时测算控费目标

依据医疗保障局按病种分值付费政策，依据本院历史数据进行费用控制目标测算。参考已经实施 DIP 的某医院历史盈亏数据分析，见表 4-6-2。

表 4-6-2　某医院 2010—2016 年各年度医保 DIP 结算盈亏情况

医保结算年度	本地区医保基金缴费增长环比（%）	本地区人均医保费用增长环比（%）	本地区每病种分值金额（元）	该医院盈亏（万元）
2010 年	—	—	59.53	−10.13
2011 年	31.45	4.8	60.64	1 385.96
2012 年	13.50	6.14	65.32	229.39
2013 年	12.43	6.61	67.79	63.39
2014 年	7.69	8.03	75.95	−125.64
2015 年	9.38	11.09	78.95	−1 635.23
2016 年	6.93	−7.04	79.87	5 450.95
2017 年	10.30			

从表 4-6-2 可见，当人均医保费用增长率低于缴费基数增长率时，医院盈利。这提示：在分值未知的情况下，医疗机构按照历史数据，结合医保年度增长比例，以历史数据为基础进行本院盈亏预测作为控制目标，是可行的。

在当地未公布病种分值库和实施细则之前，医疗机构可以参考国家医疗保障局的 DIP 技术规范和病种分值库，提取医院实施 DIP 之前三年的病案首页历史数据进行聚类分析，组成本院的病种分值库，以每一病种组合的次均费用的 95% 作为控费目标，设置 50%～100% 次均费用作为住院费用医保基金使用率控费目标，原则上住院费用使用率控制在这个区间最佳。

（二）分值与费率公布后测算控费目标

在本地区医疗保障经办机构公布病种分值库后,医院可以根据当地的病种分值库设置费用控制目标。费用控制目标为病种分值与预算点值的乘积,同时以住院费用使用率 50%～100% 作为双向控费目标。使用率要根据当地医保政策测算。某医院测算的控费目标示例见表 4-6-3。

表 4-6-3　某医院 DIP 控费目标节选

疾病诊断编码	疾病诊断名称	手术操作编码	手术操作名称	分值（分）	支付费用（元）*	上年度次均费用（元）	使用率 50%费用（元）
E11.2	2 型糖尿病伴有肾的并发症	38.9501；39.2701	静脉插管术,为肾透析;上肢动静脉造瘘术,为肾透析	1 437	20 118	19 554.68	9 777.34
E11.2	2 型糖尿病伴有肾的并发症	39.2701；39.9501	上肢动静脉造瘘术,为肾透析;血液透析	1 437	20 118	20 694.4	10 347.2
E11.1	2 型糖尿病伴有酮症酸中毒	n(y)	保守治疗（含简单操作）	779	10 906	10 251.95	5 125.97
E11.3	2 型糖尿病伴有眼的并发症	14.2401；14.7401；14.909	视网膜病损激光治疗;玻璃体切除术,后路法;视网膜前膜剥离术	1 160	16 240	162 730.94	8 136.97
E11.9	2 型糖尿病不伴有并发症	n(y)	保守治疗（含简单操作）	655	9 170	8 126.89	4 063.45

注:本表疾病诊断、手术操作、病种分值引自广州市 2019 年病种分值库,编码使用广东省 2019 版 ICD-10 与 ICD-9-CM-3;预算点值 14 元

（三）分值单价预测（预算点值）

DIP 的分值点值根据数据来源和适用场景分为预算点值和结算点值两类。DIP 预算点值在每年年初确定,基于该支付方式覆盖的住院总费用,建立医保资金的预估模型,支撑医保基金全面预算管理,是定点医疗机构落实医保过程控制的重要指标。DIP 结算点值在每年年终或第二年年初确定,以医保总额预算为前提,用于计算支付标准,与定点医疗机构进行年度清算。

1. 统筹地区的分值单价预测

部分统筹地区目前每月公布分值单价,起到很好的分值预警机制的作用,如某统筹地区 DIP 实施细则文件规定各定点医疗机构月预结算费用按以下公式计算:

$$月病种分值单价 = \frac{当月可分配总额}{各定点医疗机构当月分值之和}$$

$$当月可分配总额＝年度可分配总额÷12$$

定点医疗机构当月分值＝$\sum$（各非基层病种分值×当月各病种病例数×医院系数）＋$\sum$（基层病种分值×当月各病种病例数）

月预结算费用＝月病种分值单价×月医疗机构分值－该医疗机构参保人月住院个人支付医疗费用总额－该医疗机构月特重大疾病补充医疗保险支付总额－该医疗机构月医疗救助支付总额

2. 医疗机构的点值预算方法

医疗机构可以按照上一年度的病种分值单价，结合医疗保障局每月公布的病种分值单价作为本医疗机构的预算点值。如果本地医疗保障局没有每月公布月点值，医疗机构只能原则上按照上年度的单价，结合当地的政策、基金收支情况设置预算点值，作为控费目标。医疗机构运行过程中还要不断调整预算点值，即保本点动态预测，当保本点值高于医疗保障局支付的点值时，会出现超额，反之就结余。

保本点动态预测点值计算公式为本医疗机构总费用与总分值的比值，以某医院出院患者数据预测保本点值见表 4-6-4。

表 4-6-4　某医疗机构 DIP 保本点预测

项　目	居民医保	职工医保
出院患者数（例）	2 360	10 487
CMI	2.07	1.96
综合病种占比（%）	17.27	14.52
按 2018 年费率测算（14.51 元/15.66 元）	170	4 334
按 2019 年费率测算（13.94 元/14.05 元）	－136	559
按 2020 年费率测算（13.90 元/14.50 元）	－170	1 614
保本点（元）	14.21	13.81

综合以上政策，每一例患者住院费用使用率尽量控制在 50%～100% 之间，医疗保障局按照标准分值支付，医院略有结余，是最佳控费目标。对于临床专科来说，全科室由于收治患者有可能结余或超额，总体达到平衡即可，整个科室最佳控费目标是 85%～100%，全院最佳控费目标也是 85%～100%。单个病例的住院费用使用率以及全院使用率的控费范围，要结合当地医疗保障经办机构的具体政策制定。

（陈维雄）

第七节　DRG/DIP 院内监管与绩效考核

一、DRG 数据医院内监测与反馈机制

（一）数据管理关口前移

根据目前的 DRG 支付政策，地方医疗保障经办机构 DRG 基金结算公示系统多于每月底下发上个月病例数据。以浙江省为例，浙江省医保中心要求医疗机构在每月 15 日 24 时前上传上个月的病案首页数据及医保结算清单，逾期未上传或上传不完整的病例点数不给予拨付。在 DRG 付费磨合的初始阶段，时有编码错误、无效主要诊断等导致病例无法上传的特殊情况发生，医疗机构需要预留时间处理这些异常情况，需要将数据管理关口前移，根据医院自身条件，酌情建立和完善病案首页数据上传前的核查机制。病案首页数据核查详见本书第三章第五节。

在数据核查过程中也总结出需重点核查的病例主要有以下几类：① AH11 组、AH19 组的病例；② 退住院单议病例；③ 有主要手术入内科组病例；④ 有手术收费入内科组病例；⑤ 高、低倍率病例；⑥ 正常倍率亏损大的病例；⑦ 同日办理出入院病例；⑧ 住院超 60 天病例。

除了以上这些需要重点核查的病例外，对于其他的病例数据，医院也要尽量做到全面核查，以达到 DRG 病案质量保证关口前移的目的。通过采取以上一系列措施，可以有效提高病案首页数据上传前的准确性，切实减轻数据上传后的申诉反馈工作。从现有的实践经验来看，采取工作前置的方法，尽量把工作做到前面，将关口前移至关重要。

（二）建立院内申诉反馈机制

地方医疗保障经办机构 DRG 基金结算公示系统多于每月底下发上个月病例数据，各医院可在平台上下载数据后进行整理。为方便临床工作，医院医保办应将各个病例基准点数、差异系数、点值、盈亏结余等情况进行核算后分发到各临床科室，从而使得临床科室对本科室 DRG 病例数据一目了然并及时反馈给医保办。

目前大多数医院使用的是第三方公司的 DRG 分组器，DRG 分组结果与医保中心反馈结果会存在一定的误差。建议医院医保办在数据整合后，将医保中心的分组和数据上传前的院内分组进行匹配比较，在分组反馈阶段对数据分组存在差异者需要重点

核查。不一致的原因主要为分组规则存在差异,医保中心也会每月实时调整分组的规则,以趋向完善,这就需要第三方公司在分组规则上同步跟进,这时需由医保办对分组错误的病例进行申诉反馈,医保中心同意后调整分组正确入组。为检测病案核查的质量,部分医院还建立了申诉反馈后的院内监测指标——DRG 病例反馈率。反馈率低,表明病案首页错误率低,前期病案核查质量高。

1. 重点检测入组率

每月 DRG 病案首页数据上传时,对于当时无法上传或者无法入组的病例,医保办联合病案室共同分析无法上传的原因,明确诊断及手术操作编码是否正确上传。从浙江大学医学院附属第二医院积累的经验来看,无法上传的原因多为主要诊断编码不在 ZJ‐DRG 细分组方案中导致的不匹配问题。找到问题后,及时联系临床医师修正诊断及手术操作编码,并令其符合规范,正确上传。其次,收集分析每月的上传不合规病案,总结经验,并且在后续数据上传前核查是否存在类似问题,提升下一次的 DRG 入组率。

临床医师在填写病案首页时习惯写笼统的大范围疾病名称,但病案要求主要诊断细分类,不能笼统诊断,部分未入组病例修正主要诊断后病案数据得以顺利上传。

为了更好地衡量 DRG 病例入组情况,浙江大学医学院附属第二医院制定了院内监测指标——住院病例 DRG 入组率,进行实时监测。该指标的定义是院内首次上传合规的病例数/每月 DRG 需上传病例数,科内将目标值设为 100%。每月病案首页数据上传后,医保办及时做好异常数据收集和总结工作。

2. 重点检测反馈率和反馈有效率

2021 年 9 月 23 日,浙江省医疗保障局发布《浙江省基本医疗保险 DRG 点数付费评价办法(试行)》,从 2021 年 10 月 1 日起实施,该办法中病案质量与目录管理评分模块中要求合理控制调整分组病例的比例,要求该比例≤5%,申请调整分组病例数占总病案数超过 5% 的,每增加 1 个百分点扣 1 分。因此,工作关口前移、提前核查可以有效降低反馈率,提高病案质量。

反馈率的计算公式为反馈的病例数/每月医保出院病例数。浙江大学医学院附属第二医院医保办设置反馈率的最终目标为"零反馈",从实际运行数据看,2021 年该院的反馈率逐月下降,2021 年第四季度反馈率均低于 0.5%,每月约 2 万份的病例仅反馈了几十份,这表明了医院数据的前期核查的工作越来越细致,确保了病案首页的高质量和正确入组。从反馈有效率也可以看到,反馈有效率逐月上升,2021 年 10 月反馈有效率达到了 98.84%,表明医院的反馈病例得到了省市医保中心审核部门的高度认可,基本同意了医院的申请理由并调整分组,反馈质量逐渐上升。

DRG 建立了动态的价格调整机制和服务监督机制,客观上要求医院增强成本管理的意识,缩短住院天数,促进降低不必要的成本支出。DRG 会倒逼医院必须合理合规收费,从以前的粗放管理转变为精细化管理。关于医院内申述与反馈机制的方法与效果详见本书第五章第一节。

二、 DIP 医院内控费过程管理

(一)建立事前事中事后流程管理

医疗机构在制定控费目标后,要在信息系统内及时提醒患者住院期间的费用控制目标和住院费用使用率,当诊断、手术操作发生变化时,通过信息系统实现智能入组,并及时提醒医师该病例的入组详情及费用变化。

建立全院医保费用分析监控系统,及时了解全院医保运行情况、科室情况、收治病种、费用偏差等情况,分析超额科室、病种的原因,改进措施,进行 PDCA 全流程管理,使医保费用控制在合理水平。详见本书第五章第四节。

(二)着重管控重点科室与重点病种

每月应对全院 DIP 运行情况进行监控,对超额的科室进行重点监控分析,提出整改措施,每季度进行统计分析,提交医院领导。

每月应对全院 DIP 运行情况进行监控,对超额病种进行重点监控分析,按照"二八定理"进行选择和分析,提出整改措施,每季度进行统计分析,提交医院领导。

(三)住院费用监控分析及改进

1. 季度分析

每季度对全院超额比较严重的科室、病种进行分析,提出解决方案,提交院领导,同时与相关科室交流。

2. 半年度分析

每半年对全院超额比较严重的科室和病种进行分析,要求科室提出改进意见,明确全年度的费用控制目标。组织相关临床科室、药学部、设备耗材部、医务部、计财部门对超额严重、影响较大的病种进行临床路径分析,制定下半年病种的控费目标、平均药费、材料费、主要使用的耗材品种及费用。尽量控制费用。

3. 年度分析

每年度对全院超额比较严重的科室、病种进行分析,要求科室提出改进意见,组织相关临床科室、药学部、设备耗材部、医务部、计财部门对超额严重、影响较大的病种进行临床路径分析,制定下一年病种的控费目标。

三、 医院绩效考核与医保监管重点指标

医院 DRG/DIP 运行过程中,需要从医院、患者负担、政府的角度充分考虑,既要保证医院正常运行,医疗技术水平不断提高,满足人民群众对健康的需要;又要不增加群众负担,同时保证基金可持续。在运行过程中,要充分了解各项指标运行情况,对标同行,环比、同比,分析不合理的指标,使医院能高质量发展。

(一)费用控制情况

1. 住院总费用增长率

该指标反映医院总的费用增长情况,计算公式如下:

$$住院总费用增长率 = \frac{本年度住院总费用 - 上年度住院总费用}{上年度住院总费用} \times 100\%$$

2. 住院次均费用及其增长率

该指标反映医院每例住院患者费用及增长情况,也反映了参保人的住院负担,计算公式如下:

$$次均费用 = \frac{本年度住院总费用}{本年度住院总人次}$$

$$次均费用增长率 = \frac{本年度住院次均费用 - 上年度住院次均费用}{上年度住院次均费用} \times 100\%$$

3. 住院次均药费及其增长率

该指标反映医院每例住院患者药费及增长情况,也间接反映了参保人的住院负担,计算公式如下:

$$次均药费 = \frac{本年度住院总药费}{本年度住院总人次}$$

$$次均药费增长率 = \frac{本年度住院次均药费 - 上年度住院次均药费}{上年度住院次均药费} \times 100\%$$

4. 住院次均材料费用及其增长率

该指标反映医院每例住院患者材料费及增长情况,也间接反映了参保人的住院负担,计算公式如下:

$$次均材料费用 = \frac{本年度住院总材料费用}{本年度住院总人次}$$

$$\text{次均材料费用}\atop\text{增长率} = \frac{\text{本年度住院次均材料费用} - \text{上年度住院次均材料费用}}{\text{上年度住院次均材料费用}} \times 100\%$$

5. 住院次均麻醉费用及其增长率

该指标反映医院每例住院患者麻醉费用及增长情况,也间接反映了参保人的住院负担,计算公式如下:

$$\text{次均麻醉费用} = \frac{\text{本年度住院总麻醉费用}}{\text{本年度住院总人次}}$$

$$\text{次均麻醉费用}\atop\text{增长率} = \frac{\text{本年度住院次均麻醉费用} - \text{上年度住院次均麻醉费用}}{\text{上年度住院次均麻醉费用}} \times 100\%$$

6. 住院次均手术费及其增长率

该指标反映医院每例住院患者手术费及增长情况,也间接反映了参保人的住院负担,计算公式如下:

$$\text{次均手术费} = \frac{\text{本年度住院总手术费}}{\text{本年度住院总人次}}$$

$$\text{次均手术费增长率} = \frac{\text{本年度住院次均手术费} - \text{上年度住院次均手术费}}{\text{上年度住院次均手术费}} \times 100\%$$

7. 住院次均检验检查费及其增长率

该指标反映医院每例住院患者检验检查费及增长情况,也间接反映了参保人的住院负担,计算公式如下:

$$\text{次均检验检查费} = \frac{\text{本年度住院总检验检查费}}{\text{本年度住院总人次}}$$

$$\text{次均检验检}\atop\text{查费增长率} = \frac{\text{本年度住院次均检验检查费} - \text{上年度住院次均检验检查费}}{\text{上年度住院次均检验检查费}} \times 100\%$$

8. 住院次均医疗服务费用及其增长率

该指标反映医院每例住院患者医疗服务费及增长情况,是医院的效益指标,也间接反映了参保人的住院负担,计算公式如下:

$$\text{医疗服务费} = \text{住院总费用} - \text{药费} - \text{检验检查费}$$

$$\text{次均医疗服务费} = \frac{\text{本年度住院总医疗服务费}}{\text{本年度住院总人次}}$$

$$\text{次均医疗服}\atop\text{务费增长率} = \frac{\text{本年度住院次均医疗服务费} - \text{上年度住院次均医疗服务费}}{\text{上年度住院次均医疗服务费}} \times 100\%$$

9. 增长合理系数

CMI 值客观反映医院的诊疗能力、收治患者的疑难危重程度。CMI 值上升,客观反映收治患者难度上升,可能会导致医疗费用上升,当次均费用增长与 CMI 值同步增长时,费用增长相对合理。当次均费用增长率超过 CMI 增长率一定幅度时,相对不合理,这时增长合理性系数会>1。计算公式如下:

$$增长合理性系数 = 次均费用增长率 \div CMI 增长率$$

(二)医疗技术指标

医疗技术指标主要采用三、四级手术和 CMI 等客观反映医院的诊疗能力、收治患者的疑难危重程度的指标。参考国家卫生健康委二、三级公立医院绩效考核指标,医院绩效考核重点应监测的医疗技术指标如下:

1. 三、四级手术率与手术率增长率

三、四级手术反映医院出院患者手术的结构和难度,计算公式如下:

$$出院患者三级手术率 = \frac{本年度出院三级手术患者数}{本年度出院总人次} \times 100\%$$

$$出院患者三级手术率增长率 = \frac{本年度出院三级手术患者数 - 上年度出院三级手术患者数}{上年度出院三级手术患者数} \times 100\%$$

$$出院患者四级手术率 = \frac{本年度出院四级手术患者数}{本年度出院总人次} \times 100\%$$

$$出院患者四级手术率增长率 = \frac{本年度出院四级手术患者数 - 上年度出院四级手术患者数}{上年度出院四级手术患者数} \times 100\%$$

$$出院患者三、四级手术率 = \frac{本年度出院三级手术患者数 + 本年度出院四级手术患者数}{本年度出院总人次} \times 100\%$$

$$出院患者三、四级手术率增长率 = \frac{本年度出院三、四级手术患者总数 - 上年度出院三、四级手术患者总数}{上年度出院三、四级手术患者总数} \times 100\%$$

2. CMI 及其增长率

CMI 值客观反映医院的诊疗能力,收治患者的疑难危重程度,CMI 值上升,客观反映收治患者难度上升,可能会导致医疗费用上升。

$$CMI = 总分值 \div 本年度出院总人次(没有基准病种分值的情况下)$$

$$CMI 增长率 = (本年度 CMI - 上年度 CMI) \div 上年度 CMI \times 100\%$$

3. 大型设备检查阳性率

客观反映大型设备检查的合理性、准确性,防止过度医疗。计算公式如下:

$$大型设备检查阳性率＝大型设备阳性人数÷大型设备检查人数×100\%$$

(三)医保管理指标

1. 病案首页、医疗保障基金结算清单填写准确率

病案首页、医疗保障基金结算清单填写关系到DRG权重与DIP病种分值,其填写准确与否决定了入组的准确性。要严格执行有关填写规则,防止低码高编、高套分值等违规行为。病案首页、医疗保障基金结算清单填写准确率计算公式如下:

$$病案首页、医疗保障基金结算清单填写准确率＝抽查病历准确数÷抽查病历总数×100\%$$

2. 住院费用使用率

将住院费用与基准费用进行比较,可反映出每例患者住院诊疗的相对适度性,以及费用的使用是否合理。不同住院费用使用率反映的情况见本书第四章第六节。

3. 全院支付系数

结余留用和合理超额分担,通过支付系数进行清算。计算公式如下:

$$支付系数＝实际住院费用÷医保基金预结算费用×100\%$$

4. 人次人头比

该指标反映患者重复住院的情况,除恶性肿瘤放化疗等属于正常情况外,其他情况要结合患者病情分析,是针对分解住院的管控指标,需特别留意3天内重复住院患者。计算公式如下:

$$人次人头比＝\frac{住院人次}{住院人头}×100\%$$

$$3天内重复住院率＝\frac{3天内重复住院人次}{住院总人次}×100\%$$

$$大于3天重复住院率＝\frac{大于3天重复住院人次}{住院总人次}×100\%$$

(四)医保支付指标(以DIP为例)

1. 分值单价、分值单价增长及其增长率

该指标反映医保基金支付的趋势。计算公式如下:

$$分值单价＝可支付 DIP 基金总额÷所有医疗机构总分值$$

$$分值单价增长＝本年度分值单价－上年度分值单价$$

$$分值单价增长率＝分值单价增长÷上年度分值单价×100\%$$

2. 次均实际分值及其增长、增长率

该指标反映每例患者支付的平均分值的趋势。计算公式如下：

$$次均实际分值＝总分值÷总例数$$

$$次均实际分值增长＝本年度次均实际分值－上年度次均实际分值$$

$$次均实际分值增长率＝次均实际分值增长÷上年度次均实际分值×100\%$$

3. 次均加权实际分值及其增长、增长率

该指标反映每例患者加权支付的平均加权分值的趋势。计算公式如下：

$$次均实际加权分值＝加权总分值÷总例数$$

$$次均实际加权分值增长＝本年度次均实际加权分值－上年度次均实际加权分值$$

$$次均实际加权分值增长率＝次均实际加权分值增长÷上年度次均实际加权分值×100\%$$

4. 次均实际支付费用及其增长、增长率

该指标反映每例患者平均支付费用的趋势。计算公式如下：

$$次均实际支付费用＝总实际支付费用÷总例数$$

$$次均实际支付费用增长＝本年度次均实际支付费用－上年度次均实际支付费用$$

$$次均实际支付费用增长率＝次均实际支付费用增长÷上年度次均实际支付费用×100\%$$

5. 次均加权支付费用及其增长、增长率

该指标反映每例患者的平均加权支付费用的趋势。计算公式如下：

$$次均加权支付费用＝总加权支付费用÷总例数$$

$$次均加权支付费用增长＝本年度次均加权支付费用－上年度次均加权支付费用$$

$$次均加权支付费用增长率＝次均加权支付费用增长÷上年度次均加权支付费用×100\%$$

6. 次均加权总结余/超额、次均结余/超额及其增长、增长率

次均加权总结余／超额＝本年度次均加权支付总费用－本年度次均加权实际住院费用

次均加权总结余／超额增长＝次均加权总结余／超额－上年度次均加权总结余／超额

次均加权总结余／超额增长率＝次均加权总结余／超额增长÷上年度次均加权结余／超额费用×100％

次均结余／超额＝次均支付费用－实际次均费用

次均结余／超额增长＝次均总结余／超额－上年度次均结余／超额

次均结余／超额增长率＝次均结余／超额增长÷上年度次均结余／超额费用×100％

7. 其他医保监管指标

其他医保监管指标尚有病历评审得分、年度检查得分、医保等级评分、参保人负担指标、患者满意度等指标和综合评价得分，后两者与支付系数相关。本节不再详述。

（陈维雄　夏　燕）

第五章 DRG/DIP 医保支付方式下的医院管理经验荟萃

第一节 浙江大学医学院附属第二医院 DRG 管理实践与院内医保审核机制的建立

2020 年 1 月 1 日,浙江省在全国率先全省域推行住院 DRG 点数法付费改革。改革至今,颇有成效。但各医院在 DRG 付费改革下仍面临多重考验。DRG 付费影响了医院的住院医疗收入,使得同一医保统筹区域内的医院之间竞争加剧,对医院成本核算和管控能力的要求提高,给医院病案质量和信息化管理带来了新的挑战,同时也对医院精细化管理提出了更高的要求。2020 年,浙江大学医学院附属第二医院(以下简称"浙大二院")在浙江省 DRG 付费改革中取得了一定成效,获得了省市医保中心的认可。各地市医院管理者前去学习 DRG 管理经验。本节总结浙大二院在 DRG 付费改革中管理实践经验,重点阐释院内数据管理与申述反馈机制的建立与实施。

一、浙江省 DRG 付费政策背景

2009 年是新医改启动之年,《中共中央国务院关于深化医药卫生体制改革的意见》(中发〔2009〕6 号)中提出了:"强化医疗保障对医疗服务的监控作用,完善支付制度,积极探索按人头付费、按病种付费、总额预付等方式,建立激励与惩戒并重的有效约束机制"。从此,各省市开始了对医保支付方式改革创新的积极探索。

2016 年颁布的《"健康中国 2030"规划纲要》中提出:"全面推进医保支付方式改革,积极推进按病种付费、按人头付费,积极探索按疾病诊断相关分组付费(DRG)、按服务绩效付费,形成总额预算管理下的复合式付费方式,健全医保经办机构与医疗机构的谈判协商与风险分担机制"。

2017 年,《关于进一步深化基本医疗保险支付方式改革的指导意见》(国办发〔2017〕55 号)发布,要求各地大力推进医保支付改革,其中包括按疾病诊断相关分组

(DRG)进行医保付费的试点。

2018 年,浙江省医疗保障局成立之后,大力推进 DRG 医保付费改革成为工作重点之一。2019 年 11 月 12 日,浙江省医疗保障局、浙江省财政厅和浙江省卫生健康委员会联合印发了《浙江省基本医疗保险住院费用 DRG 点数付费暂行办法》(浙医保联发〔2019〕21 号),宣布自 2020 年 1 月 1 日起,浙江省城镇职工和城乡居民基本医疗保险针对大多数住院病例,实施按疾病诊断相关分组付费。

此后,浙江省各地级市医疗保障局陆续制定了实施方案。2020 年 4 月 30 日,浙江省医疗保障局、浙江省财政厅和浙江省卫生健康委员会联合印发了《浙江省省级及杭州市基本医疗保险住院费用 DRG 点数付费实施细则(试行)》(浙医保联发〔2020〕11 号)。由此,浙江率先成为全省域实施 DRG 医保付费改革的省份。

二、 加大医保人力投入

(一) 医保从业人员现状

调查研究发现,当前浙江省医保人才匮乏,高学历人才所占比例较低,从业人员整体素质不高。调查数据显示,医院医保从业人员大多整体学历不高,研究生以上学历者占比极低,其中,在医院医保管理人员中占比为 5%,在医保中心工作人员中占比为 6.65%。并且,从事医院医保管理的人员多为医疗、护理或医技相关专业人员转岗,未接受过医保专业知识的培训,虽具备一定的医学知识,但对医保工作缺乏更深层次的认识。同时,医院医保管理人员还普遍存在着兼职现象,很多医保办管理者都是医学或者护理方面的高学历、高职称技术人员,很少有人愿意放弃临床工作而全职做医保管理。

而且,医保管理人员的年龄结构也偏大,知识结构局限,他们没有相应的继续教育规划,也缺乏公共政策、卫生经济学、社会医疗保险学、卫生事业管理学、信息技术及人文素养等学科体系的培训。这不仅造成了一定的人力资源浪费,也容易导致医保管理手段和创新难以跟上 DRG 管理新时代的要求。

(二) 加大医保人力投入与培养

医疗保险办公室作为医疗机构和医保经办机构中间的桥梁,作用重大。医保工作人员已成为医院与医保经办结构互动的纽带和桥梁,也是连接院内其他职能部门的枢纽。医疗保险工作是一项长期、复杂的系统性工作,医院医保管理部门是医院的重要的职能管理部门和枢纽。随着 DRG/DIP 支付改革工作的深入推进,高素质的医保管理人员是保证医院医疗保险管理质量的根本,在医院 DRG 管理、监督、检查与考核过程中起着十分重要的作用。因此,医保管理人才队伍建设亟须高学历和高层次的人才加入,为医保政策的落实发挥主力军的作用,打造一支符合现代医院管理制度的现代化、专业化、规范化、精细化医疗保险人才队伍势在必行。

浙大二院基本医疗保险办公室现共有工作人员 27 人,其中 10 人(硕士 7 人、博士 1 人)专门组成 DRG 小组,并制订 DRG 小组工作规程,开展 DRG 日常相关工作。通过每年的人才招聘,我院医保办已逐步从早期的"老弱病残"过渡到"精兵强将"管理模式。

三、 转变医院管理方式

(一)成立医院 DRG 工作委员会及工作小组

为有力落实 DRG 付费工作,2019 年 12 月医院领导带头成立了医院 DRG 工作委员会及工作小组,主要负责以下工作:

1. 根据 DRG 相关政策性文件要求,以及《住院病案首页数据填写质量规范(暂行)》《住院病案首页数据质量管理与控制指标》等,结合院内实际情况,制定落实开展 DRG 工作的规划和相关制度,并定期对制度进行审阅和修订。

2. 讨论、制订相关的工作流程,组织、协调、实施 DRG 的推广应用,对医院医疗服务质量与绩效进行评价。

3. 组织全院医师、护士开展 DRG 相关的培训。

4. 收集对 DRG 工作的建议,对发现的问题进行讨论,提出改进措施和实施计划。

5. 协调 DRG 工作开展过程中遇到的问题,对医院 DRG 工作进行阶段性总结、分析。

此外,医院还专门设置了科室专职联络员,每一个科室/病区都有对应的临床联络员,将医保政策、相关通知以及每月各科室的 DRG 数据及时传达至临床专科。

(二)加强对临床医师的培训

医疗保险制度建立以来,我国一直实行以项目支付为基础的"后付费制"。DRG 支付作为一种医疗保险支付工具,是对原有支付体系的颠覆。临床医护人员短期内可能很难完全理解。然而,DRG 支付离不开临床医护人员的支持与合作。因此,有必要进一步加强与临床的沟通,加大 DRG 支付理念的宣传力度,这也是医保支付改革实施的重要内容。

加强对医师的培训主要包括两部分:一是加深临床医师对国家医保政策的认识,讲述 DRG 付费对医院的重要性;二是加强临床医师病案首页填写的规则培训。

病案首页的规范填写是 DRG 管理的基础,临床医师应当按照规范要求填写首页,包括主要诊断、次要诊断、主要手术操作、次要手术等诊疗信息。但是从历年的病案首页数据来看,依然存在主要诊断选择错误、主要手术操作选择错误、次要诊断遗漏、主要诊断主要手术不匹配等影响入组的问题,需要通过加强对临床医师的培训来逐步完善。

浙大二院在加强临床培训的同时,为方便临床医师记忆和使用,医保办特别制作了 DRG 口袋手册。临床医师在平常需要时,通过口袋手册可以迅速找到填写病案首页的正确方法,或者了解病例正确入组后的均费(图 5-1-1)。通过培训和口袋手册,主管医师对每个病例的住院费用情况和预入组的 DRG 病组均费都能做到心中有数。

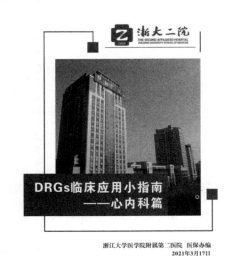

浙江大学医学院附属第二医院　医保办编
2021年3月17日

图 5-1-1　浙大二院临床医师 DRG 口袋手册示例

(三) DRG 月度工作安排

目前,杭州市医保中心要求医疗机构每个月 15 日前完成上个月 DRG 病案数据的上传,逾期未上传或者上传不完整的将不给予拨付。入组结果作为月度住院病例点数计算的依据,每月 25 日下发预拨付表及拨付清单,同时开放反馈系统,医疗机构需完成对入组结果的核对及病案数据的反馈调整工作,反馈截止到次月 9 日。对于反馈不通过的或需要补充反馈材料的,次月 25 日基金公示系统下发重新反馈数据,重新反馈截止至第三个月的 9 日。为保障医保基金的顺利拨付,浙大二院医保办制定了每月工作安排,以每 5 个工作日为一工作节点,使月度工作按部就班地推进(图 5-1-2)。

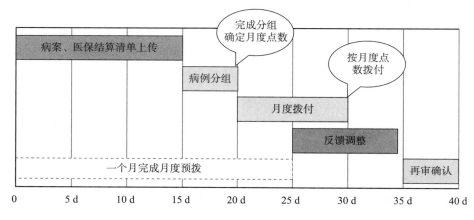

图 5-1-2　浙大二院医保办 DRG 月度工作时间表

（四）设置出入院审批流程

2021 年 9 月 23 日,浙江省医疗保障局发布《浙江省基本医疗保险 DRG 点数付费评价办法(试行)》,评价办法中提出对查实分解住院、健康体检住院、挂名(床)住院、不符合出入院指征住院等情形的病例,其对应 DRG 点数不予计算,情节严重的,按对应 DRG 基准点数 2 倍以上 5 倍以下扣除该医疗机构病例点数。因此医院需要及时制定有效措施来避免分解住院的发生。

1. 降低分解住院率

目前,多数临床科室在判断应该给患者办理出入院还是转科时会选择错误,难以区分是否应该结算,从而容易造成分解住院,因此给医院造成很大的经济损失。为改善该种现象,浙大二院专门设置了同日出入院的"钉钉"审批流程,即凡同一天需出入院的都需要走该流程,流程发起后科主任签字,医保办进行审核批复。

例如某患者在消化内科住院期间发现胃部肿瘤,需转往胃肠外科手术治疗,中途主治医师申请办理出入院。医保办工作人员在审核后发现该病例前后治疗同一种疾病,属于分解住院,故不同意办理出入院,应当办理转科。经验证明,出入院审批流程的设置有效地解决了大部分临床医师的困惑,降低了分解住院率。

2. 有利于加强床日结算患者的管理

除了解决了分解住院的问题,出入院审批流程还有效地解决了另一个问题,即床日结算患者的管理。2020 年 12 月 30 日,浙江省医保中心发布《关于进一步做好省市DRG 点数付费有关工作的通知》,要求对中途结账的病例上传"中途结账(0003)"。2021 年 11 月 1 日,浙江省医保中心发布《关于 DRG 点数付费违规行为审核扣除点数的通知》,其中第八条表明"连续住院不满 30 天结算"的床日病例审核后扣除点数。因此,医院还需要加强对床日患者的管理。一方面,床日患者中途结账需及时打上"0003"编码标识;另一方面,床日患者中途结账时,第一次办理中途结算需住满 61 天,后续需住满 30 天,需经医保办审核把关。

例如:患者王某自 2021 年 1 月 12 日办理入院以来,通过同日出入院办理中途结算的方式,一直在普内科治疗,出院主要诊断"慢性阻塞性肺疾病",无主要手术。12 月 10 日临床科室提交出入院结算申请后,医保办按照床日付费相关政策核查病案,核算床日费用(表 5 - 1 - 1)。

表 5 - 1 - 1　某床日病例 2021 年办理出入院费用详情

入院日期	出院日期	住院时间 (天)	费用 (元)	床日均费 (元/天)	床日付费标准 (元/天)	床日盈亏 (元/天)
1 月 12 日	3 月 14 日	61	51 237			
3 月 14 日	4 月 13 日	30	27 554			
4 月 13 日	5 月 13 日	30	29 036			
5 月 13 日	6 月 12 日	30	27 875			
6 月 12 日	7 月 12 日	30	26 148			
7 月 12 日	8 月 11 日	30	23 874			
8 月 11 日	9 月 10 日	30	24 579			
9 月 10 日	10 月 11 日	31	25 089			
10 月 11 日	11 月 10 日	30	24 054			
11 月 10 日	12 月 10 日	30	26 147			
合计		332	285 593	860.20	848.16	－12.04

由表 5 - 1 - 1 可见,患者 2021 年共住院 332 天,总共花费约 28.56 万元,床日均费 860.20 元,按照杭州市床日付费计算公式可得床日付费标准 848.16 元,平均每天损失 12.04 元。通过计算发现该病例虽然按照床日付费有一些亏损,但亏损较小,在医院可承受亏损范围内,因此最终选择走床日付费,这是比较正确的选择。

四、 加强 DRG 数据管理

(一)管理关口前移

根据目前的 DRG 支付政策,浙江省医保中心要求医疗机构在每月 15 日 24 时前上传上个月的病案首页数据及医保结算清单,逾期未上传或上传不完整的病例点数不予拨付。为此,浙大二院常规每月 13 日上传全部的病案首页及医保结算清单,特别是在 DRG 付费磨合的初始阶段,时有编码错误、无效主要诊断等导致病例无法上传的特殊情况发生,医疗机构需要预留时间处理这些异常情况。

目前,浙大二院正在逐步建立和完善病案首页数据上传前的核查机制,现已经实现全口径数据核查。在数据核查过程中,发现需重点核查的病例主要有以下几类:① AH11 组、AH19 组的病例;② 退住院单议病例;③ 有主要手术入内科组病例(在 CHS-DRG 为 QY 病例);④ 有手术收费入内科组病例;⑤ 高、低倍率病例;⑥ 正常倍率病例中亏损大的病例;⑦ 同日办理出入院病例;⑧ 住院超 60 天病例。

在病案首页数据上传前全面核查"有手术入内科组"的病例,这一类病例可能存在主要诊断与主要手术不匹配、主要诊断或主要手术选择错误的情况;核查"有手术收费入内科组"的病例,这一类病例可能存在病案首页手术漏填的情况,这是医院需要重点核查和监管的两组数据。

同时,ECMO 治疗病例、呼吸机治疗≥96 h 的病例、有放射治疗收费的病例、同日办理出入院病例等,也要进行提前核查。

比如,有 ECMO 治疗的病例能进入先期分组 AH11 组(ECMO 治疗),2020 年杭州市地区均费为 26.65 万元;而气管切开伴呼吸机支持≥96 h 的病例可入 AH19 组(气管切开伴呼吸机支持≥96 h),2020 年杭州市地区均费为 9.67 万元。但临床医师在病案首页填写时常会遗漏这些情况,病案首页前期的核查可及时通知临床医师将其补充完善。

又如放射治疗可入 ADRG 的 RC1 组(恶性增生性疾患放射治疗),伴有一般并发症与合并症时入 RC13 组,2020 年杭州市地区均费为 5.28 万元,因此有放射治疗相关收费的病例也需提前核查,避免遗漏。

此外,同日办理出入院病例中包含了一部分床日付费病例,根据医保中心文件要求需要对床日付费病例标注"0003"编码,因此,这一部分病例也需提前核查完毕,避免床日付费病例遗漏标识。

除了以上需重点核查的病例外,对于其他病例数据,浙大二院医保办也做到了关口前移、全面核查,以确保病案首页数据质量。通过以上一系列措施,可以有效提高病案首页数据上传前的准确性,也能有效减轻数据上传后的申诉反馈工作。从现有的实践经验来看,采取工作前置的方法,尽量把工作做到前面,关口前移至关重要。

（二）异常入组病例的修正示例

1. 主要手术选择错误致正常倍率亏损大的病例

在 ZJ-DRG 分组中，神经外科的手术价值普遍较高，因此如何正确入组尤为重要。例如某患者出院病案首页在医保办未核查前的主要诊断为脑膜良性肿瘤，主要手术为神经导航下颅内病变活组织检查，病例入组 BJ13（神经系统其他手术，伴一般并发症与合并症）。病例点数 165.66，均费 23 474.26 元，而患者实际住院总费用为 44 508.3 元，预计亏损 21 800.72 元，系统提出红灯预警（图 5-1-3）。

医保办在核查病历后发现，临床医师普遍有按时间顺序填写手术的习惯，多将活检、造影检查等操作填在主要手术位置上。如本病例中脑膜病损切除术明显比活检风险大、难度高、花费多。经反馈，临床医师修正首页后，主要手术调整为脑膜病损切除术，此时入组 BB23（除创伤之外的其他开颅术，伴一般并发症与合并症），基准点数 396.73，均费 56 214.99 元，而患者花费 44 508.30，预计结余 6 486.14 元（图 5-1-4）。

此病例在主要手术调整为正确后入组正确，并且临床手术价值得到了充分的体现，宣教后临床医师积极性也明显提高。

2. 主要手术选择错误导致高倍率病例

患者一次住院只能有一个主要手术，主要手术与主要诊断需对应，当进行多个手术时应选择以手术目的为主的作为主要手术。以心内科某病例为例，在医保办核查病案首页数据前，临床医师填写的主要诊断为心房扑动，主要手术为多根导管冠状动脉造影，DRG 入组 FM33 组（经皮心导管检查操作，伴一般并发症与合并症），地区均费 14 414.41 元，患者实际住院总费用 65 904.28 元，为高倍率病例，预亏损 20 579.18 元（图 5-1-5）。

医保办核查数据后，与临床医师沟通，调整主要手术为经导管心脏射频消融术，调整后入组 FL19（经皮心脏消融术伴房颤和/或房扑），基准点数 578.38，地区均费 81 599.29 元，预计结余 7 600.89 元。通过调整主要手术，病例正确入组 FL19 组，点数升高，手术价值得到体现（图 5-1-6）。

3. 主要诊断选择错误致低倍率病例

主要诊断选择错误是 DRG 入组异常的最常见原因。××术后诊断作为主要诊断时一般入 MDCX 康复组，需慎用术后诊断作主要诊断。如某心房颤动患者行射频消融术后再发心房颤动，门诊拟诊心房颤动入院，予相应药物治疗后出院。但出院主要诊断临床医师填写为"射频消融术后"，DRG 进入 XT39 组（其他影响健康状态的因素),地区均费8 708元,患者本次住院实际费用2 917元,占比0.33,成为低倍率病例(图5-1-7)。

医保办核查数据后,与临床医师沟通,临床医师将主要诊断调整为心房颤动,该患者正确入组FU23组(心律失常及传导阻滞,伴一般并发症与合并症),基准点数47.40,地区均费6 716.38元,成为正常倍率病例且有结余(图5-1-8)。

(三) 应用新型诊疗技术病例的主要手术选择

1. 经导管主动脉瓣膜植入术(TAVI)

除前述神经外科之外,心血管内科也是手术价值较高的科室之一,浙大二院心血管内科也开展了多种新型治疗技术。以某实施经导管主动脉瓣膜植入术(TAVI)的心脏瓣膜病患者为例。该患者出院病案首页主要诊断为心脏瓣膜病,主要手术为经静脉临时起搏器置入术,DRG入组FK29组(心脏起搏器置换或更新),基准点数413.96,地区均费57 656.44元,患者住院实际总费用276 007.46元,预计亏损58 751.68元,为地区均费的4.71倍(高倍率病例)(图5-1-9)。

经医保办核查发现异常,与临床沟通,临床医师将主要手术调整为TAVI,结果入组FB21组(心脏瓣膜手术伴心导管操作,伴严重并发症与合并症),基准点数1 243.98,地区均费176 269.48,预计亏损106 971.76元,实际住院总费用为地区均费1.57倍(图5-1-10)。

从本例可以看到,调整主要手术后该病例亏损更多,但我们为何还要进行调整?主要有以下几个原因:① TAVI是浙江省医疗保障局认可的新技术之一,年终清算时会对该类手术病例进行一定的新技术补偿。由于相关技术成本较高而导致此类病均费与病组均费差异较大,剔除后与病组成本接近,按一定额度折算点数补偿。② FB21组基准点数远高于FK29组,手术难度更高,CMI值更高,更能体现医院的诊疗和技术水平。③ 入组FK29组存在套低的嫌疑,经静脉临时起搏器置入术也不是患者本次住院实施的主要手术,TAVI才是符合主要手术选择原则的手术,因此该病例应入组FB21组。

2. 达·芬奇机器人手术

除TAVI外,达·芬奇机器人手术也是新技术之一,但是达·芬奇机器人手术的病案首页填写与TAVI手术有所不同。以某肺恶性肿瘤患者行达·芬奇机器人手术为例。医保办核查数据前,该病例主要诊断为肺恶性肿瘤,主要手术为胸腔镜机器人辅助操作,入组ER13组(呼吸系统肿瘤,伴一般并发症与合并症)。辅助手术不能作为主要手术,导致主要诊断与主要手术不匹配从而进内科组。ER13组基准点数

102.80,地区均费 14 566.91 元,而患者实际住院总费用 85 037.77 元,预计亏损 70 476.86 元(图 5 - 1 - 11)。

经医保办核查发现异常,与临床沟通,临床医师将主要手术修正为胸腔镜下肺叶部分切除术,此时入组 EB13 组(胸部大手术,伴一般并发症与合并症),基准点数升至 375.41,地区均费 53 195.04 元,尽管仍有 3 万余元预计亏损,但手术价值得到了体现,且达·芬奇机器人手术是浙江省医疗保障局认可的新技术之一,年终清算时会对该类手术病例进行一定的新技术补偿(图 5 - 1 - 12)。

五、 建立和完善 DRG 数据申述反馈机制

浙江省 DRG 基金结算公示系统于每月 25 日下发上个月病例数据,医院在平台上下载数据后进行整理。为方便临床,医保办将各个病例基准点数、差异系数、点值、盈亏结余等情况进行核算后分发到各临床科室,从而使得临床科室对科室 DRG 病例数据一目了然并能及时反馈给医保办。

浙大二院使用的是第三方公司的 DRG 分组器,因此分组结果与医保中心下发的存在一定的误差。医保办在数据整合后,将医保中心的分组和数据上传前的院内分组进行匹配比较,目前分组准确率基本保持在 99% 以上。每月有 100~200 条的数据分组存在差异,这一部分数据在分组反馈阶段需要重点核查。不一致的原因主要为分组规则的差异,医保中心也会每月实时调整分组的规则,以趋于完善,这就需要第三方公司在分组规则上同步跟进,医保办需对分组错误的病例进行申诉反馈,医保中心同意后调整分组使这类病例正确入组。

因此,DRG 的实施和开展离不开临床的支持与合作,临床医师不能缺席。一方面,对于体量比较大的医院(如浙大二院,2020 年年度 DRG 数据约 16 万条)而言,仅靠职能科室几个人难以全面反馈,需借助临床的力量;另一方面,临床医务人员对临床更具专业性,只有将各科室临床知识与职能科室医保 DRG 知识互相融合才能事半功倍。

浙大二院在 DRG 反馈核查的过程中,部分重视的临床科室派专职联络员前来医保办共同协助开展 DRG 病例核查工作,对于有问题的病例及时咨询和反馈到临床,实现了医保与临床之间的紧密合作。此外,为支持医保工作,临床科室骨干轮流挂职医保办副主任,协助医院 DRG 工作的开展。

院内申述与反馈机制重点监测 DRG 入组率、反馈率及反馈有效率两类指标,并动态分析入组异常的原因。

(一) DRG 入组率及异常入组原因

每月 DRG 病案首页数据上传时,对于当时无法上传或者无法入组的病例,医保办联合病案室共同分析无法上传或无法入组的原因,明确诊断及手术是否正确上传。从现有经验来看,无法上传原因多为主要诊断编码不在 ZJ-DRG 细分组方案中导致不匹配。找到问题后,及时联系临床医师修正诊断及手术,并且使其符合规范,正确上传。其次,收集分析每月的上传不合规病案,总结经验,并且在后续数据上传前进行核查是否存在类似问题,可提升下月的 DRG 入组率(表 5-1-2)。

临床医师在填写病案首页时习惯写笼统的大范围疾病名称,但病案要求主要诊断细分类,不能笼统诊断。以椎管狭窄病例为例,病案首页主要诊断填写"椎管狭窄"时,则无法上传,诊断细分类需明确椎管狭窄部位,即细分为"颈椎椎管狭窄""胸椎椎管狭窄""腰椎椎管狭窄"等,修正主要诊断后病案数据得以顺利上传。

表 5-1-2 2021 年 DRG 无法入组病例收集示例

患者姓名	病案号	入院时间	出院时间	原主要诊断	原主要手术	无法入组原因	调整	调整后入组
＊＊＊	＊＊＊	＊＊＊	＊＊＊	新生儿高胆红素血症	无	无效次诊断(巨大儿)	次诊断修改为特大婴儿	PU15
＊＊＊	＊＊＊	＊＊＊	＊＊＊	输注泵的调整和管理	输注泵取出术	无效主要诊断	主要诊断改为取除输注泵	XT19
＊＊＊	＊＊＊	＊＊＊	＊＊＊	孕35周	无	无效主要诊断	主要诊断改为妊娠合并阑尾炎	OZ13
＊＊＊	＊＊＊	＊＊＊	＊＊＊	腹嵌顿疝	腹膜外脓肿切开引流术	无效主要诊断	主要诊断改为单侧腹股沟斜疝	GJ13
＊＊＊	＊＊＊	＊＊＊	＊＊＊	腰椎间盘突出伴脊髓病	经皮椎间孔镜下腰椎间盘髓核摘除术(后入路)	无效主要诊断	主要诊断改为腰椎间盘突出伴坐骨神经痛	IB35
＊＊＊	＊＊＊	＊＊＊	＊＊＊	软组织内残留异物	软组织切开异物取出术	无效主要诊断	主要诊断改为膝关节软组织异物残留	IJ15
＊＊＊	＊＊＊	＊＊＊	＊＊＊	椎管狭窄	前入路腰椎融合术	无效主要诊断,未明确具体部位	主要诊断改为腰椎椎管狭窄	IB13
＊＊＊	＊＊＊	＊＊＊	＊＊＊	椎管狭窄	脊髓血管造影	无效主要诊断,未明确具体部位	主要诊断改为颈椎椎管狭窄	IU21

为了更好地衡量 DRG 病例入组情况,我院制定了院内监测指标——住院病例 DRG 入组率,进行实时监测。该指标的定义是院内首次上传合规的病例数/每月 DRG 需上传病例数。临床科室将入组率的目标值设为 100%,每月病案首页数据上

传后,医保办及时做好异常数据收集和总结工作。2021 年浙大二院住院病例 DRG 入组率统计情况显示,入组率逐月升高,第四季度入组率达到 100%(表 5-1-3)。

表 5-1-3 2021 年浙大二院 DRG 病案首页上传入组率

日 期	医保出院病例数	不合规病例数	上传合规病例数	出院病例 DRG 入组率(%)
2021 年 1 月	15 588	7	15 581	99.96
2021 年 2 月	12 762	7	12 755	99.95
2021 年 3 月	19 227	11	19 216	99.94
2021 年 4 月	18 951	6	18 945	99.97
2021 年 5 月	19 007	3	19 004	99.98
2021 年 6 月	18 513	0	18 513	100.00
2021 年 7 月	20 487	1	20 486	99.99
2021 年 8 月	19 655	3	19 652	99.98
2021 年 9 月	19 464	4	19 460	99.98
2021 年 10 月	17 953	0	17 953	100.00
2021 年 11 月	20 195	0	20 195	100.00
2021 年 12 月	18 994	0	18 994	100.00

(二)反馈率及反馈有效率

DRG 付费,病案首页是数据源,病案首页质量直接影响医院收入,因此首页的填写质量尤为重要,医院需要做好提前核查 DRG 病例首页质量的工作,当然在这过程中临床医师的参与程度是医院 DRG 应用成败的关键因素。

为检测病案核查的质量,浙大二院还建立了申诉反馈后的院内监测指标——DRG 病例反馈率。反馈率低,表明病案首页错误率低,前期病案核查质量高。计算公式如下:

$$DRG\ 病例反馈率 = \frac{反馈的病例数}{每月医保出院病例数}$$

目前,医保办设置的反馈率的最终目标为"零反馈"。由 2021 年 1—11 月的反馈率统计情况可见,浙大二院反馈率在逐步下降(表 5-1-4)。2021 年 9 月反馈率仅为 0.12%,近 2 万份的病例仅反馈了 26 份;11 月的反馈率也仅为 0.20%,2 万余份出院病例仅反馈了 38 份。这表明了浙大二院前期病案首页数据核查的工作做得越来越细致,越来越到位,确保了病案首页的高质量和正确入组。

与此同时,数据统计显示反馈有效率在逐月提升,2021 年 10 月反馈有效率达到了 98.84%,表明浙大二院的反馈病例得到了医保中心审核部门的高度认可,基本同意了医院的申请理由和调整分组,反馈质量逐渐上升。

表 5 - 1 - 4 2021 年浙大二院反馈率及反馈有效率

日 期	医保出院总病例数	反馈病例数	反馈率(%)	同意分组数	反馈有效率(%)
2021 年 1 月	15 588	454	2.91	378	83.26
2021 年 2 月	12 762	422	3.31	305	72.27
2021 年 3 月	19 227	863	4.49	388	44.96
2021 年 4 月	18 951	73	0.39	59	80.82
2021 年 5 月	19 007	126	0.66	92	73.02
2021 年 6 月	18 510	136	0.73	105	77.21
2021 年 7 月	20 487	231	1.13	197	85.28
2021 年 8 月	19 655	32	0.16	31	96.88
2021 年 9 月	19 464	26	0.13	24	92.31
2021 年 10 月	17 953	86	0.48	85	98.84
2021 年 11 月	20 195	40	0.20	38	95.00

浙大二院之所以如此重视反馈率及反馈有效率,与浙江省医保监管政策与机制的逐步完善有关。2021 年 9 月 23 日,浙江省医疗保障局发布《浙江省基本医疗保险 DRG 点数付费评价办法(试行)》,从 2021 年 10 月 1 日起实施,该办法中病案质量与目录管理评分模块中要求合理控制调整分组病例的比例,申请调整分组病例数占总病案数超过 5%,每增加 1 个百分点扣 1 分。因此,浙大二院将工作关口前移,提前核查,有效地降低了反馈率,提高了病案首页数据质量。

综上,DRG 建立了动态的价格调整机制和服务监督机制,客观上要求医院增强成本管理的意识,缩短住院天数,促进降低不必要的成本支出。DRG 会倒逼医院必须合理合规收费,从以前的粗放管理转变为精细化管理。

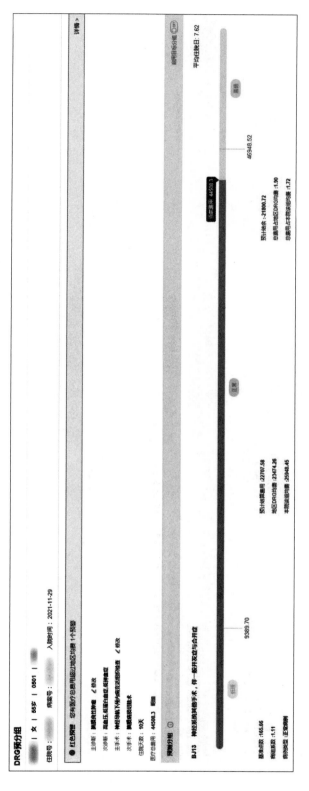

图 5 - 1 - 3　脑膜良性肿瘤正常率亏损病例病案首页修正前 DRG 分组情况

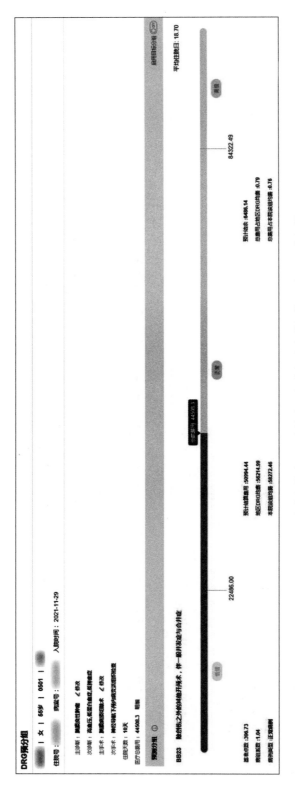

图 5 - 1 - 4 脑膜良性肿瘤正常率倍率亏损病例病案首页修正后 DRG 分组情况

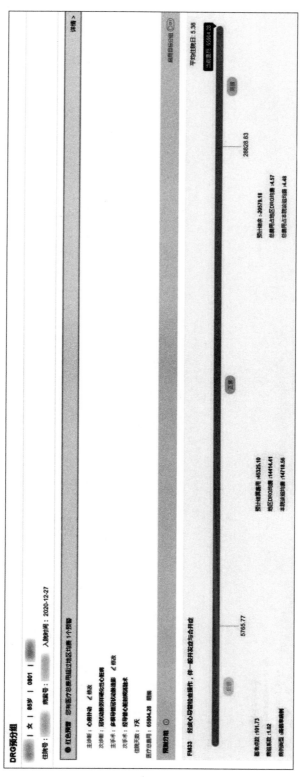

图 5 - 1 - 5 心房扑动高倍率亏损病例病案首页修正前 DRG 分组情况

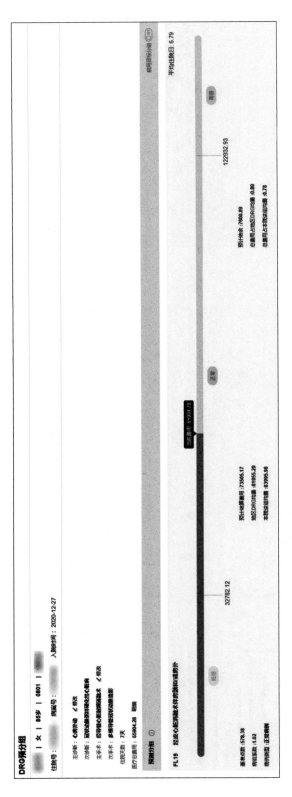

图 5 - 1 - 6 心房扑动高倍率亏损病例病案首页修正后 DRG 分组情况

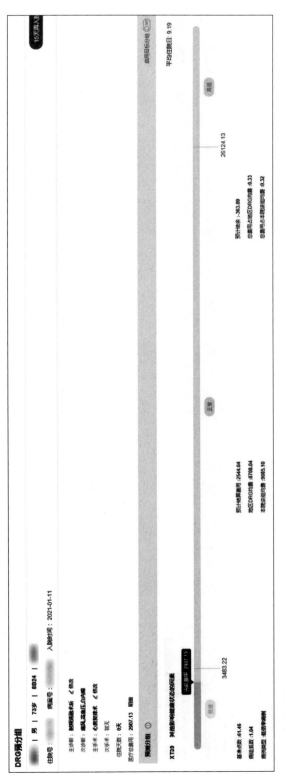

图 5 - 1 - 7　心房颤动低倍率病例病案首页修正前 DRG 分组情况

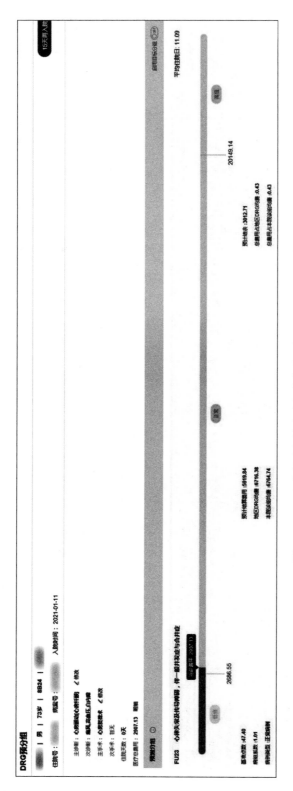

图 5－1－8 心房颤动低倍率病例病案首页修正后 DRG 分组情况

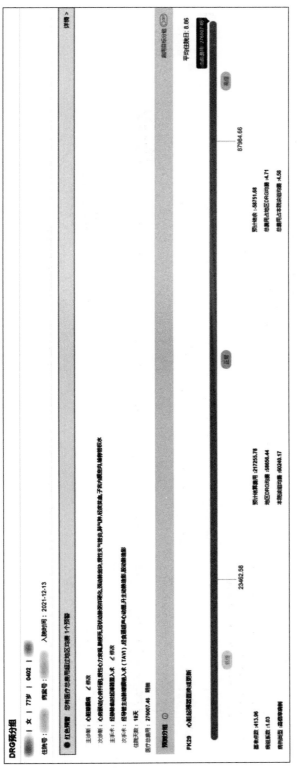

图 5－1－9　行 TAVI 治疗病例病案首页修正前 DRG 分组情况

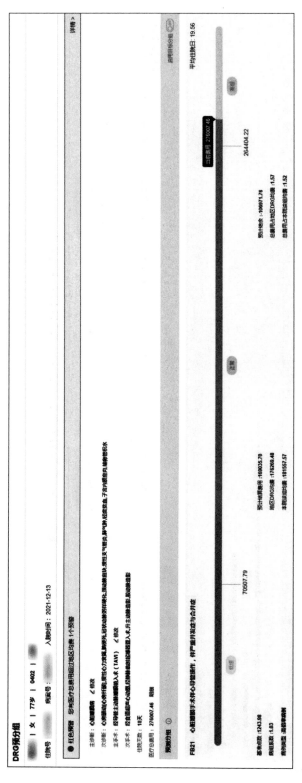

图 5-1-10　行 TAVI 治疗病例病案首页修正后 DRG 分组情况

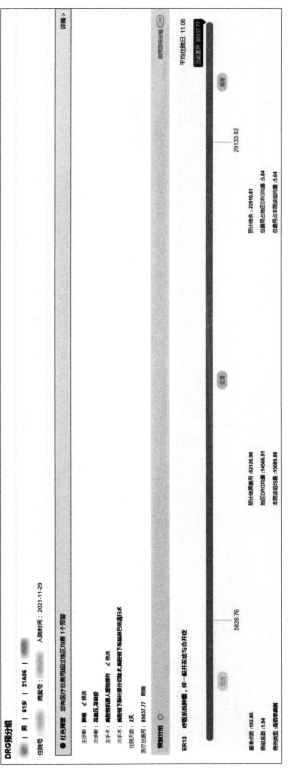

图 5 - 1 - 11 肺部肿瘤患者行达·芬奇机器人手术治疗病例病案首页修正前 DRG 分组情况

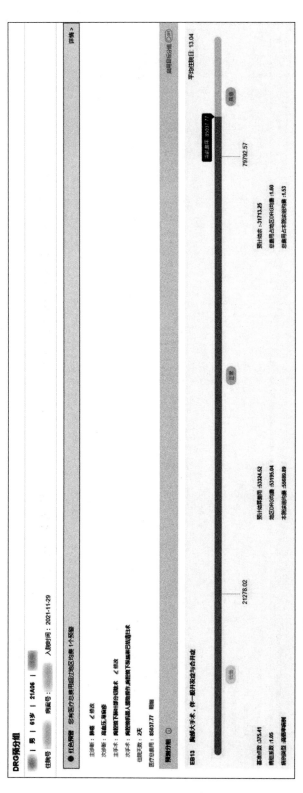

图 5 - 1 - 12　肺部肿瘤患者行达·芬奇机器人手术治疗病例病案首页修正后 DRG 分组情况

（夏　燕　夏　锋）

第二节　上海交通大学医学院附属新华医院基于 DRG 病种组成本核算的管理实践

上海交通大学医学院附属新华医院(以下简称"新华医院")集医、教、研于一体,为上海市十大综合性医院之一,学科设置齐全,特色鲜明,共有内、外、妇、儿等临床、医技科室及诊疗平台 63 个,国家临床重点专科 10 个,国家及上海市重点学科或研究基地 11 个,省部级诊治中心 8 个。开放床位 2 400 余张,年门急诊量超过 400 万,年出院病人 12 万,医院规模和业务量连续多年居市级医院前列,在病种组分布、病案数量等方面具备极大优势。近年来,新华医院在 DRG 支付体系下,构建合理的基于成本收入比法的 DRG 病种成本管理模型,既能解决政府、医疗机构等关心的医保基金承受能力问题,提升卫生经济效率,又能体现医疗资源消耗和医务人员技术劳务价值,倒逼医疗机构以更好的质量开展良性竞争,不断降低患者费用负担,实现医疗服务定价与医疗机构补偿之间的平衡。

一、基于成本收入比法的 DRG 病种组成本核算路径

为健全现代医院管理制度,规范公立医院成本核算工作,推进公立医院高质量发展,国家卫生健康委和国家中医药管理局联合出台了《关于印发公立医院成本核算规范的通知》(国卫财务发〔2021〕4 号),明确指出病种成本核算方法主要有自下而上法、自上而下法和成本收入比法。新华医院经对这三种成本核算方法进行深入分析发现:自下而上法对基础数据与管理水平的要求较高,实施门槛高、实施难度大,适用于对重点病种的病种成本进行管理;自上而下法的管理基础较好,可操作性强,但其管理参考价值不大;成本收入比法可操作性强,不仅能满足医院内部管理实际需求,还能对区域内各级医院总体病种管理水平进行横向比较,但其实践经验相对较少,适用于病种较为丰富、病案数量较多的医院开展大数据分析。

基于此,新华医院制定了基于成本收入比法的 DRG 病种组成本核算路径的技术方案。该技术方案的核心原理是按病种组"临床特征相似性"和"资源消耗相近性"的核心特征,将所有医疗服务项目按"大类概括、逐层细化"的原则进行大类分组,呈现资源消耗相近的服务单元,并测定各服务单元的成本收入比,进而计算出服务单元的实际成本。

(一) 划分 DRG 病种组

首先,遵循"大类概括、逐层细化"的归类原则,结合病人临床诊断、手术操作、临床路径、合并症与并发症及转归状态等因素,建立病例分组模型,将具有"临床特征相似性"和"资源消耗相近性"的病例进行合并,形成若干病种组。其次,将每个病种组的病例组合指数(CMI)予以一一匹配。最后,再根据对每一病种组开展诊疗的不同科室,细分为各项病种组单元,以此为基础进行病种成本结构分析。

1. 病案首页信息导出

自新华医院病案信息系统中导出 2018 年全部 112 305 例住院病例作为基础样本。关键字段包括主要诊断编码、主要诊断名称、出院科室、病案号、病案首页费用明细等内容(表 5-2-1)。

表 5-2-1　病案首页信息导出主要关键字段

主要诊断与科别信息				费用明细(元)						
主要诊断编码	主要诊断名称	出院科室	病案号	西药费	CT 费	护理费	检验费	治疗费	诊查费	……
C48.000	腹膜后恶性肿瘤	血液内科	D68467	17 534.07	250	1 292	3 697	9 498	612.50	……

病案首页信息系统中导出的 112 305 例住院病例将作为后续病种分组等工作的基础,因此,病案首页信息登记是否规范完整将直接影响 DRG 分组结果。

2. DRG 病种组划分

为使结果在上海市级医院层面具备可比性,新华医院采用上海申康医院发展中心制定的 DRGs 分组规则,通过主要诊断编码和主要诊断名称等进行 DRG 分组。分组结果:2018 年度新华医院全部 112 305 例住院病例中,仅有 3 369 例住院病例无法入组,有效入组率达到了 97%。从样本量上来说,入组率保持在有效水平以上,可作为后续病种成本核算的依据。有效病例按照分组器分组结果,一共分为 561 项病种组(表 5-2-2)。

表 5-2-2　561 项病种组分组情况

序号	DRG 分组	DRG 名称	DRG 权重	科室代码	科室名称	例数	收费金额(元)
1	A08B	自体骨髓移植不伴有极重度并发症和伴随症	4.43	10202000	血液内科	6	435 132.32
2	A08A	自体骨髓移植伴有极重度并发症和伴随症	7.81	10202000	血液内科	5	579 903.91

续表

序号	DRG 分组	DRG 名称	DRG 权重	科室代码	科室名称	例数	收费金额（元）
3	N09Z	锥切,阴道、宫颈和外阴手术	0.33	10401000	妇科	256	1 342 882.22
4	B70C	中风不伴有极重度或严重的并发症和伴随症	0.99	10302000	神经外科	439	11 326 981.95
5	G01B	直肠切除术不伴有极重度并发症和伴随症	2.09	10306000	肛肠外科	647	20 234 976.33
6	O60B	阴道分娩不伴有极重度或严重的并发症和伴随症	0.52	10402000	产科	1 414	9 182 416.38
7	G03A	胃、食管、十二指肠恶性肿瘤手术	3.19	10301000	普外科	274	21 508 903.73
8	C02Z	眼摘除术和眼窝的手术	0.86	10600000	眼科	107	1 531 837.46
9	F70B	严重心律失常或心脏骤停不伴有极重度或严重的并发症和伴随症	0.60	10100000	急诊中心	16	191 524.37
⋮	⋮	⋮		⋮	⋮	⋮	⋮
561	D61Z	（耳源性）平衡失调	0.49	10700000	耳鼻喉颈外科	101	1 133 374.86

注:DRG 分组依据上海 DRG 细分组方案,下同

3. CMI 匹配

为更清楚分析不同难度、不同复杂程度的病种结构和运营情况,以划分后的 561 项病种组为基础,将 CMI 重算后进行重新匹配,即按照病例组合指数（CMI）=$\sum$（某 DRG 权重×该医院该 DRG 的病例数）/ 该医院病例数,得出 561 个病种组相对应的 CMI 指数（表 5-2-3）。

表 5-2-3　561 个病种组的 CMI 匹配情况

序号	DRG 分组	DRG 名称	CMI	……
1	A07Z	同种异体骨髓移植	13.68	
2	A08A	自体骨髓移植伴有极重度并发症和伴随症	7.81	
3	A08B	自体骨髓移植不伴有极重度并发症和伴随症	4.33	
4	A40Z	体外循环膜氧合器（人工肺）不伴有心脏手术	11.07	
5	A41A	插管（法）年龄<16 岁伴有并发症和伴随症	6.63	
6	A41B	脑室分流（管）修复术	8.11	
7	B01Z	开颅术伴有极重度并发症和伴随症	2.17	

续表

序号	DRG 分组	DRG 名称	CMI	……
8	B02A	开颅术不伴有并发症和伴随症	7.09	
9	B04A	颅外血管手术伴有极重度或严重的并发症和伴随症	4.71	
⋮	⋮	⋮	⋮	
561	A01Z	肝移植 ·	12.84	

4. 病种组单元细分

由于医院病种成本核算不仅仅是测算医疗费用对病种成本的补偿情况,更重要的是为有针对性地制定各临床科室的成本管控和业务发展措施提供支撑,有必要进一步细化分析同一病种在不同科室开展的情况。因此,新华医院在 561 项病种组划分基础上,根据对每一病种组开展诊疗的不同科室,细分为 3071 项病种组单元,并以此作为后续进行病种成本结构分析的第一手基础数据(表 5-2-4)。

表 5-2-4　同一病种组在不同科室的开展情况

序号	DRG 分组	DRG 名称	科室	……
1			神经外科	
2	B70C	中风不伴有极重度或严重的并发症和伴随症	心血管内科	
3			中医科	
4			消化内科	
5	G02B	小肠和大肠的大手术不伴有极重度或严重的并发症和伴随症	普外科	
6			肛肠外科	
7			消化内科	
8	G03C	胃、食管、十二指肠非恶性肿瘤手术不伴有极重度或严重的并发症和伴随症	普外科	
9			内镜诊治部	
⋮	⋮	⋮	⋮	
3071	D61Z	(耳源性)平衡失调	耳鼻喉颈外科	

（二）确定住院服务单元

为实现病种成本与医院医疗总收入的匹配,利用患者病案首页费用记录明细,按病种组"临床特征相似性"和"资源消耗相近性"的核心特征,将医院为各病种组提供的服务划分为 15 个服务单元、38 项具体服务内容(表 5-2-5),统计全院及各病种组每个服务单元、每项服务内容发生的实际费用。

表 5-2-5 服务单元划分方法

服务单元	具体服务内容 （费用类别）	服务单元	具体服务内容 （费用类别）
1. 医护单元	（1）手术费	11. 药品供给单元	（20）西药费
	（2）诊查费		（21）中草药费
	（3）治疗费		（22）中成药费
2. 病房单元	（4）护理费		（23）代煎费
	（5）住院费	12. 术中设备单元	（24）手术特殊设备费
	（6）特需床位费	13. 科室管理单元	（25）公药支出
3. 放射单元	（7）CT 费		（26）办公耗材
	（8）拍片费		（27）折旧摊销
	（9）透视费		（28）维修（护）费
4. 检查单元	（10）检查费		（29）外聘劳务
5. 检验单元	（11）检验费		（30）邮资电话
6. 氧气供给单元	（12）输氧费		（31）内部服务购买
7. 血液制品单元	（13）血费		（32）能源成本
8. 术中麻醉单元	（14）麻醉费	14. 医院管理单元	（33）行政后勤人员经费
9. 可收费耗材供给单元	（15）介入器械材料费		（34）物业费
	（16）手术器械材料费		（35）药学部管理成本
	（17）一般医用材料费		（36）行政办公费用
	（18）植入材料人工器官费	15. 其他管理单元	（37）科教配套经费
10. 营养中心单元	（19）伙食费		（38）其他公用经费

（三）测算成本收入比

成本收入比是指每单位业务收入消耗的实际成本，它可以反映医院的成本控制情况和经营管理水平。与此相应，各服务单元的成本收入比＝该服务单元消耗的成本/该服务单元产生业务收入（即对应的医疗费用）。测算各服务单元对应的成本收入比，是病种成本核算所有步骤中最关键的一环，其中难度最大的是成本的测算。因此，需先按费用计入成本对象的方式进行性态划分，再针对不同服务单元按不同成本动因采用不同的成本分析方法，进而计算出各服务单元或服务内容的成本收入比。

1. 成本性态划分

为计算成本收入比，需在以服务单元及服务内容划分的基础上实现成本的归集。新华医院首先按费用计入成本对象(病种组单元)的方式进行性态划分,分为直接成本与间接成本。其中直接成本是指与病案首页费用明细相对应、可直接计入病种组单元的相关成本,间接成本是指费用发生时不能或不便直接计入特定病种组单元的成本。

2. 成本归集与分摊

新华医院基于作业成本法中关于成本归集与分配方面的研究,采用成本追溯、动因分配与公用分摊三种方式来开展相应尝试。成本追溯,是指把成本直接指定给相关成本对象,凡是能够追溯到个别产品、个别品种的成本,都应尽可能进行追溯并计入直接成本,而不是分摊或间接分配。动因分配,是指根据成本动因将成本分配到各成本对象的过程。对于一些不能直接追溯的成本,尽量避免以数量、业务量等作为唯一的成本分摊依据,而是应该积极寻找成本与成本动因之间的因果关系,并同样作为直接成本进行计量。有些成本既不能追溯,也不能合理地确定成本动因,只能采用公用分摊的方式,以数量、业务量等作为参数进行分摊。

因此在进行成本归集的过程中,对于可追溯成本的服务单元,可直接采用成本追溯归集方式,若该类服务单元(费用类别)为多个项目综合,难以一一对应测算其成本(例如检查服务单元就涉及多学科的联合检查)的情况,就可通过各学科检查的成本收入比及其业务量占比进行加权平均,计算出综合成本收入比。而对于无法直接进行成本追溯的内容,应积极寻找相关成本动因,并确定合理的成本与成本动因的因果关系。只要相关因果关系建立恰当,成本归集的结果也能够达到较高的准确程度。比如,对于氧气供给、血液制品等服务供给相关的单元,尽可能寻找成本与成本动因之间的因果关系来实现合理的成本归集。基于此,进而形成新华医院各服务单元与服务内容的成本归集方式与成本收入比计算方法(表 5 - 2 - 6)。

表 5 - 2 - 6　成本归集方式与成本收入比计算方法

成本性态	涉及的服务内容*	成本归集方式	成本收入比计算方法
直接成本	第(1)~(3)项	动因分配	按"劳务性收入越高,则医护成本越高"的原则,计算各科室每单位收入所耗费的医护成本,并按每病种组单元劳务性收入金额占比为标准计入各病种组单元
	第(4)~(6)项	动因分配	按病床与其附属设备折旧进行成本收入比计算
	第(7)~(11)项	成本追溯	直接以医技科室的科室成本进行成本收入比计算

成本性态	涉及的服务内容*	成本归集方式	成本收入比计算方法
直接成本	第(12)～(13)项	动因分配	收费标准按汽化氧计量,采购成本按液氧计量,两者按关键指标进行转换后测算氧气费成本;各类血液制品则按对应占比及使用量确定实际成本并计算成本收入比
	第(14)项	成本追溯	以手术麻醉科室为维度归集成本并据此计算成本收入比
	第(15)～(18)项 第(24)项	成本追溯	按实际领用耗材种类,以现行耗材加成政策确定成本费用比(4 000 元以上加成 200 元,4 000 元以下加成 5%)。手术特殊设备费以术中使用设备为主,以手术室使用的专用设备折旧作为成本收入比计算依据
	第(19)项	成本追溯	按营养室食堂报表确定成本收入比
	第(20)～(23)项	成本追溯	饮片类按 25% 加成计算成本率,其他药品(包括煎药费)按零加成计算成本收入比
间接成本	第(25)～(31)项 第(34)～(35)项	公用分摊	首先按直接领用对象、资产使用对象等归集至相应科室;随后选择以科室内各病种组单元业务量/耗材占比/药占比等作为参数,摊入对应科室的病种组单元
	第(32)～(33)项 第(36)～(38)项	公用分摊	首先按服务内容统计实际发生金额,对于能够明确费用发生科室的,计入相应科室;对于暂无法明确费用发生科室的,则以面积/人头/出院人数/等为参数摊入各科室;随后以各科室病种组单元业务量作为参数,摊入对应科室的病种组单元

注:＊涉及的服务内容项目参见表 5 - 2 - 5

3. 成本收入比的计算

完成成本归集与分摊后,就可基于服务单元发生的费用与其实际成本进行比较,确定成本收入比数值。以采用动因分配法的氧气供给单元为例,收费水平按照汽化氧标准计量,而实际成本则按照液氧计量,因此采用实地调研,通过寻找两者之间的因果关系来进行成本收入比的计算(表 5 - 2 - 7)。

表 5-2-7 氧气供给单元成本收入比计算过程

关键指标	具体描述
液氧密度	液氧密度为 900 kg/m³、1 m³ 液氧＝100 m³ 汽化氧
液氧成本	1.25 元/kg
收费水平	2 元/h
计算方法：1 m³ 液氧成本 ＝ 100 m³ 汽化氧气成本 ＝ 100 000 L 汽化氧成本 ＝ 900 kg/m³×1.25 元 /kg ＝ 1 125 元 /m³ 汽化氧成本 ＝ 0.011 25 元 /L；管道氧气流量 ＝ 120 L/h 每小时汽化氧气成本 ＝ 管道氧气流量×汽化氧成本×1h ＝ 1.35(元) 每小时汽化氧气利润 ＝ 2－1.35 ＝ 0.65(元) 利润贡献率 ＝ 0.65/2×100% ＝ 32.5%；成本收入比 ＝ 1－32.5% ＝ 67.5%		

运用上述方法,测算新华医院 2018 年部分服务内容成本收入比(表 5-2-8)。

表 5-2-8 新华医院 2018 年部分服务单元成本收入比

序号	服务内容成本率	成本率值(%)	序号	服务内容成本率	成本率值(%)
1	CT 费成本率	43.33	9	输氧费成本率	67.50
2	拍片费成本率	43.33	10	特需成本率	9.75
3	透视费成本率	43.33	11	西药费成本率	100.00
4	检验费成本率	64.71	12	血费成本率	91.81
5	检查费成本率	52.08	13	一般医用材料费成本率	96.30
6	介入器械材料费成本率	96.30	14	医保其他成本率	100.00
7	麻醉费成本率	106.82	15	植入材料费成本率	96.30
8	手术器械材料费成本率	96.30	16	草药费成本率	80.00
⋮	⋮	⋮	⋮	⋮	⋮

(四) 计算各 DRG 病种组成本

在确定各服务单元与服务内容成本收入比的基础上,计算各 DRG 病种组的成本。即以科室为维度,计算该科室内 DRG 病种组某服务单元的成本＝该服务单元的费用×该服务单元的成本收入比。然后,将该科室内某 DRG 病种组各服务单元的成本进行累加,即得到各科室某个 DRG 病种组的成本。最后,将不同科室同一病种组的成本累加,得到全院该 DRG 病种组的总成本。

二、 DRG 病种组成本核算结果验证

(一) 不同医疗机构成本收入比测定路径模型验证

由于各医疗机构管理水平、临床诊治能力与路径、精细化程度等各不相同,在计算

病种组服务单元成本时,充分考虑医疗机构间运营管理精细化程度的差异性及成本管控的不同质性,设计符合不同医疗机构特点的取值模型。

以"CT 费"的测定为例(图 5 - 2 - 1),首先判断"CT 费"是否可以分解到开单科室,其次判断其是否可以分解到开单科室的病种组。由此,在不同医疗机构可以选择以下 3 种方式计算:

(1) CT 机所在科室(放射科)的成本收入比作为全院统一的"CT 费"成本收入比;

(2) 开单科室统一的"CT 费"大类成本收入比;

(3) 开单科室"CT 费"对应的相应病种组的成本收入比。

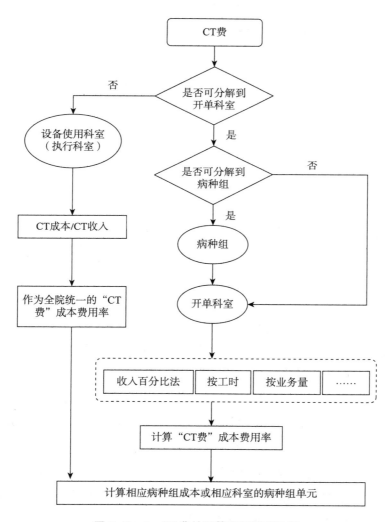

图 5 - 2 - 1　CT 费的测算路径模型验证

当 38 个服务单元成本收入比测算完成以后，相应病种成本 CD 的计算方式为：

$$CD_i = 手术费_i \times 手术费成本率 + 诊查费_i \times 诊查费成本率 + \cdots + 其他公用经费_i^{①}$$

如某病种 DRG 共有 m 个病例，则这些病例的总费用 CDs 的计算公式为：

$$CDs = \sum_{i=1}^{m} CD_i$$

（二）不同病种服务单元成本测定数理统计模型验证

由于同一个科室有多个病种，同一个病种也可以出现在不同科室。各科室管理水平不一，处理方式不尽相同，医护成本高低有别。即使同一科室，也存在病例成本各不相同的情况。每一个 DRG 成本的数据信息中，不同病例的基本服务单元均采用统计学的方法。

设某病种 DRG 共有 n 例，按照一定金额的区间统计成本。设 $CD_1, \cdots, CDn$ 相互独立，都服从 $N(\mu, \sigma^2)$ 分布。则经过计算，可以得到 μ 和 σ^2：

$$E\mu = \frac{1}{n} \sum_{i=1}^{n} CD_i$$

$$\sigma^2 = \frac{1}{n} \sum_{i-1}^{n} (CD_i - \mu)^2$$

得出 $\overline{CD}$（计算病例）的置信水平为 0.95 的置信区间为：

$$\left[\mu - 1.96 \frac{\sigma}{\sqrt{n}}, \mu + 1.96 \frac{\sigma}{\sqrt{n}} \right]$$

以病种 K06Z 甲状腺手术为例，CMI 为 1.08，新华医院在统计时段共有病例 1 012 例。将所有病例按照 1 000 元的成本区间进行划分统计，可以得出 K06Z 病种病例的成本区间的成本总额和病例数情况（图 5 - 2 - 2、图 5 - 2 - 3）。从两图中可以看出，无论是区间成本，还是病例数，基本与正态分布图形一致。可以得到 $\mu = 15\ 101.16$，$\sigma^2 = 0.17$。K06Z 病例的 0.95 置信区间为：[14 806.37，15 395.95]。上述结果可验证采用成本收入比法进行的成本测定最终结果的可信度。

综上，新华医院构建的病种成本管理模型，后续经大量样本医院应用验证，可准确测算出所有病种组的收入成本结构和病种运行效益情况，反映出不同医院不同维度的病种成本和收入结构差异。无论医疗机构的信息化深度、精细化程度、运营管理、诊疗

---

① 公式中 i 为病例号。

路径处于何种水平，均同样适用，为构建同质化病种成本管理路径，确保测算结果的可信合理，提供了完整的技术方案。

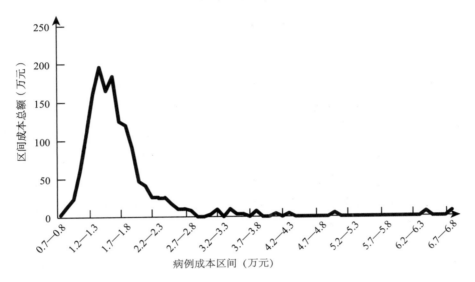

图 5-2-2　K06Z 病种病例的成本区间的成本总额

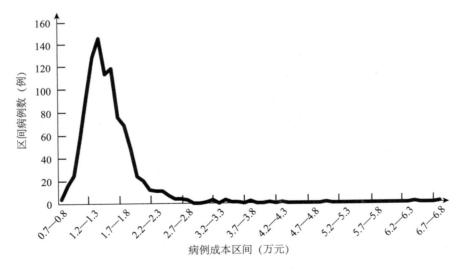

图 5-2-3　K06Z 病种病例的成本区间病例数

（刘雅娟　杨少春　宋　雄）

第三节　江苏省人民医院多部门联动促进 DRG 付费落地

2022 年 1 月 1 日,南京市医保正式进入 DRG 时代,在改革初期各家医院都面临着新支付方式带来的管理挑战,全院对 DRG 的认知不一致、病案首页质量参差不齐、院内编码不统一、信息化功能不完善等问题接踵而至。DRG 作为一套现代化的管理工具,其核心的管理目标是效率和质量,效率体现在病组均费、平均住院日等方面,质量体现在患者受益、RW、CMI 等方面。只有将院内基础准备工作、信息化建设和明确管理目标这三个重要因素与医院管理有机融合,切实执行于临床科室的日常诊疗活动中,才能真正实现 DRG 精细化管理。

一、改革前充分准备

实施 DRG 前这个阶段,江苏省人民医院的重点在全院人员的培训上,核心目标是统一医院管理理念。具体来说,建立以院长、书记为组长的 DRG 工作领导小组,明确各职能部门的工作职责,成立 DRG 院内专家组,建立临床 DRG 联络员微信工作群。此外,邀请院外和院内专家进行全员培训,医保处对临床专科一对一专科培训,包括病案首页填写、医疗质量管控、DRG 联络员等专项培训等。整体来看,培训模式从粗放型向精细化转变,培训内容因科而异。

DRG 支付方式改革需要多部门协同,共同推进。为此,建立 MDT(多部门协调)管理机制,由医院 DRG 工作领导小组总负责,以定期例会形式推进,医保处、病案科、财务科和各临床科室等共同参与。医保处对临床科室进行 DRG 分组及费用异常反馈分析,并联合质管办、财务科、药学部、采购供应办公室、信息科等多个部门共同研究,从多个维度探讨如何在 DRG 支付下加强科室管理。比如:从科室维度、学科维度进行精细评价;从病组维度区分竞争型和潜力型病组,分析发展趋势;从医疗组维度了解同一病组在不同医疗组的情况;从病例维度在医保类型、患者、病例等多个角度进行分析。

二、为 DRG 付费筑牢基础

1. 完善制度

为推进南京市基本医疗保险住院费用 DRG 支付方式改革在江苏省人民医院的落地,医院积极响应南京市医保局相关管理规定和要求,结合该院实际情况,制定了《江苏省人民医院南京市医保住院费用 DRG 支付方式改革工作实施方案》《江苏省人民医院病案首页填报质量考核方案》,以及探索《基于医疗服务质量评价的 DRG 绩效考核管理办法》,建立健全相关规章制度。

2. 健全管理体系

江苏省人民医院成立的医院医保 DRG 付费工作领导小组,由院领导担任领导小组成员;成立 DRG 工作小组,由医保分管院长担任组长,多部门联动稳步推进 DRG 工作。积极转变院内管理思路,实现院内信息系统完善、病案质量达标、诊疗流程规范、管理队伍精干、协作机制健全,确保在 DRG 支付方式下医院医保费用结算水平良好,整体经济运营平稳,病种成本管理意识加强,临床医疗技术提升,临床学科健康可持续发展。

3. 提升病案数据质量

病案首页数据是 DRG 付费的数据基础。不断提升病案数据质量,规范病案首页填报行为,是保障 DRG 付费后医保费用结算水平良好、整体经济运营平稳的基石。江苏省人民医院构建了院内临床科室医保分管主任、病区质控员、医保专职质控员三级质控网络,层层把关,落实病案数据质量控制。建立由病区质控员质控病案首页,科室科主任把关高额病案,医保处与病区质控员线上讨论疑难病案的全流程质控模式,形成病案首页数据质量持续改进的闭环管理模式。调动科室对 DRG 管理的主观能动性,让科室全员、全程参与 DRG 管理工作。

4. 加强院内医疗行为监管

DRG 支付方式改革不仅帮助医院规范医疗行为,使医疗活动有了标准化流程,也促进医院管理模式向精细化管理转变,对于医院运营管理产生了极其深远的影响。在院内 DRG 管理过程中,医疗行为监管的重要性不言而喻。江苏省人民医院运用自行研发的 DRG 分组工具进行医疗质量评价,进行院内医保服务行为监管,成为医院在支付方式改革新形势下提升竞争力的"金钥匙"。

三、加强信息化建设

在 DRG 实际付费后,医院如何通过医保反馈数据来发现问题,分析问题,反馈问题,解决问题,是医院需要持续探索的工作。此外,如何将数据管控工作前移到事前、事中,配合病案管理部门及信息部门做好医保结算清单质控工作,医院的信息系统起到了关键的作用。

从 DRG 分组策略到医院内部运行机制的调整和改革,从医院对总体医疗成本的预测到医院绩效考核,都需要信息系统做支撑。面对新的需求,江苏省人民医院正在开展信息化建设的全新探索,建立比较能够满足医院管理,特别是绩效管理、数据分析的信息化系统,以推动 DRG 在医院落地应用。

四、明确管理目标

DRG 管理的目标是结合医院的定位和发展方向,向 DRG 精益化管理要效益。通过对医院历史数据按 DRG 相关指标进行测算,通过 MDC 大类、ADRG 以及 MCC/CC 覆盖程度分析,为医院及临床科室的定位和发展方向提供数据支撑。通过对医院病组结构、优势学科等历史数据进行测算分析,为推进医院学科发展及人才培养提供依据。

医疗机构应以医保支付政策为导向,明确自身定位,持续提升病案首页数据质量,合理调整病种结构,在实践过程中遇到的问题应及时与地方医保局沟通交流。

综上,DRG 管理工作的核心离不开效率和质量,从提升医保基金使用效率、规范医保服务行为、打击欺诈骗保,到提升医疗服务质量、坚持价值医疗导向、合理调整病种结构,都体现出效率和质量的重要性。这是医院实现国家公立医院绩效考核、DRG付费和公立医院高质量发展协同推进的"内功",也是实现全院各职能处室同质化管理的关键所在。

（濮　洋　占伊扬）

第四节　广东省人民医院 DIP 智能化
医保精细管理经验

一、DIP 付费后医院面临的挑战

（一）新结算方式的挑战

DIP 付费与传统的按次均费用和医院总额付费的方式完全不同。医院收治病情严重和疑难疾病患者,病种分值高,医疗保障局支付的费用也高。同时,由于采用区域总额,收治患者多的医院,医保支付的费用也多。面对这种全新的结算模式,医院管理者必须进行深入研究,透彻理解,以正确把握政策方向。

(二) 控费目标未知的挑战

按 DIP 前提下,虽然病种分值库相对固定,但每一分值的费用要在年终才能知道,即全市病种每分值费用=全市年度按病种分值付费住院医疗总费用总额/全市定点医疗机构年度分值总和。所以医院在整个诊疗过程并不知道每一病种的费用支付标准,给医院控费的过程管理带来了一定的挑战。

(三) 病种结构调整的挑战

以往按次均费用结算,医院收治费用较高的疑难危重患者后,为了摊低次均费用,可能会收治一些病情相对轻的患者,特别是一些大型三甲医院。在实行 DIP 付费后,医疗保障局按疾病轻重及不同的诊疗方式赋予不同的分值,大型医院收治疑难危重患者后不会因为次均和总额超额的问题而收治轻的患者,可推动分级诊疗。因此,不同的医院应该根据不同的级别收治与其功能定位一致的患者,调整收治患者的病种结构。

二、 医院应对 DIP 管理策略

DIP 付费涉及医院的医保、医务(病案科)、财务、信息多个职能管理部门及所有临床科室。同时也只有在医院统一领导下,各个部门各司其职,才能做好管理工作。由于费用的不确定性,医院如何把握既医好病又不出现医保超额,以及如何合理控制费用,必须有科学性和可行性的分析,做到可预测和有前瞻性。

(一) 成立院长领导下的 DIP 管理委员会

医院成立院长领导下的 DIP 管理委员会,下设 DIP 工作领导小组,由院长任组长,主管医保副院长任副组长,各分管副院长任成员;设立主管医保副院长任组长的 DIP 工作小组,负责日常 DIP 统筹、管理,政策具体落实,制定工作方案等工作。医院从顶层设计,到医保、医疗、信息、财务、临床科室等全面参与。在保证医疗质量、安全的情况下做到"四个合理",进行精细化管理,合理、科学控制医保费用。

根据医院 DIP 工作进度制定工作小组的职责:

1. 在医院的领导下,贯彻落实医院有关 DIP 付费的决策,开展 DIP 的具体工作。

2. 负责收集、研究国家、省市的 DIP 政策,提出应对方案供医院领导参考,形成决策。

3. 负责制定医院 DIP 工作进度,督办、检查、指导、评估 DIP 各项工作。

4. 负责与医保经办机构相关部门的协调联系,根据医院关于 DIP 的决策,与医保经办机构相关部门沟通反映,争取上级及政策的支持。

5. 负责收集医保经办机构的政策并汇编成册,编写工作简报。

6. 开展医院内 DIP 的培训工作。培训实行全项目培训,各部门各自准备,集中统一培训。医保由医保处负责,病案由医务处负责,收费由计财处负责,信息上传由信息处负责。

(二) 完善体系建设

DIP 支付方式改革是一种全新的支付方式,涉及医疗各个部门,需要相互配合,落实主体责任。实施院长领导下的 DIP 管理委员会＋行政 MDT 管理等创新性管理理念。建立 DIP 管理委员会、职能处室、临床科室三级管理架构。成立以主管领导为组长、各职能处室负责人为成员的按病种分值付费领导小组,统筹全院工作,开展管理、科研工作;全院中层干部召开会议专题解读新政策。同时开展行政 MDT 管理。只有全院各部门相互沟通协调,落实责任制,才能使 DIP 的工作开展得更好。

1. 医务部门

医院的医疗质量管理、专科建设、医疗服务水平等均由医务部门管理。通俗来讲,医务管理部门是医院的"生产大队长",医院产品质量的高低、好坏由医务部门管理,该部门在提升医疗质量、规范医疗行为、加快医疗运行效率、管控医疗成本、实施临床路径等方面发挥统筹、组织、实施、推进、考核等管理职能。医院医疗质量、医疗水平不仅是医院的基础,也是 DIP 最基本、最重要的条件。所以,只有不断提高医疗技术水平,按医院的功能定位收治患者,提高核心竞争力,规范医疗行为,才能在 DIP 政策下取得更好的成绩。

2. 病案科

DIP 支付的数据来源于病案首页,病案首页出院诊断填写的准确性、手术操作编码填写的完整性会影响入组的准确性,也即影响 DIP 支付。医师是病案首页填写的第一关,编码员是病案首页填写的审核者,只有医师、编码员充分认识病案首页的重要性,才能保证病案首页的质量。

病案科主要负责医院病案质量管理,培训医师按照病案填写指南准确、完整地填写病案首页,把好归档病案质量关,保证病案质量,及时、准确、完整上传病案首页和医疗保障基金结算清单,既要严防高套分值等违规行为,也要准确编码,防止低套分值,造成医院不必要的损失。

由于病案首页与 DIP 密切相关,编码员不仅要具有病案填写编码的专业知识,也必须学习、熟悉 DIP 的政策,这样才能准确地填报病案首页和医疗保障基金结算清单,保证 DIP 分值支付的合理性。

3. 财务部门

医院财务部门需加强医疗成本控制,将财务管理融入 DIP 管理全流程。通过管控成本降低医疗费用,使费用控制在合理区间。在绩效方面,既要考虑成本考核,同时也要结合 DIP 的结余/超额,将成本率与医保结算盈亏综合管理,更准确地把握医院的真正效益。

财务部门必须准确上传住院明细费用清单,及时、准确提交医保申报表,协助医保部门进行医保预算管理,管控成本,开展收费内控,做到合理收费,严防多收费、乱收费等违规行为。

4. 信息部门

病案首页、医疗保障基金结算清单除了需要医师、编码员准确填写编码外,还需要信息部门准确、完整、及时上传至医疗保障经办机构,避免出现手术操作编码字段漏传等信息丢失的现象,以保证 DIP 支付的准确性。此外,信息部门协助医保部门建立了医院、科室、医师工作站的 DIP 分析监控系统,开展智能化 DIP 全程管理,保证了 DIP 的精细化管理。

5. 药学部门

DIP 政策下,医院药学部门应在保障医疗质量的前提下,通过对临床诊疗过程中合理用药的监管,规范合理用药行为,同时筛选质优价廉的药品,降低医疗成本,有效控制药品费用不合理增长。通过管控不合理用药,特别是辅助用药,降低药品费用,发挥药品合理控费作用,使 DIP 的费用控制在合理的水平。

6. 耗材管理部门

医用耗材管理部门应结合合理诊疗,按照医保基本原则管控高值耗材、消耗性耗材的使用,在保证医疗质量安全前提下降低耗材费用,合理控制医保费用,使 DIP 的费用控制在合理的水平,达到 DIP 支付盈余。

药品、耗材管理部门在取消药品耗材加成后成为成本单位,通过管控药品、耗材合理使用,降低医疗费用,才能充分发挥药品、耗材管理部门在 DIP 合理费用管控中的作用,达到 DIP 支付的盈余。

7. 医院医疗保险管理部门

医院医疗保险管理部门是医院实施 DIP 支付的关键部门,是协调者和组织者。

要做好费用控制和基金监管两项工作。DIP 支付是一项全新的政策,需要全院医务人员知晓熟悉,掌握要点。应组织协调全员全方位培训,可以通过全院培训、重点科室培训等方式,也可以将文件、分值库、培训资料通过医院的 OA、微信群进行宣传,还可以制作宣传手册发放给全院医务人员。此外,还应建立医保质控群,及时回答临床科室有关 DIP 政策的提问。

三、 建设智能化医院 DIP 信息系统

医院信息化建设是实施 DIP 的重要支撑与基础,医疗机构需做好 DIP 相关业务的信息系统对接,对各项医保业务的模块进行规范支持。保证医院 HIS 与医疗保障局系统的接口进行准确对接,从而保证信息传递的及时性和准确性。病案首页与医疗保障基金结算清单是 DIP 支付的基本数据来源,需要信息部门准确完整上传,以保证 DIP 支付的准确性。此外,DIP 的全过程管理、医院使用医保基金监管,都需要相匹配的信息系统支持才能实现。广东省人民医院的 DIP 信息管理系统实现了医院、科室、病种、医师的多维度指标监控管理。该系统可以从时间、待遇类型、病种类型(核心病种、综合病种、基层病种等)、全院、科室、患者、具体病种、结余、超额、药费、材料费、医疗服务费用、三级四级手术、CMI 值、使用率、费用偏差、排序等多维度进行统计、分析,随时了解全院、科室的 DIP 运行情况,实现住院费用控制的事前、事中、事后全程管理。

(一) 全院 DIP 分析监管子系统

医院领导及医保管理部门可了解全院医保结余/超额总运行情况,收治病种情况,科室运行情况等全院情况。

1. 病种汇总

可以了解全院具体收治病种、收治病种排名、收治病种结余排名、收治病种超额排名、各病种住院天数、次均药费、次均材料费、次均检验检查费用、次均医疗服务费用、病种 CMI、药占比、耗占比、医疗服务占比等指标(图 5-4-1、图 5-4-2)。并可查询病种收治明细,包括具体收治患者住院天数、使用率、结余/超额、次均药费、次均材料费、次均检验检查费用、次均医疗服务费用、药占比、耗占比、医疗服务占比等指标。

2. 全院各科室 DIP 运行情况

可以查询全院各科室 DIP 运行情况、科室结余/超额排名、收治患者住院天数、使用率、结余/超额、次均药费、次均材料费、次均检验检查费用、次均医疗服务费

用、科室 CMI、费用偏差情况、三级四级手术、药占比、耗占比、医疗服务占比等指标（图 5 - 4 - 3）。

3. 全院各科室收治患者明细

包括具体收治患者住院天数、使用率、结余/超额、次均药费、次均材料费、次均检验检查费用、次均医疗服务费用、患者入组 CMI、费用偏差情况、三级四级手术、药占比、耗占比、医疗服务占比等指标（图 5 - 4 - 4）。

4. 全院综合病种收治情况

综合病种对部分医院的结余/超额影响比较大，需要具体分析综合病种的原因，通过统计了解综合病种住院天数、使用率、结余/超额、次均药费、次均材料费、次均检验检查费用、次均医疗服务费用、费用偏差情况、三级四级手术、药占比、耗占比、医疗服务占比等指标（图 5 - 4 - 5）。

可根据需要具体查询每个进入综合病种患者的诊断、手术操作编码、住院天数、使用率、结余/超额、次均药费、次均材料费、次均检验检查费用、次均医疗服务费用、费用偏差情况、三级四级手术、药占比、耗占比、医疗服务占比等指标。

5. 全院住院人次人头比

人次人头比是反映重复收治患者的指标，在部分医保统筹地区作为监管和考核指标。

6. 全院费用偏差指标

每例患者住院费用的高低与分值的支付相关。大部分地区的医疗保障局均设置了使用率支付办法。低使用率一方面支付按照政策打折支付，同时也是低标准住院监控的对象。而合理的使用率能得到满分支付，所以医院管理者和医院医保管理部门要随时了解费用偏差的详细情况，包括不同住院费用使用率患者的比例、具体入组患者，尽量提高使用率 50%～100%患者的比例（图 5 - 4 - 6）。

（二）科室 DIP 分析监管子系统

临床科室主任需要实时了解本专科和病区 DIP 的运行情况，本系统将科室 DIP 报表做到 HIS 的医师工作站，医师、护士长能实时了解本科室 DIP 运行情况，及时采取措施进行管控。

1. 本科室 DIP 运行情况查询

可以通过本系统，实时查阅本科室 DIP 运行情况，包括科室收治病种情况、各病种住院天数、使用率、结余/超额、次均药费、次均材料费、次均检验检查费用、次均医疗服务费用、科室 CMI、费用偏差情况、三级四级手术、药占比、耗占比、医疗服务占比等指标(图 5-4-7)。

2. 科室收治病种明细

科室管理者可以根据需要查询本科室收治病种的明细情况,具体包括每个患者的病种、住院天数、使用率、结余/超额、次均药费、次均材料费、次均检验检查费用、次均医疗服务费用、CMI、费用偏差情况、三级四级手术、药占比、耗占比、医疗服务占比等指标。亦可根据需要查询收治患者的门诊医师、主治医师、手术医师,使责任落实到人。

(三) DIP 分析监管系统医师工作站

1. 使用率、结余、超额提醒

通过医师工作站的住院费用使用率、结余/超额提醒来实现合理控费的过程管理。可以在医师工作站根据当前患者的诊断和操作,按照病种分值库的病种组合、预算点值,入组规则智能匹配目前医疗状态下可入组情况、使用率、预结余/超额,随着诊疗过程的变化,病种组合、使用率和预支付费用会同步变化,及时提醒医师合理控费。

2. 入组情况分析

医师可以根据需要具体查询目前入组病种组合、标准分值、加权分值、预支付费用、结余/超额情况,如果第一诊断和操作发生变化,系统会同步调整,按照新的诊断和操作组合入组。

通过医师工作站医保病种查询系统,可以查询目前诊断与手术操作匹配入组情况,使用率、支付费用、结余/超额,当某患者住院费用使用率超过 80%,系统会弹出提示框,提醒医师注意控制费用(图 5-4-8)。

3. 诊断对应其他诊疗方式提醒

用鼠标点对应诊断,会显示诊断对应的各种手术操作的病种组合上年度同级别次均费用及使用率的目标值(图 5-4-9)。亦可新增诊断,系统会显示新增诊断和新增诊断后的病种费用(图 5-4-10)。

(四) 其他子系统与功能模块

1. 麻醉费用统计功能

为加强麻醉费用的合理使用,给麻醉科室进行定额管理和绩效考核,DIP 分析与监管系统设置了病种麻醉费用管理统计功能,包括整体运行情况、各科室麻醉费用、病种麻醉费用、麻醉结余/超额情况、收治患者具体明细情况等(图 5-4-11、图 5-4-12)。

2.病案首页数据核对系统

病案首页准确完整上传医疗保障局是DIP支付重要环节,需要建立归档病例、医保端、申报表核对系统,保证病案首页上传的准确性、完整性。医院DIP分析与监管系统设置了病案首页信息核对系统,当医院归档病历、上传医疗保障局端(PJ3上传)的病历及申报表(三级表)的诊断、手术操作一致,入组一致时,系统显示三者分值一致(图5-4-13)。

3.病种分值预测系统

通过预测病种点值计算医院DIP运行情况,及时了解医保结余/超额情况,以便采取措施控费。将不同预算点值输入系统,即可了解医院DIP运行情况。填入预测点值后,系统会自动测算超额/结余分析统计情况(图5-4-14)。

4.成本核算管理系统

医院的成本核算必须结合DIP的结余/超额情况,以准确计算医院的真正效益。成本系统包括医院的成本、医保结余/超额两部分。可以统计分析病种、科室、具体的每一位患者、医师的成本(图5-4-15)。科室全成本统计分析包括总盈亏、加权盈余率、科室加权盈余率占比、成本率、科室成本率占比、总成本、分值盈亏、成本盈亏及药品成本等(图5-4-16),亦可进行科室病种全成本统计分析等(图5-4-17)。

综上,DIP付费是一种全新的支付方式,医院面临新的挑战。面对挑战,医院只有加强DIP精细化管理,才能在DIP支付新政中不断发展,立于不败之地。广东省人民医院是国内早期开展DIP付费试点医院之一,在DIP下医保精细化管理和医院内DIP智能化管理方面积累了一定经验,可资借鉴。

（陈维雄）

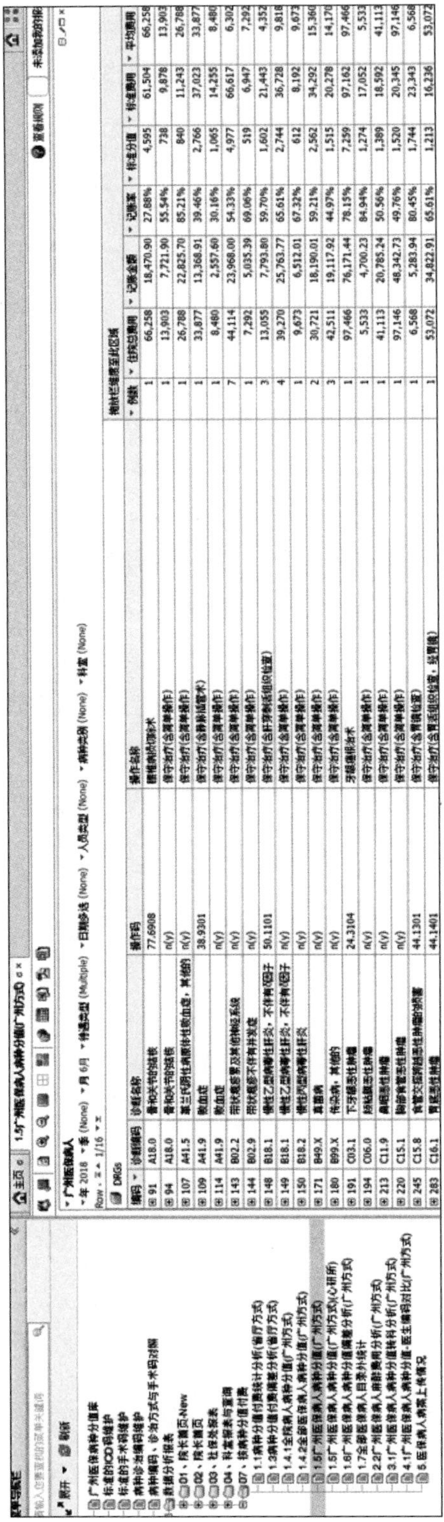

图 5-4-1　DIP 分析监管系统按时间段了解全院收治病种汇总示例图

诊断编码	诊断名称	操作码	操作名称	例数	住院总费用	标准分值	标准费用	平均费用	使用率	使用率2	实际分值	实际支付费用	结余	结余率	手术级别(最高)	3级手术数	4级手术数
I25.1	动脉硬化性	00.4501	植入一根冠	229	10,273,940	918,748	12,297,442	44,864	83.55%	83.25%	921,973	12,340,606	2,066,667	16.81%	4	0	229
I42.0	扩张型心肌	00.5101	心脏再同步	1	194,907	14,350	192,075	194,907	101.47%	101.47%	14,350	192,075	-2,832	-1.47%	3	1	0
I63.0	入脑前动脉	00.6201	颅内血管腔	1	122,395	8,721	116,731	122,395	104.85%	104.85%	8,721	116,731	-5,664	-4.85%	4	0	1
I63.9	脑梗死	00.6201	颅内血管腔	2	164,859	17,956	240,341	82,429	68.59%	68.59%	17,956	240,341	75,482	31.41%	4	0	2
I67.1	脑内脑瘤，	00.6501	颅内血管腔	1	89,832	9,295	124,414	89,832	72.20%	72.20%	9,295	124,414	34,581	27.80%	4	0	1
T84.0	内部关节假	00.7001	髋关节置换	1	81,602	6,881	92,102	81,602	88.60%	88.60%	6,881	92,102	10,500	11.40%	4	0	1
I62.1	非创伤性硬	01.2405	硬脑膜外血	1	95,346	2,327	31,147	95,346	306.12%	148.52%	4,796	64,199	-31,147	-100.00%	2	0	0
D32.0	脑膜良性肿	01.5103	脑膜病损切除	10	544,242	55,030	736,577	54,424	73.89%	73.89%	55,030	736,577	192,334	26.11%	3	10	0
C71.1	额叶恶性肿	01.5901	脑病损切除	12	829,314	75,252	1,007,248	69,110	82.33%	85.20%	72,724	973,408	144,093	14.31%	4	0	12
T86.0	骨髓移植排	n(y)	保守治疗(合	19	931,376	13,186	176,495	49,020	527.71%	112.02%	62,115	831,407	-99,969	-56.64%	2	0	0
T86.1	肾移植失败	n(y)	保守治疗(合	2	31,095	1,604	21,470	15,548	144.83%	144.83%	1,604	21,470	-9,625	-44.83%	0	0	0
T91.1	脊柱骨折后	n(y)	保守治疗(合	1	19,772	1,020	13,653	19,772	144.82%	144.82%	1,020	13,653	-6,119	-44.82%	4	0	1
T93.1	股骨骨折后	n(y)	保守治疗(合	1	24,348	615	8,232	24,348	295.78%	151.08%	1,204	16,116	-8,232	-100.00%	0	0	0
Z22.5	病毒性肝炎	n(y)	保守治疗(合	15	55,170	7,395	98,982	3,678	55.74%	55.74%	7,395	98,982	43,812	44.26%	2	0	0
Z40.0	与恶性肿瘤	n(y)	保守治疗(合	1	4,083	47	629	4,083	649.07%	118.21%	258	3,454	-629	-100.00%	1	0	0
Z43.3	结肠造口堆	n(y)	保守治疗(合	2	79,940	874	11,698	39,970	683.34%	117.14%	5,098	68,242	-11,698	-100.00%	2	0	0
Z45.0	心脏起搏器	n(y)	保守治疗(合	4	237,011	4,208	56,324	59,253	420.80%	113.46%	15,606	208,892	-28,119	-49.92%	3	2	0
Z51.0	放射治疗疗	n(y)	保守治疗(合	39	566,874	117,312	1,570,221	14,535	36.10%	82.80%	51,148	684,613	117,739	7.50%	4	0	0
Z51.1	为肿瘤化学	n(y)	保守治疗(合	1,149	16,441,591	1,140,957	15,271,709	14,309	107.66%	121.31%	1,012,576	13,553,337	-2,888,254	-18.91%	3	1	0
Z54.0	手术后恢复	n(y)	保守治疗(合	3	107,452	2,709	36,260	35,817	296.34%	150.93%	5,319	71,192	-36,260	-100.00%	3	1	0
Z54.8	恢复期，其	n(y)	保守治疗(合	1	2,791	903	12,087	2,791	23.09%	100.00%	209	2,791	-0	-0.00%	2	0	0
Z93.2	回肠造口状	n(y)	保守治疗(合	1	5,558	767	10,266	5,558	54.14%	54.14%	767	10,266	4,708	45.86%	1	0	0
				16,086	452,721,449	28,232,509	377,892,133	28,144	119.80%	106.11%	31,875,183	426,649,365	-26,072,084	-6.90%	4	3,760	4,287

图 5-4-2 DIP 分析监管系统全院收治病种汇总明细示例图

科室	医保人次	人均住院总费用	标准费用	实际支付费用	使用率	使用率2	结余	结余率	西药费
心内五区十二楼	29	68,607.75	1,246,964	1,871,443	159.56%	106.32%	-118,182	-9.48%	94,890.71
心内一区	101	46,426.79	4,726,775	4,709,200	99.20%	99.57%	20,095	0.43%	129,695.66
心外成人科二区	8	146,006.92	964,939	1,260,578	121.05%	92.66%	92,523	9.59%	236,555.08
心外成人科一区	23	90,443.82	2,163,846	2,126,006	96.13%	97.85%	45,798	2.12%	272,155.60
心外科重症监护	2	458,600.80	917,202	917,202	100.00%	100.00%	0	0.00%	323,718.71
心外科综合区	2	4,338.75	45,510	8,677	19.07%	100.00%	0	0.00%	413.68
心外小儿区（先	14	37,882.74	651,191	633,454	81.44%	83.72%	103,096	15.83%	38,010.22
新生儿科	35	21,483.57	713,790	644,415	105.34%	116.68%	-107,510	-15.06%	96,629.85
胸部肿瘤科	29	16,178.63	537,246	424,869	87.33%	110.43%	-44,311	-8.25%	247,818.18
胸外科病区	22	39,780.33	657,211	762,972	133.16%	114.71%	-112,195	-17.07%	187,042.01
血液病区	49	32,070.05	1,473,742	1,535,635	106.63%	102.33%	-35,797	-2.43%	758,858.24
眼科病区	120	8,478.08	1,057,194	1,044,077	96.23%	97.44%	26,707	2.53%	51,035.03
整形外病区	49	14,515.37	599,308	586,236	118.68%	121.33%	-125,018	-20.86%	72,458.13
中医内科病区	24	19,090.48	387,482	430,790	118.24%	106.36%	-27,381	-7.07%	73,957.65
综合二科（精）	18	14,380.24	263,774	263,774	98.13%	98.13%	4,929	1.87%	56,709.40
综合二区	14	112,434.99	1,562,895	1,562,895	100.72%	100.72%	-11,195	-0.72%	345,372.46
综合一科（精）	22	12,984.41	297,006	279,881	96.18%	102.06%	-5,776	-1.94%	44,406.52
综合一区	1	24,032.68	25,270	25,270	95.10%	95.10%	1,237	4.90%	9,708.29
总计	2,171	27,190.69	57,665,794	57,068,794	102.37%	103.44%	-1,962,199	-3.40%	10,710,207.37

图 5-4-3 DIP 分析监管系统全院各科室 DIP 运行情况示例图

科室大类/科室	诊断编码	诊断名称	操作码	操作名称	病种类别	ICD码	诊断名称	住院号	例数	住院总费用	标准分值	标准费用	使用率	使用率2	实际分值	实际支付费用	结余	结余率	西药费
风湿免疫科/大内科	C22.0	肝细胞癌	54.9101	保守治疗(含核心病种)	核心病种	C22.000	肝细胞癌	20681	1	60,194	1,955	26,168	230.03%	176.90%	2,542	34,027	-26,168	-100.00%	35,178.03
	D18.0	血管瘤，瘤(压)	n(y)	保守治疗(含核心病种)	核心病种	D18.009	肌内血管瘤	810931	1	9,801	485	6,492	150.97%	150.97%	485	6,492	-3,209	-50.97%	78.42
	D61.1	药物性再生障	n(y)	保守治疗(含核心病种)	核心病种	D61.102	化疗(放疗)后骨髓	92135	1	13,401	938	12,555	106.73%	106.73%	938	12,555	-845	-6.73%	6,867.37
	D69.3	特发性血小板	41.3102	保守治疗(含核心病种)	核心病种	D69.303	出血性紫癜	818906	1	18,669	1,492	19,970	93.49%	93.49%	1,492	19,970	1,301	6.51%	3,692.76
	D69.6	血小板减少	41.3101,41	保守治疗(含核心病种)	核心病种	D69.600	血小板减少	287593	1	81,112	2,150	28,778	281.86%	154.99%	3,910	52,335	-28,778	-100.00%	42,810.26
	E04.1	非毒性单个	n(y)	保守治疗(含核心病种)	核心病种	E04.101	甲状腺结节	809573	1	23,535	329	4,404	534.45%	123.02%	1,429	19,132	-4,404	-100.00%	6,353.48
	E11.5	非糖尿病系统	n(y)	保守治疗(含核心病种)	核心病种	E11.503	2型糖尿病足病	806999	1	13,121	881	11,792	111.27%	111.27%	881	11,792	-1,329	-11.27%	2,707.35
	F45.9	躯体形式障碍	n(y)	保守治疗(含核心病种)	核心病种	F45.900	躯体形式障碍	780090	1	6,608	704	9,423	70.13%	70.13%	704	9,423	2,815	29.87%	656.81
	I40.0	感染性心肌	n(y)	保守治疗(含核心病种)	核心病种	I40.001	病毒性心肌炎	787590	1	52,658	1,249	16,718	314.98%	146.52%	2,685	35,940	-16,718	-100.00%	22,677.73
	I63.9	脑梗死	n(y)	保守治疗(含核心病种)	核心病种	I63.905	多发性，腔隙性脑	473178	1	58,694	934	12,502	469.49%	127.06%	3,451	46,192	-12,502	-82.60%	20,440.25
	I71.2	胸主动脉瘤	n(y)	保守治疗(含核心病种)	核心病种	I71.204	主动脉弓动脉瘤	775375	1	11,683	478	6,398	182.60%	182.60%	478	6,398	-5,285	-82.60%	1,107.80
	I72.0	颈动脉瘤	86.1101	保守治疗(含核心病种)	核心病种	I72.00001	颈动脉夹层形成	816961	1	13,481	715	9,570	140.87%	140.87%	715	9,570	-3,911	-40.87%	3,299.26
	I77.6	动脉炎	n(y)	保守治疗(含核心病种)	核心病种	I77.606	系统性血管炎	725949	1	19,500	1,281	17,146	113.73%	113.73%	1,281	17,146	-2,354	-13.73%	1,729.56
	I77.6	动脉炎	n(y)	保守治疗(含核心病种)	核心病种	I77.600	动脉炎	777589	1	20,958	803	10,748	194.99%	194.99%	803	10,748	-10,210	-94.99%	4,282.76
								762339	1	10,198	803	10,748	94.88%	94.88%	803	10,748	550	5.12%	1,757.98

图5-4-4　DIP分析监管系统全院各科室收治患者明细示例图

诊断编码	诊断名称	ICD码	诊断名称	科室	例数	住院总费用	平均住院日	记账金额	分值库标准分值	上年度同级别医院次均费用	使用率(对比上年同级别医院)	实际支付费用(职工14.2,居民14)	加权分值	加权结余
C	综合病种	C73.x00	甲状腺恶性肿瘤	重症监护一科病区	1	149,214	12	96,827.47	2,672	42,050	354.85%	96,696	6,980	-50,100.80
D	综合病种	D12.400	降结肠良性肿瘤	肿四科	1	13,071	4	7,928.02	1,715	23,649	55.27%	24,353	1,758	11,890.56
	综合病种	D18.009	肌内血管瘤	血管与整形外科病区	1	12,341	3	8,302.49	1,715	23,649	52.18%	24,353	1,758	12,621.19
		D35.200	垂体良性肿瘤	神经外科病区	1	35,910	7	25,690.99	1,715	23,649	151.85%	24,353	1,758	-10,948.32
I	综合病种	I65.002	椎动脉狭窄	神经一科(神经变性病)	1	277,071	25	200,037.66	2,470	43,757	633.20%	187,016	13,499	-65,379.74
		I77.113	主动脉弓畸形	新生儿科	1	138,162	21	58,394.98	2,470	43,757	315.75%	74,606	5,462	-61,144.87
J	综合病种	J39.220	咽旁间隙感染	口腔颌面外科病区	1	9,578	9	5,589.66	1,276	21,150	45.29%	8,206	592	-1,167.40
K	综合病种	K52.203	过敏性肠炎	新生儿科	1	4,744	3	2,779.40	1,328	23,442	20.24%	3,762	275	-659.88
	综合病种	K72.905	肝功能不全	感染病科病区	1	13,273	7	7,842.18	1,328	23,442	56.62%	18,858	1,361	6,055.64
L	综合病种	I29.900	痰样(症)	皮肤性病科病区	1	8,542	4	5,854.07	734	14,862	57.47%	10,423	752	2,141.61
		195.901	薄膜性血管炎	皮肤性病科病区	1	4,322	3	2,109.04	734	14,862	29.08%	3,031	219	-1,215.17

图5-4-5　DIP分析监管系统全院综合病种收治情况示例图

费用偏差	例数	住院总费用	记账金额	标准分值	标准费用	平均费用	使用率	使用率2	实际分值	实际支付费用	结余
总费用/定额<0.5	255	1,554,267	985,274.99	338,325	4,528,480	6,095	34.32%	100.00%	116,120	1,554,267	0
0.5<=总费用/定额<0.8	506	8,276,808	5,406,914.95	915,722	12,256,939	16,357	67.53%	67.53%	915,722	12,256,940	3,980,132
0.8<=总费用/定额<1	382	11,357,365	7,322,833.54	931,844	12,472,732	29,731	91.06%	91.06%	931,844	12,472,733	1,115,368
1<=总费用/定额<=2	718	20,784,331	13,474,418.40	1,215,186	16,265,456	28,948	127.78%	127.78%	1,215,200	16,265,458	-4,518,873
总费用/定额>2	227	16,308,029	10,414,987.06	285,775	3,825,098	71,842	426.34%	130.64%	932,606	12,482,930	-3,825,099
总计	2,088	58,280,800	37,604,428.94	3,686,852	49,348,705	27,912	118.10%	105.90%	4,111,492	55,032,328	-3,248,472

图 5-4-6 DIP 分析系统全院费用偏差报表示例图

科室	例数	住院总费用	记账金额	标准分值	标准费用	平均费用	使用率	使用率2	实际分值	实际支付费用	结余
神经科四区(老年医学科三区)	100	3,381,128	2,260,353.28	202,153	2,705,870	33,811	124.96%	112.98%	223,580	2,992,614	-388,514

图 5-4-7 科室 DIP 分析监管系统科室 DIP 运行情况查询示例图

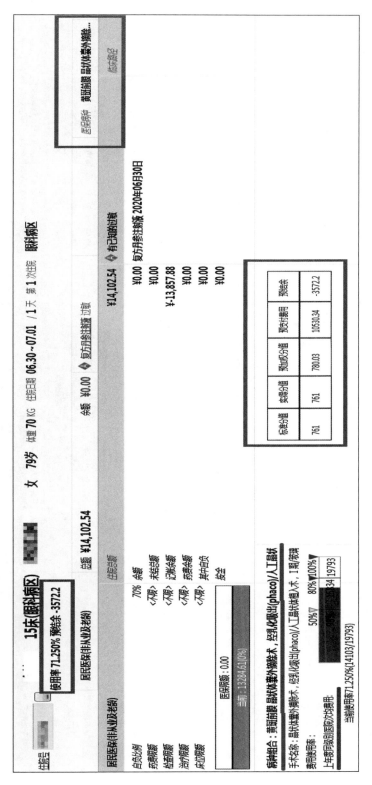

图 5 - 4 - 8　医师工作站 DIP 病种入组及支付费用提醒

手术ICD码	手术名称	50%费用	100%费用	200%费用	平均药比	平均材料比
31.4201	保守治疗(含气管镜检查术)	6498	12997	25994	0%	0%
32.2001	肺病损切除术，经胸腔镜	33275	66550	133100	0%	0%
32.2003	肺部分切除术（含楔形切除术），经胸腔镜	21248	42497	84994	0%	0%
32.3001	肺段切除术，经胸腔镜	28878	57756	115512	0%	0%
33.2201	保守治疗(含光导纤维支气管镜检查术)	6003	12006	24012	0%	0%
33.2301	保守治疗(含气管镜检查术)	6003	12006	24012	0%	0%
33.2401	保守治疗(含气管活组织检查，经胸腔镜)	6304	12609	25218	0%	0%
33.2403	保守治疗(含气管采样组织检查，经胸腔镜)	5060	10119	20238	0%	0%
33.2601	保守治疗(含肺采样组织检查)	6826	13653	27306	0%	0%
33.2701	保守治疗(含肺部组织检查，经胸腔镜)	6304	12609	25218	0%	0%
34.0401	保守治疗(含胸腔闭式引流术)	9028	18056	36112	0%	0%
34.9101	保守治疗(含胸腔穿刺抽吸气)	5796	11591	23182	0%	0%
34.9102	保守治疗(含胸腔采样组织检查)	7422	14844	29688	0%	0%
40.2101	颈淋巴切除术	6552	13104	26208	0%	0%
41.3101	保守治疗(含骨髓检查)	5588	11176	22352	0%	0%
44.1301	保守治疗(含胃镜检查)	4076	8151	16302	0%	0%
n(y)	保守治疗(含病理填充)	4397	8794	17588	0%	0%
	综合得分	6766	13532	27064	0%	0%

图 5-4-9 医师工作站诊断对应病种组合其他诊疗方式查询与费用控制目标示例图

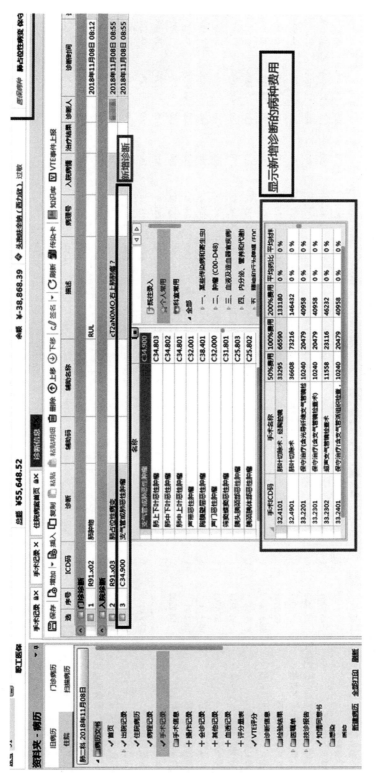

图 5 - 4 - 10　医师工作站新增诊断与病种费用提示界面示例图

诊断名称	操作码	例数	手术费	麻醉费	麻醉定额	人均麻醉费	麻醉项目	麻醉材料	麻醉药品	麻醉时间	手术时长	麻醉费占比	麻醉药占麻醉费
综合病种		7	46,856.87	37,407.99	33,463	5,344.00	19,737.44	2,406.13	15,264.42	1,470	975	14.74%	40.81%
直肠恶性肿瘤	48.3501	1	1,690.00	4,056.69	4,786	4,056.69	2,348.00	0.00	1,708.69	150	115	21.09%	42.12%
上叶，支气管或肺的恶性肿瘤	32.2003	4	26,354.42	28,076.90	29,652	7,019.23	12,809.86	5,382.95	9,884.09	840	540	15.00%	35.20%
乳房上外象限恶性肿瘤	85.4301	1	7,317.41	5,058.48	4,598	5,058.48	2,451.00	0.00	2,607.48	180	95	17.05%	51.55%
前列腺恶性肿瘤	60.1101	3	717.76	2,921.85	16,862	973.95	855.00	0.00	2,066.85	150	75	5.94%	70.74%
盆汇下降部的恶性肿瘤	62.3 06	1	3,276.46	3,383.51	4,196	3,383.51	2,247.62	6.05	1,129.84	120	50	22.71%	33.39%
盆汇恶性肿瘤	62.3 06	1	3,254.00	4,869.04	4,196	4,869.04	2,556.62	6.05	2,306.37	210	150	25.58%	47.37%
肾(除外肾盂)恶性肿瘤	55.5102	1	9,361.46	11,288.40	4,196	11,288.40	3,770.31	871.70	6,646.39	270	180	30.58%	58.88%
膀胱恶性肿瘤	57.4901	2	9,289.12	7,086.88	8,392	3,543.44	4,468.24	12.10	2,606.54	270	115	20.57%	36.78%
甲状腺恶性肿瘤	06.4 01	1	6,948.00	4,786.40	4,235	4,786.40	2,657.00	0.00	2,129.40	240	185	22.08%	44.49%
甲状腺恶性肿瘤	06.2 04	4	31,249.48	19,750.86	16,940	4,937.72	10,513.48	269.00	8,968.38	810	520	20.97%	45.41%
肝部继发性恶性肿瘤	50.2205	1	8,834.96	5,343.49	5,171	5,343.49	2,843.62	256.05	2,243.82	180	105	16.90%	41.99%
综合病种		9	44,506.63	41,262.75	36,983	4,584.75	23,027.94	2,481.30	15,753.51	1,500	825	24.00%	38.18%
宫颈的原位癌	67.2 01	1	1,300.00	5,016.05	4,624	5,016.05	2,590.62	6.05	2,419.38	150	60	49.17%	48.23%
宫颈的原位癌	67.3301	1	1,300.00	4,135.41	4,624	4,135.41	2,590.62	6.05	1,538.74	150	90	41.11%	37.21%
隆结核良性肿瘤	45.4203	1	1,950.00	153.28	4,048	153.28	23.28	130.00	0.00	0	0	1.17%	0.00%
中耳、鼻腔和鼻窦良性肿瘤	21.3102	1	3,528.50	2,817.59	4,235	2,817.59	2,222.62	6.05	588.92	90	10	27.86%	20.90%
头、面和颈部皮肤和皮下组织良	83.3902	1	3,896.00	4,247.57	4,235	4,247.57	2,453.62	6.05	1,787.90	180	75	39.01%	42.09%
骶平皮肤和皮下组织良性脂肪瘤	83.3903	2	6,017.00	6,999.04	9,269	3,499.52	4,907.24	12.10	2,079.70	360	105	32.43%	29.71%

图 5－4－11 医院 DIP 分析监管系统手术病种麻醉费用统计示例图

诊断名称	操作码	住院号	科室	麻醉方式	例数	手术费	麻醉费	麻醉定额	人均麻醉费	结余	麻醉材料	麻醉药品	麻醉时间	手术时长	麻醉费占比	麻醉药占麻醉费
综合病种		P8799969	普通外科一	全身麻醉	1	2,570.75	1,642.08	4,786	1,642.08	3,143.92	185.00	552.08	120	45	9.47%	33.62%
综合病种		P9150067	耳鼻喉病区	全身麻醉	1	3,528.50	3,159.87	4,235	3,159.87	1,075.13	6.05	906.20	120	25	29.51%	28.68%
综合病种		P917907	耳鼻喉病区	全身麻醉	1	3,082.00	3,350.54	4,235	3,350.54	884.46	6.05	787.87	210	140	23.39%	23.51%
综合病种		P916489	肺二科	全身麻醉	1	5,983.50	5,809.95	7,413	5,809.95	1,603.05	871.05	1,909.28	150	90	13.52%	32.86%
综合病种		P910147	泌尿外科病	全身麻醉	1	10,248.26	9,365.54	4,196	9,365.54	-5,169.54	825.88	3,914.32	420	345	22.32%	41.79%
综合病种		P908395	普通外科三	全身麻醉	1	14,485.66	6,316.08	5,171	6,316.08	-1,145.08	256.05	2,297.41	300	240	5.98%	36.37%
综合病种		P225588	整形外科病	全身麻醉	1	6,958.20	7,763.93	3,427	7,763.93	-4,336.93	256.05	4,897.26	150	90	37.34%	63.08%
直肠恶性肿	48.3501	P889522	普通外科一	全身麻醉	1	1,690.00	4,056.69	4,786	4,056.69	729.31	0.00	1,708.69	150	115	21.09%	42.12%
上叶，支气	32.2003	P663740	肺二科	全身麻醉	1	5,983.50	6,189.37	7,413	6,189.37	1,223.63	1,235.00	2,160.37	120	60	15.98%	34.90%
上叶，支气	32.2003	P800134	肺二科	插管全麻	1	6,054.71	7,454.43	7,413	7,454.43	-41.43	1,241.05	3,080.76	180	145	16.18%	41.33%
上叶，支气	32.2003	P890611	肺二科	全身麻醉	1	6,074.21	7,873.14	7,413	7,873.14	-460.14	1,956.05	2,372.47	300	185	16.59%	30.13%
上叶，支气	32.2003	P922113	肺二科	全身麻醉	1	8,242.00	6,559.96	7,413	6,559.96	853.04	950.85	2,270.49	240	150	11.93%	34.61%
乳房上尔象	85.4301	P919828	乳腺二科	全身麻醉	1	7,317.41	5,058.48	4,598	5,058.48	-460.48	0.00	2,607.48	180	95	17.05%	51.55%
前列腺恶性	60.1101	P916607	泌尿外科病	静脉麻醉	1	224.28	1,190.44	4,196	1,190.44	3,005.56	0.00	900.44	60	15	5.74%	75.64%
前列腺恶性	60.1101	P918530	泌尿外科病	静脉麻醉	1	246.74	938.23	4,196	938.23	3,257.77	0.00	663.23	30	10	5.83%	70.69%
前列腺恶性	60.1101	P922411	肾移植综合	全身麻醉	1	246.74	793.18	8,470	793.18	7,676.82	0.00	503.18	60	50	6.43%	63.44%

图 5－4－12　医院 DIP 分析监管系统手术病种麻醉费用明细统计示例图

编码(归档病历)	诊断编码(归档病历)	操作码(归档病历)	病种编码(PJ3上传)	诊断编码(PJ3上传)	操作码(PJ3上传)	例数	住院总费用	病种分值(归档病历)	病种分值(PJ3上传)	病种分值(三级表)
32083	N39.0	n(y)	207611	N39.0	n(y)	1	4,536	575	575	575
34082	P59.9	n(y)	209409	P59.9	n(y)	2	7,497	510	626	626
200059	A16.2	n(y)	200059	A16.2	n(y)	1	5,807	631	631	631
200078	A16.5	34.9102	200078	A16.5	34.9102	1	15,452	833	833	833
200114	A41.5	n(y)	200114	A41.5	n(y)	1	14,198	840	840	840
200115	A41.5	96.0401	200115	A41.5	96.0401	1	324,568	1,507	1,507	1,507
200116	A41.5	39.9501	200116	A41.5	39.9501	2	732,719	1,680	1,680	1,680
200134	A49.3	n(y)	200134	A49.3	n(y)	1	6,555	312	312	312
200179	B18.1	n(y)	200179	B18.1	n(y)	1	21,678	686	686	686
200192	B44.1	n(y)	200192	B44.1	n(y)	1	13,317	1,291	1,291	1,291
200202	B45.0	33.2601	200202	B45.0	33.2601	1	14,152	1,434	1,434	1,434
200207	B49.X	n(y)	200207	B49.X	n(y)	1	27,968	1,281	1,281	1,281
200221	C02.9	25.402	200221	C02.9	25.402	1	42,166	3,343	3,343	3,343
200286	C15.9	n(y)	200286	C15.9	n(y)	1	12,692	1,228	1,228	1,228
200330	C16.3	n(y)	200330	C16.3	n(y)	1	41,467	1,019	1,019	1,019
200343	C16.3	40.5909,43.7 03	200343	C16.3	40.5909,43.7 03	1	72,072	6,461	6,461	6,461
200367	C16.9	n(y)	200367	C16.9	n(y)	2	285,660	1,854	1,854	1,854
200395	C17.0	n(y)	200395	C17.0	n(y)	1	23,212	1,226	1,226	1,226
200418	C18.2	45.7301,45.9302	200418	C18.2	45.7301,45.9302	1	67,799	5,397	5,397	5,397
200440	C18.3	17.3301,45.9302	200440	C18.3	17.3301,45.9302	1	85,083	5,341	5,341	5,341
200441	C18.3	17.3301,40.5910	200441	C18.3	17.3301,40.5910	1	62,201	5,341	5,341	5,341
200472	C18.6	17.3502	200472	C18.6	17.3502	1	64,918	5,370	5,370	5,370

图 5 - 4 - 13 医院 DIP 分析监管系统病案首页数据核对系统

年-	人员类型	例数	住院总费用	初始分值	CMI	加权分值	核心病种实际分值	实际分值占比	综合病种实际分值	综合病种实际分值占比	工14.05, 居民13.96	结算/超额1	测算方案一：工14.2, 居民14 职工/居民	结算/超额2
2018	居民	5,349	149,832,087	9,546,449	1.90	10,386,574	8,030,533	84.12%	1,515,916	15.88%	144,996,578	-4,835,509.56	144,373,383	-5,458,704.00
	职工	19,649	534,287,122	35,208,226	1.79	38,213,295	30,355,093	86.22%	4,853,133	13.78%	536,896,788	2,609,665.90	554,092,771	19,805,648.24
2018合计		24,998	684,119,210	44,754,675	1.82	48,599,869	38,385,626	85.77%	6,369,049	14.23%	681,893,366	-2,225,843.66	698,466,154	14,346,944.24
2019	居民	5,159	156,786,868	9,424,813	1.95	10,257,364	7,899,083	83.81%	1,525,730	16.19%	143,192,802	-13,594,066.24	142,577,360	-14,209,508.06
	职工	19,805	552,169,343	35,153,184	1.77	38,083,875	29,667,758	84.40%	5,485,427	15.60%	535,078,439	-17,090,903.97	552,216,182	46,839.40
2019合计		24,964	708,956,211	44,577,997	1.80	48,341,239	37,566,840	84.27%	7,011,157	15.73%	678,271,241	-30,684,970.22	694,793,542	-14,162,668.67
2020	居民	4,002	124,730,244	7,968,005	2.03	8,656,478	6,439,302	80.81%	1,528,702	19.19%	120,844,427	-3,885,817.15	120,325,038	-4,405,205.79
	职工	16,786	527,324,124	34,978,743	1.94	37,908,959	28,662,340	81.94%	6,316,404	18.06%	532,620,879	5,296,754.44	549,679,910	22,355,785.98
2020合计		20,788	652,054,368	42,946,748	1.96	46,565,437	35,101,642	81.73%	7,845,106	18.27%	653,465,306	1,410,937.29	670,004,949	17,950,580.20
2021	居民	4,953	147,011,514	9,343,244	1.80	10,078,834	6,927,286	74.14%	2,415,959	25.86%	140,700,527	-6,310,987.34	140,095,797	-6,915,717.37
	职工	20,860	585,452,750	39,542,241	1.77	42,671,984	31,126,769	78.72%	8,415,472	21.28%	599,541,370	14,088,620.04	618,743,763	33,291,012.50
2021合计		25,813	732,464,264	48,885,485	1.77	52,750,818	38,054,054	77.84%	10,831,431	22.16%	740,241,897	7,777,632.70	758,839,559	26,375,295.13
总计		96,563	2,777,594,054	181,164,905	1.83	196,257,362	149,108,163	82.31%	32,056,742	17.69%	2,753,871,810	-23,722,243.89	2,822,104,205	44,510,150.91

图 5 - 4 - 14 医院 DIP 分析监管系统病种分值预测示例图

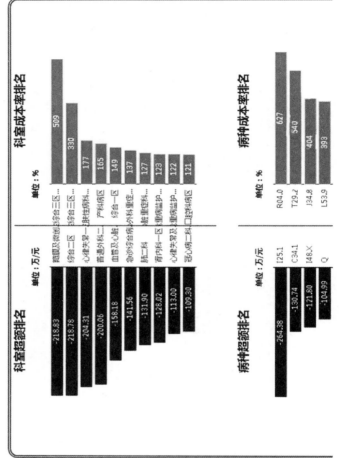

图 5 - 4 - 15　医院 DIP 分析监管系统全成本分析界面图

科室	人次	总费用	总盈亏	加权结余率	科室-加权结余-占比	成本率	科室-成本率-占比	总成本	分值盈亏	成本盈亏	药品成本
(禁)胃肠肿瘤内科	725	11936090.36	-549440.18	-0.098446	0.024818	0.947586	0.012060	11310474.84	-1175055.70	625615.52	6600812.57
血管及心脏瓣膜科12珍科(原)	819	38740143.17	6953972.50	0.057115	-0.014399	0.877612	0.011170	33998808.17	2212637.50	4741335.00	12999940.08
(禁用)骨科病区	7	386296.37	-981706.70	0.131926	-0.033259	3.673257	0.046751	141865.74	50962.67	-1032669.37	39334.17
东川急诊留观	33	6357160.77	118.20	0.062680	-0.015802	1.062661	0.013525	6755506.60	398464.03	-398345.83	6537947.67
	1	4613.55	0.00	-1.000000	0.252102	0.000000	0.000000	0.00	-4613.55	4613.55	0.00
中医内科病区	872	13371187.24	-810654.76	-0.126363	0.031856	0.934264	0.011891	12492218.19	-1689623.81	878969.05	3691318.90
乳腺科	2290	38170165.85	16350746.62	0.166399	-0.041949	0.738035	0.009393	28170904.76	6351485.53	9999261.09	4948703.01
乳腺肿瘤科	2449	41683616.73	19903435.75	0.169831	-0.042815	0.692342	0.008812	28859331.32	7079150.34	12824285.41	6111782.72
产科病区	3735	14167218.13	-8675576.18	-0.249003	0.062774	1.363366	0.017352	19315109.01	-3527685.30	-5147890.88	1087834.35

图 5 - 4 - 16　医院 DIP 分析监管系统科室全成本统计分析示例图

科室	诊断编码/诊断名称	操作码/操作名称	住院号/住院次/诊次/姓名	人次	总费用	总盈亏	加权结余率	科室-加权结余-占比	成本率	科室-成本率-占	总成本	分值盈亏	成本盈亏	药品成本
中医内科病区	C11.9/鼻咽恶性肿瘤	n(y)/保守治疗(含简单操作)	a	1	11387.11	8250.06	0.732216	0.109506	1.007608	0.017318	11473.74	8336.69	-86.63	2926.74
中医内科病区	C18.2/升结肠恶性肿瘤	n(y)/保守治疗(含简单操作)	b	1	7430.97	6866.47	1.038498	0.155333	1.114464	0.019155	8281.55	7717.05	-850.58	1692.43
中医内科病区	C34.1/上叶，支气管或肺的恶性肿瘤	n(y)/保守治疗(含简单操作)	c	1	11181.29	5447.98	0.331787	0.049627	0.844547	0.014515	9443.12	3709.81	1738.17	1469.39
中医内科病区	C76.2/腹部恶性肿瘤	n(y)/保守治疗(含简单操作)	a	1	19550.54	-182.51	-0.217779	-0.032574	0.791557	0.013605	15475.36	-4257.69	4075.18	1783.33
中医内科病区	D50.9/缺铁性贫血	n(y)/保守治疗(含简单操作)	b	1	13472.00	-3909.10	-0.523575	-0.078313	0.766590	0.013176	10327.50	-7053.69	3144.50	904.27
中医内科病区	D86.0/胸结节病	n(y)/保守治疗(含简单操作)	c	1	10217.92	-1188.11	-0.101166	-0.015132	1.015111	0.017447	10372.32	-1033.71	-154.40	2147.52
中医内科病区	D86.0/胸结节病	n(y)/保守治疗(含简单操作)	a	1	5095.74	-2559.26	-0.173413	-0.025938	1.328822	0.022839	6771.33	-883.67	-1675.59	1009.28
中医内科病区	E11.8/2型糖尿病伴有并发症	n(y)/保守治疗(含简单操作)	b	1	7720.88	-500.84	0.257394	0.038500	1.322262	0.022726	10209.03	1987.31	-2488.15	1367.21
中医内科病区	E11.9/2型糖尿病不伴有并发症	n(y)/保守治疗(含简单操作)	c	1	11356.47	-5107.48	-0.180996	-0.027072	1.268746	0.021806	14408.48	-2055.47	-3052.01	1742.57

图 5 - 4 - 17　医院 DIP 分析监管系统科室病种成本测算明细示例图

参 考 文 献

［1］蔡海清.如何准确把握DRG/DIP三年行动计划中的5个问题［EB/OL］.中国医疗保险［2021－12－14］.https://mp.weixin.qq.com/s/1Nmb7FbbtFFRUz6LmGx24A.

［2］董四平.医院如何应对DRG/DIP"灰犀牛"事件［EB/OL］.中国卫生杂志［2021－12－27］.https://mp.weixin.qq.com/s/sXs426DRTR5VtweJpee8jQ.

［3］黄华波.CHS-DRG/DIP试点成效与新三年行动方案［Z］.北京:第一届中国CHS-DRG/DIP支付方式改革大会.2021.

［4］姜天一.2021医保十大关键词［N］.健康报,2021－12－28(7).

［5］李伶俐,吴佩佩,姚奕婷,等.C-DRG收付费制度下的医院医保管理实践与思考［J］.中国卫生经济,2019,38(12):21－22.

［6］郑金坡,田羿,李军,等.DRG支付方式改革医疗机构面临的挑战与应对措施［J］.中国医院,2021,25(7):22－24.

［7］胡兆礼,陈姬雅,徐圆圆.DRG付费在公立医院的管理实践与应用思考［J］.医院管理论坛,2020,37(7):9－11.

［8］赵洪莹.DRG医保支付改革下的医院精益管理［J］.经济研究导刊,2021(20):137－139.

［9］余晓林.某三级综合医院215份歧义病案分析［J］.中国病案,2020,21(10):32－34.

［10］陈贤展,尹龙燕.住院病案首页ICD编码质量对分值付费的影响［J］.中国病案,2019,20(7):18－21.

［11］中华人民共和国国家质量监督检验检疫总局,中国国家标准化管理委员会.GB/T 36073—2018　数据管理能力成熟度评估模型［S］.北京:中国标准出版社,2018.

［12］GB/T 34960《信息技术服务治理》国家标准［J］.中国质量与标准导报,2018(1):40.

［13］中华人民共和国卫生部.WS 370—2012　卫生信息基本数据集编制规范［S］.北京:中国标准出版社,2012.

［14］中华人民共和国卫生部.WS/T 305—2009　卫生信息数据集元数据规范

［S］.北京:人民卫生出版社,2009.

　　［15］住院病案首页数据填写质量规范(暂行)(国卫办医办〔2016〕24 号)［Z］.北京:国家卫生与计划生育委员会,2016.

　　［16］住院病案首页数据质量管理与控制指标(2016 版)［Z］.北京:国家卫生与计划生育委员会,2016.

　　［17］三级医院评审标准(2020 年版)［Z］.北京:国家卫生健康委,2020.

　　［18］国务院办公厅关于加强三级公立医院绩效考核工作的意见(国办发〔2019〕4 号)［Z］.北京:国务院办公厅,2019.

　　［19］北京协和医院世界卫生组织国际分类家族合作中心.疾病和有关健康问题的国际统计分类(第十次修订本):第一卷［M］.董景五,主译.北京:人民卫生出版社,2008.

　　［20］北京协和医院世界卫生组织国际分类家族合作中心.疾病和有关健康问题的国际统计分类(第十次修订本):第三卷［M］.董景五,主译.北京:人民卫生出版社,2008.

　　［21］刘爱民.国际疾病分类第九版临床修订本手术与操作 CM－9－CM－3［M］.2011 版.北京:人民军医出版社,2013.

　　［22］刘谦.中国民营医院发展报告(2018)［M］.北京:社会科学文献出版社,2019:169,173.

　　［23］中国医院协会.2016 医疗数据统计分析报告［M］.南京:东南大学出版社,2016.

　　［24］BUSSE R,GEISSLER A,QUENTIN W,et al. Diagnosis-related groups in Europe：Moving towards transparency,efficiency and quality in hospitals［M］. Buckingham：Open University Press,2011:13－15.

　　［25］廖藏宜.医保 DRG 付费方式改革的科学理念与社会共识［J］.中国人力资源社会保障,2020(10):57.

　　［26］国家医疗保障 DRG 分组与付费技术规范(医保办发〔2019〕36 号)［Z］.北京:国家医疗保障局.2019.

　　［27］公立医院成本核算规范(国卫财务发〔2021〕4 号)［Z］.北京:国家卫生健康委,2021.

　　［28］医院财务制度(财社〔2010〕306 号)［Z］.北京:中华人民共和国财政部,2010.

［29］事业单位成本核算具体指引：公立医院（财会〔2021〕26 号）［Z］. 北京：中华人民共和国财政部，2021.

［30］秦永方. DRG/DIP 倒逼病种成本核算. 健康界［EB/OL］.［2021 - 01 - 31］https://www.cn-healthcare.com/articlewm/20210131/content-1186237.html

［31］宋雄，刘雅娟. 基于 DRG 的病种成本核算方法比较研究［J］. 中国医院，2020,24(5):5 - 8.

［32］刘雅娟，宋雄. 基于成本费用率的病种成本核算方法应用研究［J］. 中国医院，2020,24(5):9 - 12.

［33］刘雅娟，倪君文，黄玲萍，等. 基于 DRG 的医院病种成本核算实践与探索［J］. 中国医院管理，2019,39(8):54 - 56.

［34］刘雅娟. 基于 CCR 模型的病种成本管理体系构建及管理机制研究［J］. 中国医院管理，2021,41(6):49 - 54.

［35］刘雅娟. DRGs 支付改革背景下病种成本管理体系的构建及应用［J］. 中国医院，2020,24(5):1 - 4.

附录一 国家医疗保障局 DRG/DIP 支付方式改革三年行动计划

为深入贯彻落实《中共中央国务院关于深化医疗保障制度改革的意见》，加快建立管用高效的医保支付机制，在三年试点取得初步成效基础上，加快推进 DRG/DIP 支付方式改革全覆盖，制定本行动计划。

一、工作目标

以习近平新时代中国特色社会主义思想为指导，坚持以人民健康为中心，以加快建立管用高效的医保支付机制为目标，分期分批加快推进，从 2022 到 2024 年，全面完成 DRG/DIP 付费方式改革任务，推动医保高质量发展。到 2024 年底，全国所有统筹地区全部开展 DRG/DIP 付费方式改革工作，先期启动试点地区不断巩固改革成果；到 2025 年底，DRG/DIP 支付方式覆盖所有符合条件的开展住院服务的医疗机构，基本实现病种、医保基金全覆盖。完善工作机制，加强基础建设，协同推进医疗机构配套改革，全面完成以 DRG/DIP 为重点的支付方式改革任务，全面建立全国统一、上下联动、内外协同、标准规范、管用高效的医保支付新机制。

二、工作任务

聚焦抓扩面、建机制、打基础、推协同四个方面，分阶段、抓重点、阶梯式推进改革工作，加快扩面步伐，建立完善机制，注重提质增效，高质量完成支付方式改革各项任务。

（一）抓扩面：实现四个全面覆盖

狠抓统筹地区、医疗机构、病种分组、医保基金四个方面全面覆盖，推动 DRG/DIP 支付方式改革实现从局部向全面、从部分到全体、从粗放式向精细化纵深发展。

1. 抓统筹地区全面覆盖。在 2019—2021 年试点基础上，按 2022 年、2023 年、2024 年三年进度安排。以省（自治区、直辖市）为单位，分别启动不少于 40%、30%、30% 的统筹地区开展 DRG/DIP 支付方式改革并实际付费。鼓励以省（自治区、直辖市）为单位提前完成统筹地区全覆盖任务。

2. 抓医疗机构全面覆盖。统筹地区启动 DRG/DIP 付费改革工作后,按三年安排实现符合条件的开展住院服务的医疗机构全面覆盖,每年进度应分别不低于 40%、30%、30%,2024 年启动地区须于两年内完成。

3. 抓病种全面覆盖(原则上达到 90%)。统筹地区启动 DRG/DIP 付费改革工作后,按三年安排实现 DRG/DIP 付费医疗机构病种全面覆盖,每年进度应分别不低于 70%、80%、90%,2024 年启动地区须于两年内完成。鼓励入组率达到 90% 以上。

4. 抓医保基金全面覆盖(原则上达到 70%)。统筹地区启动 DRG/DIP 付费改革工作后,按三年安排实现 DRG/DIP 付费医保基金支出占统筹区内住院医保基金支出达到 70%,每年进度应分别不低于 30%、50%、70%,2024 年启动地区须于两年内完成。鼓励超过 70% 的基金总额预算覆盖率。

(二)建机制:建立完善四个工作机制

通过 DRG/DIP 付费改革,建立医保对医疗机构管用高效的支付管理和激励约束机制,是支付方式改革的出发点和落脚点,也是支付方式改革的应有之义。各地在推进改革过程中,应牢牢抓住机制建设这个核心,利用三年左右的时间,突出建立和完善四个机制,不断推进医保支付方式改革内涵式、精细化发展。

1. 完善核心要素管理与调整机制。突出病组(病种)、权重(分值)和系数三个核心要素,建立完善管理和动态调整机制,并不断完善各项技术标准和流程规范。加强病组(病种)管理,以国家分组为基础,结合本地实际,维护和调整病种分组,使之更加贴近临床需求,贴近地方实际,更利于开展病种费用结构分析;加强病组(病种)权重(分值)管理,使之更加体现医务人员劳动价值,更加体现公平公正;加强医疗机构系数管理,有效体现医疗服务技术含量,促进医疗服务下沉,促进分级诊疗,大幅提高医疗服务资源和医保基金使用绩效。

2. 健全绩效管理与运行监测机制。加强医保基金使用效率效果评价考核,不断提高有限医保基金使用绩效。各地要基于 DRG/DIP 付费改革,加强医疗服务行为的纵向分析与横向比较,建立医保基金使用绩效评价与考核机制,并充分利用考核评价成果建立激励约束机制,真正发挥医保支付"牛鼻子"作用。按照 DRG/DIP 付费国家医疗保障经办管理规程要求,围绕 DRG/DIP 付费全流程管理链条,构建"国家—省—市"多层次监测机制,加强数据分析,优化工作流程,提升信息化水平,建立管用高效的监测体系。

3. 形成多方参与的评价与争议处理机制。各地要建立相应技术评价与争议处理机制,形成多方参与、相互协商、公开公平公正的医保治理新格局,要立足当地实践,建立完善争议问题发现、研究解决和结果反馈机制,加强专业专家队伍建设、评议机制建设,支撑病种、权重(分值)和系数等核心要素动态调整,形成与医疗机构集体协商、良性互动、共治共享的优良环境。

4. 建立相关改革的协同推进机制。各地要相应完善总额预算管理机制,大力推进病种分值付费等区域总额预算管理,减少直至取消具体医疗机构年度绝对总额管理方式;要协同推进按床日付费、按人头付费机制改革,加强各种支付方式的针对性、适应性、系统性;在DRG/DIP政策框架范围内,协同推进紧密型医疗联合体"打包"付费;探索中医药按病种支付的范围、标准和方式,支持和促进中医药传承创新发展;要建立与国家医保谈判药品"双通道"管理、药品医用耗材集中带量采购等政策措施的协同推进机制,形成正向叠加效应。同步加强支付审核管理,完善基金监管机制,促进医疗机构强化管理,规范医疗服务行为。

(三)打基础:加强四项基础建设

支付方式改革是一项系统工程、战略任务,必须加强基础支撑。要牢牢抓住专业能力、信息系统、技术标准和示范点四项建设任务,夯实基础,确保支付方式改革行稳致远。

1. 加强专业能力建设。国家、省(自治区、直辖市)、统筹区分级开展分管领导、处(科)负责人和业务骨干培训。要规范培训内容、丰富培训形式,保证培训规模,确保培训质量。要建立干中学、学中干的良性互动机制,完善交叉评估交流与集中调研机制,国家医保局每年组织1~2次交叉调研评估活动。国家和省(自治区、直辖市)要加强指导,分级组织开发培训课件,培养相对固定、讲解能力强的培训人员。实施双百计划,国家医保局每年培训省级骨干100人(含省级医保局分管领导、医药处负责人、业务骨干各1人);地市业务骨干100人(新启动改革地区各1人)。各省级医保局负责加强本省域支付方式改革培训。

2. 加强信息系统建设。国家医保局依托全国统一的医保信息平台制定DRG/DIP相关信息系统标准和规范,着重保障DRG/DIP系统的统一性、规范性、科学性、兼容性以及信息上下传输的通畅性,发布全国统一的DRG/DIP功能模块基础版。按照国家标准规范和基础版本,各地结合本地实际设置DRG/DIP功能模块的规则、参数,并做好与国家平台的对接、传输、使用、安全保障等工作。各统筹地区要在启动改革第一年完成相应功能模块落地应用,并持续完善。

3. 加强标准规范建设。国家医保局组织力量,开发和完善DRG/DIP付费改革技术标准和经办流程规范,明确改革方向、步骤和路径,明确各个阶段、各个环节工作重点、主要内容、注意事项、建设标准等。省级医保部门按国家医保局统一要求,完善本省域范围内技术标准和经办流程规范,指导督促各统筹地区落地落实;强化协议管理,在协议中明确 DRG/DIP 付费预算管理、数据质量、支付标准、审核结算、稽核检查、协商谈判、考核评价等要求,对定点医疗机构在 DRG/DIP 付费中发生的违约行为进行重点关注并提出具体处理办法;不断提高本省份各统筹地区改革质量和效率,提高付费方式改革标准化、规范化水平。

4. 加强示范点建设。国家局在前三年试点基础上,通过试点城市自愿申报,评选 DRG/DIP 支付方式改革示范点。示范点要发挥典型示范、辐射带动作用,在落实标准规范、完善工作机制、开展精细化管理等方面,引领改革向纵深发展。开展示范医院建设,调动定点医疗机构推进支付方式改革的积极性。省级医保部门要加强对本省(自治区、直辖市)国家示范点建设的指导和督导,组织统筹地区开展示范医院建设,开展示范医院申报、评选、宣传等工作,发挥典型示范作用。

(四) 推协同:推进医疗机构协同改革

支付方式改革直接作用对象是定点医疗机构,要最大程度争取医疗机构的理解、配合和支持,促进医疗机构推进相关配套改革,保证 DRG/DIP 付费改革在医疗机构顺利落地,并得到多方认可,实现预期改革目标。要引导和协调医疗机构重点推进编码管理、信息传输、病案质控、内部运营机制建设等四个方面的协同改革,做到四个到位。

1. 编码管理到位。全面推进标准化是医保部门的重大战略任务,也是 DRG/DIP 付费改革的重要支撑。要确保国家 15 项医保信息业务编码在定点医疗机构的全面落地,重点优先实现医保疾病诊断和手术操作、药品、医用耗材、医疗服务项目编码的落地应用,并使用医保标准编码,按照《医疗保障基金结算清单填写规范》上传统一的医保结算清单。

2. 信息传输到位。医疗机构及时、准确、全面传输 DRG/DIP 付费所需信息是支付工作开展的基础。各统筹地区要指导、督促辖域内医疗机构对标国家标准,组织力量校验医保结算清单接口文档及各字段数据来源,梳理医保结算清单数据项的逻辑关系和基本内涵,做细医保结算清单贯标落地工作,落实 DRG/DIP 付费所需数据的传输需要,确保信息实时传输、分组结果和有关管理指标及时反馈并能实时监管。

3. 病案质控到位。病案管理是 DRG/DIP 分组的核心。要引导医疗机构切实加强院内病案管理,提高病案管理质量。各统筹地区可以支持和配合定点医疗机构,开发病案智能校验工具,开展病案质量专项督查,提高医疗机构病案首页以及医保结算清单报送的完整度、合格率、准确性。

4. 医院内部运营管理机制转变到位。支付方式改革的主要目的，就是要引导医疗机构改变当前粗放式、规模扩张式运营机制，转向更加注重内涵式发展，更加注重内部成本控制，更加注重体现医疗服务技术价值。各统筹地区要充分发挥 DRG/DIP 支付方式改革付费机制、管理机制、绩效考核评价机制等引导作用，推动医疗机构内部运营管理机制的根本转变，在促进医院精细化管理、高质量发展的同时，提高医保基金使用绩效。

三、 工作要求

深化医保支付方式改革是保障群众获得优质医药服务、提高基金使用效率的关键环节，是深化医疗保障改革、推动医保高质量发展的必然要求。各级医保部门要进一步提高思想认识，加强组织领导，完善工作机制，积极稳妥地推进支付方式改革工作。

（一）统一思想认识，加强组织领导。

各级医保部门要进一步提高认识，统一思想，充分把握医保支付方式改革的必要性、紧迫性，充分把握 DRG/DIP 付费改革工作的重大意义、基本原理、业务流程、标准规范，确保思想到位、措施到位、行动到位。省（自治区、直辖市）、地市级医保部门主要负责同志要加强对医保支付方式改革工作的领导，要亲力亲为抓改革、扑下身子抓落实，确保全面完成各项改革任务；分管负责同志要靠前指挥，亲自调度医保支付方式改革全覆盖工作；主管部门要加强与规划信息、筹资待遇、价格招采、基金监管等工作的协调配合，加强与财政、卫生健康等部门的沟通协调，明确目标任务、路径方法和各自责任，形成工作合力。

（二）制定推进方案，完善工作机制。

省级医保部门是三年行动计划的责任主体，要按三年行动计划要求，制定本省（自治区、直辖市）推进 DRG/DIP 支付方式改革具体行动计划，明确目标任务、进度安排、质量要求，于 12 月 31 日前报国家医保局。要认真总结三年试点经验和成绩，研究分析问题，在推动先期试点工作做实做细做精过程中，不断完善 DRG/DIP 付费工作机制，提高支付方式改革绩效，并做好示范引领和推广工作。要坚持目标导向和问题导向，建立工作交流、调度和督导工作机制，及时解决工作中出现的困难和问题，确保按时高质量完成改革任务。

（三）加大落实力度，确保改革见效。

要充分发挥经办机构在支付方式改革落地中的重要作用，省级经办机构要切实落实责任,指导和组织地市级经办机构按照统一要求、结合实际制定本地支付方式经办管理规程和定点医疗机构支付方式经办管理规程,规范流程、统一标准,推进支付方式改革取得实效。

(四)加强宣传引导,营造良好环境。

支付方式改革涉及多方利益,社会关注度高,必须加强宣传解读和舆论引导,形成广泛的社会共识,为改革创造良好、宽松的工作环境。要加强效果评估,讲好改革故事,用事实讲道理,用数据讲效果,及时宣传支付方式改革的进展和成效,争取社会各方的理解和支持。要充分展现改革惠及人民群众、引导医疗机构加强管理以及促进医保基金提质增效的重要意义。

(来源:国家医疗保障局 http://www.nhsa.gov.cn/art/2021/11/26/art_37_7406.html)

附录二　住院病案首页数据填写质量规范（暂行）（2016 版）

第一章　基本要求

第一条　为提高住院病案首页数据质量，促进精细化、信息化管理，为医院、专科评价和付费方式改革提供客观、准确、高质量数据，提高医疗质量，保障医疗安全，依据《中华人民共和国统计法》《病历书写基本规范》等相关法律法规，制定本规范。

第二条　住院病案首页是医务人员使用文字、符号、代码、数字等方式，将患者住院期间相关信息精炼汇总在特定的表格中，形成的病例数据摘要。住院病案首页包括患者基本信息、住院过程信息、诊疗信息、费用信息。

第三条　住院病案首页填写应当客观、真实、及时、规范，项目填写完整，准确反映住院期间诊疗信息。

第四条　住院病案首页中常用的标量、称量应当使用国家计量标准和卫生行业通用标准。

第五条　住院病案首页应当使用规范的疾病诊断和手术操作名称。诊断依据应在病历中可追溯。

第六条　疾病诊断编码应当统一使用 ICD-10，手术操作编码应当统一使用 ICD-9-CM-3。使用疾病诊断相关分组（DRGs）开展医院绩效评价的地区，应当使用临床版 ICD-10 和临床版 ICD-9-CM-3。

第七条　医疗机构应当建立病案质量管理与控制工作制度，确保住院病案首页数据质量。

第二章　填写规范

第八条　入院时间是指患者实际入病房的接诊时间；出院时间是指患者治疗结束或终止治疗离开病房的时间，其中死亡患者是指其死亡时间；记录时间应当精确到分钟。

第九条　诊断名称一般由病因、部位、临床表现、病理诊断等要素构成。出院诊断包括主要诊断和其他诊断（并发症和合并症）。

第十条　主要诊断一般是患者住院的理由，原则上应选择本次住院对患者健康危害最大、消耗医疗资源最多、住院时间最长的疾病诊断。

第十一条 主要诊断选择的一般原则

（一）病因诊断能包括疾病的临床表现，则选择病因诊断作为主要诊断。

（二）以手术治疗为住院目的的，则选择与手术治疗相一致的疾病作为主要诊断。

（三）以疑似诊断入院，出院时仍未确诊，则选择临床高度怀疑、倾向性最大的疾病诊断作为主要诊断。

（四）因某种症状、体征或检查结果异常入院，出院时诊断仍不明确，则以该症状、体征或异常的检查结果作为主要诊断。

（五）疾病在发生发展过程中出现不同危害程度的临床表现，且本次住院以某种临床表现为诊治目的，则选择该临床表现作为主要诊断。疾病的临终状态原则上不能作为主要诊断。

（六）本次住院仅针对某种疾病的并发症进行治疗时，则该并发症作为主要诊断。

第十二条 住院过程中出现比入院诊断更为严重的并发症或疾病时，按以下原则选择主要诊断：

（一）手术导致的并发症，选择原发病作为主要诊断。

（二）非手术治疗或出现与手术无直接相关性的疾病，按第十条选择主要诊断。

第十三条 肿瘤类疾病按以下原则选择主要诊断：

（一）本次住院针对肿瘤进行手术治疗或进行确诊的，选择肿瘤为主要诊断。

（二）本次住院针对继发肿瘤进行手术治疗或进行确诊的，即使原发肿瘤依然存在，选择继发肿瘤为主要诊断。

（三）本次住院仅对恶性肿瘤进行放疗或化疗时，选择恶性肿瘤放疗或化疗为主要诊断。

（四）本次住院针对肿瘤并发症或肿瘤以外的疾病进行治疗的，选择并发症或该疾病为主要诊断。

第十四条 产科的主要诊断应当选择产科的主要并发症或合并症。没有并发症或合并症的，主要诊断应当由妊娠、分娩情况构成，包括宫内妊娠周数、胎数（G）、产次（P）、胎方位、胎儿和分娩情况等。

第十五条 多部位损伤，以对健康危害最大的损伤或主要治疗的损伤作为主要诊断。

第十六条 多部位灼伤，以灼伤程度最严重部位的诊断为主要诊断。在同等程度灼伤时，以面积最大部位的诊断为主要诊断。

第十七条 以治疗中毒为主要目的的，选择中毒为主要诊断，临床表现为其他诊断。

第十八条 其他诊断是指除主要诊断以外的疾病、症状、体征、病史及其他特殊情况，包括并发症和合并症。并发症是指一种疾病在发展过程中引起的另一种疾病，后者即为前者的并发症。合并症是指一种疾病在发展过程中出现的另外一种或几种疾病,后发生的疾病不是前一种疾病引起的。合并症可以是入院时已存在,也可以是入院后新发生或新发现的。

第十九条　填写其他诊断时,先填写主要疾病并发症,后填写合并症;先填写病情较重的疾病,后填写病情较轻的疾病;先填写已治疗的疾病,后填写未治疗的疾病。

第二十条　下列情况应当写入其他诊断:入院前及住院期间与主要疾病相关的并发症;现病史中涉及的疾病和临床表现;住院期间新发生或新发现的疾病和异常所见;对本次住院诊治及预后有影响的既往疾病。

第二十一条　由于各种原因导致原诊疗计划未执行、且无其他治疗出院的,原则上选择拟诊疗的疾病为主要诊断,并将影响原诊疗计划执行的原因(疾病或其他情况等)写入其他诊断。

第二十二条　手术及操作名称一般由部位、术式、入路、疾病性质等要素构成。多个术式时,主要手术首先选择与主要诊断相对应的手术。一般是技术难度最大、过程最复杂、风险最高的手术,应当填写在首页手术操作名称栏中第一行。既有手术又有操作时,按手术优先原则,依手术、操作时间顺序逐行填写。仅有操作时,首先填写与主要诊断相对应的、主要的治疗性操作(特别是有创的治疗性操作),后依时间顺序逐行填写其他操作。

第三章　填报人员要求

第二十三条　临床医师、编码员及各类信息采集录入人员,在填写病案首页时应当按照规定的格式和内容及时、完整和准确填报。

第二十四条　临床医师应当按照本规范要求填写诊断及手术操作等诊疗信息,并对填写内容负责。

第二十五条　编码员应当按照本规范要求准确编写疾病分类与手术操作代码。临床医师已作出明确诊断,但书写格式不符合疾病分类规则的,编码员可按分类规则实施编码。

第二十六条　医疗机构应当做好住院病案首页费用归类,确保每笔费用类别清晰、准确。

第二十七条　信息管理人员应当按照数据传输接口标准及时上传数据,确保住院病案首页数据完整、准确。

（来源:国家卫生健康委 http://www.nhc.gov.cn/yzygj/s2909/201606/fa8a993ec972456097a2a47379276f03.shtml)

附录三　医疗保障基金结算清单填写规范

　　医疗保障基金结算清单(简称"医保结算清单")是指医保定点医疗机构在开展住院、门诊慢特病等医疗服务后,向医保部门申请费用结算时提交的数据清单。为统一医保结算清单数据采集标准,提高医保结算清单数据质量,促进医保结算管理行为规范,提升医保管理绩效,根据《国家医疗保障局关于印发医疗保障定点医疗机构等信息业务编码规则和方法的通知》(医保发〔2019〕55号)有关要求,制定医保结算清单填写规范。

一、　基本要求

　　(一)医保结算清单是各级各类医保定点医疗机构开展住院、门诊慢特病、日间手术等医疗服务后,向医保部门申请费用结算时提交的数据清单。

　　(二)医保结算清单数据指标共有193项,其中基本信息部分31项、门诊慢特病诊疗信息部分6项、住院诊疗信息部分58项、医疗收费信息部分98项。

　　(三)医保结算清单填写应当客观、真实、及时、规范,项目填写完整,准确反映患者诊疗、医疗收费等信息。

　　(四)医保结算清单中常用的标量、称量等数据项应当使用国家和医保、卫生行业等相关标准。其中,诊疗信息数据指标填报主要来自于住院病案首页数据,医疗收费信息数据指标填报口径应与财政部、国家卫生健康委员会、国家医疗保障局统一的"医疗住院收费票据"和"医疗门诊收费票据"信息一致。

　　(五)西医疾病诊断代码统一使用《医疗保障疾病诊断分类与代码》,手术和操作代码应当统一使用《医疗保障手术操作分类与代码》,中医疾病诊断代码统一使用《医疗保障中医诊断分类与代码》,门诊慢特病病种代码统一使用《医疗保障门诊慢特病病种代码》,日间手术病种代码统一使用《医保日间手术病种分类与代码》。填写疾病诊断、手术及操作项目时应当同时填写名称及代码。

　　(六)凡栏目中有"□"的,应当在"□"内填写相对应项的序号。

　　(七)所有项目均为必填数据指标,有则必填,无则空项。

　　(八)凡栏目中有"……"的,由各统筹地区根据本地实际情况增添数据指标。原则上,增添数据指标前应向国家医疗保障局报备。

（九）门诊慢特病患者无需填报"住院诊疗信息",住院患者无需填报"门诊慢特病诊疗信息"。

（十）清单存储及保管要求。医保部门及医疗机构应妥善保管结算清单。为保证清单的客观真实及法律效力,依据《中华人民共和国电子签名法》《关于规范电子会计凭证报销入账归档的通知》（财会〔2020〕6号）及《财政部关于修改〈财政票据管理办法〉的决定》（财政部令第104号）等文件相关规定,清单经可靠的电子签名并归档后可以电子结算清单的形式存储保管,也可以打印后加盖经办人签章,以纸质结算清单的形式存储保管。

二、 数据采集标准

（一）基本信息数据指标

基本信息部分共31项数据指标,主要用于定点医疗机构和患者的身份识别。

1. 清单流水号:医保部门接到某定点医疗机构结算清单时自动生成的流水号码。流水号码的设置为每家定点医疗机构单独生成顺序码。

清单流水号为9位,由医保结算清单年度编码和顺序号两部分组成。

第一部分:医保结算清单年度编码（2位）。用于区分医保结算清单赋码年度,使用数字表示,如"21"表示2021年度。第二部分:顺序号编码（7位）,用于反映某年度某定点医疗机构上传医保结算清单的流水码,使用数字表示。如"0000001"表示该年度每家定点医疗机构向医保部门上传的第一份医保结算清单。

2. 定点医疗机构名称:患者就诊所在的定点医疗机构名称,按照《医疗机构执业许可证》登记的机构名称填写。

3. 定点医疗机构代码:为定点医疗机构在国家医保局"医保业务编码标准动态维护"平台上,获取的本机构代码。

4. 医保结算等级:定点医疗机构医保管理信息数据子集中的"定点医疗机构收费等级",分为一级、二级和三级。

5. 医保编号:参保人在医保系统中的唯一身份代码。

6. 病案号:定点医疗机构为每一位患者病案设置的唯一编码。原则上,同一患者在同一医疗机构多次住院应使用同一病案号。

7. 申报时间:定点医疗机构上报医保结算清单的时间。

8. 姓名:患者本人在公安户籍管理部门正式登记注册的姓氏和名称。

9. 性别：患者生理性别，按照《个人基本信息分类与代码第 1 部分：人的性别代码》(GB/T 2261.1—2003)标准，分为：(0) 未知的性别；(1) 男；(2) 女；(9) 未说明性别。

10. 出生日期：患者出生当日的公元纪年日期的完整描述。

11. 年龄(岁)：患者年龄 1 周岁的实足年龄，为患者出生后按照日历计算的历法年龄，以实足年龄的相应整数填写。

12. (年龄不足 1 周岁)年龄(天)：患者实足年龄不足 1 周岁的，按照实足天龄的相应整数填写。

13. 国籍：患者所属国籍，按照《世界各国和地区名称代码表》(GB/T 2659—2000)标准填写。

14. 民族：患者所属民族，按照《中国各民族名称的罗马字母拼写法和代码》(GB/T 3304—1991)标准填写。

15. 患者证件类别：患者身份证件所属类别，按照《卫生信息数据元值域代码——第 3 部分人口学及社会经济学特征：CV02.01.101 身份证件类别代码》(WS 364.3—2011)标准填写。

16. 患者证件号码：患者的身份证件上的唯一法定标识符。

17. 职业：患者当前从事的职业类别，按照《个人基本信息分类与代码》(GB/T2261.4—2003)标准填写。

18. 现住址：患者近期的常住地址。

19. 工作单位及地址：患者在就诊前的工作单位名称和地址。

20. 单位电话：患者当前所在的工作单位的电话号码，包括国际、国内区号和分机号。

21. 工作单位邮编：患者当前所在的工作单位地址的邮政编码。

22. 联系人姓名：联系人在公安户籍管理部门正式登记注册的姓氏和名称。

23. 联系人与患者关系：联系人与患者之间的关系，参照《家庭关系代码》国家标准(GB/T 4761—2008)二位数字代码填写。

24. 联系人地址：联系人当前常住地址或工作单位地址。

25. 联系人电话：联系人的电话号码，包括国际、国内区号和分机号。

26. 医保类型：根据国家医保政策规定，医保类型分为：(1) 职工基本医疗保险、(2) 城乡居民基本医疗保险、(3) 其他医疗保障(根据国家或地方相关保障政策列明，如《国务院关于建立城镇职工基本医疗保险制度的决定(国发〔1998〕44 号)》规定的离休人员、老红军、二等乙级以上革命伤残军人）。

27. 特殊人员类型：为医疗救助资助的参保人员分为：（1）特困人员、（2）低保对象、（3）返贫致贫人口、（4）其他困难群众（各地根据本地保障政策规定的其他困难群众类型自行添加）。

28. 参保地：患者参加基本医疗保险并缴纳参保费的统筹地区。

29. 新生儿入院类型：指与新生儿入院相关的影响因素，根据新生儿出生时的情况分为：（1）正常新生儿、（2）早产儿、（3）有疾病新生儿、（4）非无菌分娩、（9）其他。如果有两种或两种以上情况，该项目可以多选。

30. 新生儿出生体重（g）：是指新生儿出生后第 1 小时内称得的重量，要求精确到 10 克，产妇和新生儿期住院的患儿病历都应填写。若多胞胎，以半角逗号隔开，依次填写。

31. 新生儿入院体重（g）：是指患儿入院时称得的重量，要求精确到 10 克，新生儿期住院的患儿应填写。

上述新生儿指从出生到 28 天的婴儿，出生日为第 0 天。

（二）门诊慢特病诊疗信息数据指标

门诊慢特病诊疗信息部分共 6 项数据指标，主要反映门诊慢特病患者的实际诊疗信息。

1. 诊断科别：患者就诊时所在的具体科室名称，按照《医疗卫生机构业务科室分类与代码》（CT 08.00.002）标准填写。

2. 就诊日期：患者在门（急）诊就诊时的公元纪年日期和时间的完整描述。

3. 病种名称：为地方医保部门通过国家医保局"医保业务编码标准动态维护"平台维护地方门诊慢特病病种获得的统一病种名称。

4. 病种代码：为地方医保部门通过国家医保局"医保业务编码标准动态维护"平台上维护地方门诊慢特病病种获得的统一病种代码。

5. 手术及操作名称：门诊慢特病患者就诊期间被实施的与此次就诊门诊慢特病相关的手术或操作名称。

6. 手术及操作代码：为"医疗保障手术操作分类与代码"。

（三）住院诊疗信息数据指标

住院诊疗信息部分共 58 项数据指标，主要反映患者入院、诊断、治疗、出院等全诊疗过程的信息。

1. 住院医疗类型：患者收治入院治疗的医疗服务类型，分为：1. 住院；2. 日间手术。

2. 入院途径：患者收治入院治疗的来源，经由本院急诊、门诊诊疗后入院，或经由其他医疗机构诊治后转诊入院，或其他途径入院。

3. 治疗类别：对患者采用的主要医学治疗方法类别，分为：1. 西医；2. 中医（2.1 中医 2.2 民族医）；3. 中西医。

4. 入院时间：患者办理入院手续后实际入住病房的公元纪年日期和时间的完整描述。

5. 入院科别：患者入院时，入住的科室名称，按照《医疗卫生机构业务科室分类与代码》（CT 08.00.002）标准填写。

6. 转科科别：患者住院期间转科的转入科室名称，按照《医疗卫生机构业务科室分类与代码》（CT 08.00.002）标准填写。如果超过一次以上的转科，用"→"转接表示。

7. 出院时间：患者实际办理出院手续时（死亡患者是指其死亡时间）的公元纪年日期和时间的完整描述。

8. 出院科别：患者出院时的科室名称，按照《医疗卫生机构业务科室分类与代码》（CT 08.00.002）标准填写。

9. 实际住院天数：患者实际的住院天数，入院日与出院日只计算 1 天。

10. 门（急）诊诊断：根据患者在住院前，由门（急）诊接诊医师在住院证上填写的门（急）诊西医或中医诊断，进而填写在病案首页中的门（急）诊西医或中医诊断。

11. 出院诊断：患者出院时，临床医师根据患者所做的各项检查、治疗、转归以及门（急）诊诊断、手术情况等综合分析得出的西医或中医最终诊断。

（1）主要诊断：经医疗机构诊治确定的导致患者本次住院就医主要原因的疾病（或健康状况），详见说明一。

（2）其他诊断：患者住院时并存的、后来发生的、或是影响所接受的治疗和/或住院时间的疾病，详见说明二。

（3）主病：患者在住院期间确诊的主要中医病名。

（4）主症：患者所患主病的主要中医证候。

12. 入院病情：对患者入院时病情评估情况。将"出院诊断"与入院病情进行比较，按照"出院诊断"在患者入院时是否已具有病情，分为：

（1）有：对应本出院诊断在入院时就已明确。例如，患者因"乳腺癌"入院治疗，入院前已经钼靶、针吸细胞学检查明确诊断为"乳腺癌"，术后经病理亦诊断为乳腺癌。

（2）临床未确定：对应本出院诊断在入院时临床未确定，或入院时该诊断为可疑诊断。例如:患者因"乳腺恶性肿瘤不除外""乳腺癌"或"乳腺肿物"入院治疗,因缺少病理结果,肿物性质未确定,出院时有病理诊断明确为乳腺癌或乳腺纤维瘤。

（3）情况不明:对应本出院诊断在入院时情况不明,例如:乙型病毒性肝炎的窗口期、社区获得性肺炎的潜伏期,因患者入院时处于窗口期或潜伏期,故入院时未能考虑此诊断或主观上未能明确此诊断。患者合并的慢性疾病,经入院后检查新发现的应选择"3"（情况不明）,例如:高血压、高脂血症、胆囊结石等,不能选择"4"（无）。

（4）无:在住院期间新发生的,入院时明确无对应本出院诊断的诊断条目。例如:患者出现围手术期心肌梗死,住院期间发生的医院感染等。只有在住院期间新发生的情况,才能选择此项;住院期间新发现的慢性合并疾病,应选择"3"（情况不明）。

13. 诊断代码计数:包括主要诊断和其他诊断的代码总数。

14. 手术及操作:患者住院期间被实施的手术及非手术操作（包括诊断及治疗性操作,如介入操作）,详见说明三。

（1）主要手术及操作:患者本次住院期间,针对临床医师为患者作出主要诊断的病症所施行的手术或操作。

（2）其他手术及操作:患者在本次住院被实施的其他手术或操作。

15. 麻醉方式:为患者进行手术、操作时使用的麻醉方法,按照《麻醉方法代码表》（CV 06.00.103）标准填写。

16. 术者医师姓名:为患者实施手术的主要执行人员在公安户籍管理部门正式登记注册的姓氏和名称。

17. 术者医师代码:为定点医疗机构在国家医保局"医保业务编码标准动态维护"平台上维护获取的医保医师代码。

18. 麻醉医师姓名:对患者实施麻醉的医师在公安户籍管理部门正式登记注册的姓氏和名称。

19. 麻醉医师代码:为定点医疗机构在国家医保局"医保业务编码标准动态维护"平台上维护获取的医保医师代码。

20. 手术及操作起止时间:手术开始时间指手术医师正式开始手术（即:"刀碰皮"）的时间;手术结束时间指手术医师完成全部手术操作的时间。

21. 麻醉起止时间:麻醉开始时间指麻醉医师正式实施麻醉（全麻指开始麻醉诱导、局麻指开始注射药物）的时间;麻醉结束时间指手术结束离开手术室的时间。

22. 手术及操作代码计数:包括主要手术和操作及其他手术和操作的代码总数。

23. 呼吸机使用时间:住院期间患者使用有创呼吸机时间的总和。间断使用有创呼吸机的患者按照时间总和填写。

24. 颅脑损伤患者昏迷时间:外伤所致的颅脑损伤患者昏迷的时间,按照入院前、入院后分别计算,间断昏迷患者,按照昏迷时间的总和填写。

25. 重症监护病房类型:患者住院期间入住的重症监护病房的名称类别,可分为:(1)心脏重症监护病房(CCU)、(2)新生儿重症监护病房(NICU)、(3)急诊重症监护病房(ECU)、(4)外科重症监护病房(SICU)、(5)儿科重症监护病房(PICU)、(6)呼吸重症监护病房(RICU)、(7)ICU(综合)、(9)其他。

26. 进重症监护室时间:患者进入重症监护病房的具体日期和时间。

27. 出重症监护室时间:患者退出重症监护病房的具体日期和时间。

28. 合计(__时__分):患者住在重症监护病房的时长总和。

29. 输血品种:给予患者输入体内的各成分血的名称,参照《输血品种代码表》(CV 04.50.021)填写。

30. 输血量:给予患者输入体内的各成分血的数量。

31. 输血计量单位:给予患者输入体内的各成分血的计量单位,参照《输血品种代码表》(CV 04.50.021)填写。

输血品种代码表(CV04.50.021)

值	值含义	计量单位
1	红细胞	U
11	浓缩红细胞	U
12	滤白红细胞	U
13	红细胞悬液	U
14	洗涤红细胞	U
15	冰冻红细胞	U
16	冰冻解冻去甘油红细胞	U
17	Rh 阴性悬浮红细胞	U
2	全血	ml
21	滤白全血	ml
22	重组全血	ml
23	Rh 阴性全血	ml
3	血小板	U/治疗量
31	手工分离浓缩血小板	U

续表

值	值含义	计量单位
32	机采血小板	治疗量
33	滤白机采血小板	治疗量
34	冷冻机采血小板	治疗量
4	血浆	ml
41	新鲜液体血浆	ml
42	新鲜冰冻血浆	ml
43	普通冰冻血浆	ml
44	滤白病毒灭活冰冻血浆	ml
45	滤白新鲜冰冻血浆	ml
46	滤白普通冰冻血浆	ml
5	冷沉淀	U
51	滤白冷沉淀	U
6	机采浓缩白细胞悬液	治疗量
9	其他	ml

32. 护理天数：患者住院期间接受护理的天数，分为：特级护理天数、一级护理天数、二级护理天数、三级护理天数。

（1）特级护理天数：患者住院期间接受特级护理的天数。符合以下情况之一，可确定为特级护理：

① 维持生命，实施抢救性治疗的重症监护患者；

② 病情危重，随时可能发生病情变化需要进行监护、抢救的患者；

③ 各种复杂或大手术后、严重创伤或大面积烧伤的患者。

（2）一级护理天数：患者住院期间接受一级护理的天数。符合以下情况之一，可确定为一级护理：

① 病情趋向稳定的重症患者；

② 病情不稳定或随时可能发生变化的患者；

③ 手术后或者治疗期间需要严格卧床的患者；

④ 自理能力重度依赖的患者。

（3）二级护理天数：患者住院期间接受二级护理的天数。符合以下情况之一，可确定为二级护理：

① 病情趋于稳定或未明确诊断前，仍需观察，且自理能力轻度依赖的患者；

② 病情稳定,仍需卧床,且自理能力轻度依赖的患者;

③ 病情稳定或处于康复期,且自理能力中度依赖的患者。

(4) 三级护理天数:患者住院期间接受三级护理的天数。病情稳定或处于康复期,且自理能力轻度依赖或无需依赖的患者,可确定为三级护理。

33. 离院方式:患者本次住院离开医院的方式,主要包括:

(1) 医嘱离院(代码1):患者本次治疗结束后,按照医嘱要求出院,回到住地进一步康复等情况。

(2) 医嘱转院(代码2):指医疗机构根据诊疗需要,将患者转往相应医疗机构进一步诊治,用于统计"双向转诊"开展情况。如果接收患者的医疗机构明确,需要填写转入医疗机构的名称。

(3) 医嘱转社区卫生服务机构/乡镇卫生院(代码为3):指医疗机构根据患者诊疗情况,将患者转往相应社区卫生服务机构进一步诊疗、康复,用于统计"双向转诊"开展情况。如果接收患者的社区卫生服务机构明确,需要填写社区卫生服务机构/乡镇卫生院名称。

(4) 非医嘱离院(代码4):患者未按照医嘱要求而自动离院,如:患者疾病需要住院治疗,但患者出于个人原因要求出院,此种出院并非由医务人员根据患者病情决定,属于非医嘱离院。

(5) 死亡(代码5):患者在住院期间死亡。

(6) 其他(代码9):除上述5种出院去向之外的其他情况。

34. 是否有31天内再住院计划:患者本次住院出院后31天内是否有诊疗需要的再住院安排。若有再住院计划,则需填写目的。

35. 主诊医师姓名:对于某一参保患者直接负责并且实施具体医疗行为的最高级别医师。

36. 主诊医师代码:为定点医疗机构在国家医保局"医保业务编码标准动态维护"平台上维护获取的医保医师代码。

37. 责任护士姓名:在已开展责任制护理的科室,负责本患者整体护理的责任护士。

38. 责任护士代码:为定点医疗机构在国家医保局"医保业务编码标准动态维护"平台上维护获取的医保护士代码。

(四) 医疗收费信息数据指标。

医疗收费信息部分共98项数据指标,主要反映定点医疗机构与患者结账时的实际医疗费用。医疗收费信息与"医疗住院收费票据"和"医疗门诊收费票据"信息一致。

1. 业务流水号:医疗卫生机构收费系统自动生成的流水号码。

2. 票据代码:为定点医疗机构按照财政部门票据管理相关规定出具的医疗收费电子票据上的票据代码。

3. 票据号码:为定点医疗机构按照财政部门票据管理相关规定出具的医疗收费电子票据上的票据流水号。

4. 结算期间:定点医疗机构与患者当次结算费用的起止时间。

5. 金额合计:定点医疗机构与患者当次结算费用的总和。甲类、乙类、自费、其他按相关政策填写。

金额合计含床位费、诊察费、检查费、化验费、治疗费、手术费、护理费、卫生材料费、西药费、中药饮片费、中成药费、一般诊疗费、挂号费、其他费和按日间手术、单病种的收费。填报口径按照《医疗服务项目分类与代码》映射归集填写(此填报口径见说明四)。

6. "××(按病种收费名称＋代码)":指按病种(如:单病种、日间手术)向患者收费。原则上按病种付费的患者,无需填写"床位费、诊察费、检查费、化验费、治疗费、手术费、护理费、卫生材料费、西药费、中药饮片费、中成药费、一般诊疗费、挂号费、其他费"14项收费项目。

7. 医保统筹基金支付:患者本次就医所发生按规定由基本医疗保险统筹基金支付的医疗费用。

8. 补充医疗保险支付:保障患者基本医疗保险之外个人负担的符合社会保险相关规定的医疗费用。

(1)职工大额补助(含部分省份的职工大病保险):对参保职工发生的符合规定的高额医疗费用给予进一步保障。

(2)居民大病保险:对居民医保参保患者发生的符合规定的高额医疗费用给予进一步保障。

(3)公务员医疗补助:患者本次就医所发生的医疗费用中按规定由公务员医疗补助基金支付的金额。

9. 医疗救助支付:患者本次就医所发生的医疗费用中按规定由医疗救助基金支付的金额。

10. 个人负担:参加职工医保和城乡居民医保的参保人员在门诊、住院就医和药店购药时,按照有关规定由个人负担的费用,可分为个人自付和个人自费。

（1）个人自付：患者本次就医所发生的医疗费用中由个人负担的属于基本医疗保险目录范围内自付部分的金额（个人自付＝起付线＋先行自付＋按比例自付＋封顶线以上，含目录范围内超限价部分、待遇过渡期内二次报销统筹基金补偿部分），以及开展按病种、病组、床日等打包付费方式且由患者定额付费的费用。

（2）个人自费：患者本次就医所发生的医疗费用中按照有关规定不属于基本医疗保险目录范围而全部由个人支付的费用。

11. 其他支付（仅含一单制结算的基金或资金）：患者本次就医所发生的医疗费用中除基本医疗保障支付外由企业补充、商业保险等基金或资金支付的费用。

12. 个人支付：患者本次就医所发生的医疗费用中实际由个人支付的费用，分为个人账户支付和个人现金支付。

（1）个人账户支付：用于支付参保人员在定点医疗机构发生的政策范围内自付费用。

（2）个人现金支付：个人通过现金、银行卡、微信、支付宝等渠道支付的金额。

上述部分项目勾稽关系：金额合计＝医保统筹基金支付＋补充医疗保险支付＋医疗救助支付＋个人负担；个人负担＝其他支付＋个人支付。

13. 医保支付方式：医保经办机构与定点医疗机构根据不同医疗服务的性质和特征，将医疗服务划分为不同的付费单元并确定付费标准的措施，分为：（1）按项目付费、（2）按单病种付费、（3）按病种分值付费、（4）按疾病诊断相关分组（DRG）付费、（5）按床 日付费、（6）按人头付费……，如"（7）按定额"。

说明一：主要诊断选择要求

主要诊断选择要求：

1. 主要诊断定义：经医疗机构诊治确定的导致患者本次住院就医主要原因的疾病（或健康状况）。

2. 主要诊断一般应该是：

（1）消耗医疗资源最多。

（2）对患者健康危害最大。

（3）影响住院时间最长。

3. 除下列规则中特殊约定的要求外，原则上"入院病情"为"4"的诊断不应作为主要诊断。

4. 一般情况下,有手术治疗的患者的主要诊断要与主要手术治疗的疾病相一致。

5. 急诊手术术后出现的并发症,应视具体情况根据原则 2 正确选择主要诊断。

6. 择期手术后出现的并发症,应作为其他诊断填写,而不应作为主要诊断。

7. 择期手术前出现的并发症,应视具体情况根据原则 2 正确选择主要诊断。

8. 当住院是为了治疗手术和其他治疗的并发症时,该并发症作为主要诊断。当该并发症被编在 T80—T88 系列时,由于编码在描述并发症方面缺少必要的特性,需要另编码对该并发症进行说明。

9. 当诊断不清时,主要诊断可以是疾病、损伤、中毒、体征、症状、异常发现,或者其他影响健康状态的因素。

10. 当症状、体征和不确定情况有相关的明确诊断时,该诊断应作为主要诊断。而 ICD-10 第十八章中的症状、体征和不确定情况则不能作为主要诊断。

11. 当有明确的临床症状和相关的疑似诊断时,优先选择明确的临床症状做主要诊断。疑似的诊断作为其他诊断。

12. 如果以某个疑似的诊断住院,出院时诊断仍为"疑似"的不确定诊断,选择该疑似诊断作为主要诊断,编码时应按照确定的诊断进行编码。

13. 极少情况下,会有 2 个或 2 个以上疑似诊断的情况,如:"……不除外、或……"(或类似名称),如果诊断都可能存在,且无法确定哪个是更主要的情况下,选其中任一疑似诊断作为主要诊断,将其他疑似诊断作为其他诊断。

14. 如果确定有 2 个或 2 个以上诊断同样符合主要诊断标准,在编码指南无法提供参考的情况下,应视具体情况根据原则 2 正确选择主要诊断。

15. 由于各种原因导致原诊疗计划未执行时:

(1) 未做其他诊疗情况下出院的,仍选择拟诊疗的疾病为主要诊断,并将影响患者原计划未执行的原因写入其他诊断。

(2) 当针对某种导致原诊疗计划未执行的疾病(或情况)做了相应的诊疗时,选择该疾病(或情况)作为主要诊断,拟诊疗的疾病为作为其他诊断。

16. 从急诊留观室留观后入院的,当患者因为某个疾病(或情况)被急诊留观,且随后因为同一疾病(或情况)在同一家医院住院,选择导致急诊留观的疾病(或情况)为主要诊断。

17. 当患者在门诊手术室接受手术,并且继而入住同一家医院变为住院病人时,要遵从下列原则选择主要诊断:

(1) 如果因并发症入院,选择该并发症为主要诊断。

（2）如果住院的原因是与门诊手术无关的另外原因，选择这个另外原因为主要诊断。

18. 多部位烧伤，以烧伤程度最严重部位的诊断为主要诊断。同等烧伤程度的情况下，选择烧伤面积最大部位的诊断为主要诊断。

19. 多部位损伤，选择明确的最严重损伤和/或主要治疗的疾病诊断为主要诊断。

20. 中毒的患者，选择中毒诊断为主要诊断，临床表现为其他诊断。如果有药物滥用或药物依赖的诊断，应写入其他诊断。

21. 产科的主要诊断是指产科的主要并发症或合并疾病。没有任何并发症或合并疾病分娩的情况下，选择 O80 或 O84 为主要诊断。

22. 当患者住院的目的是为了进行康复，选择患者需要康复治疗的问题作为主要诊断；如果患者入院进行康复治疗的原发疾病已经不存在了，选择相应的后续治疗作为主要诊断。

23. 肿瘤：

（1）当住院治疗是针对恶性肿瘤时，恶性肿瘤才有可能成为主要诊断。

（2）当对恶性肿瘤进行外科手术切除（包括原发部位或继发部位），即使做了术前和/或术后放疗或化疗时，选择恶性肿瘤为主要诊断。

（3）即使患者做了放疗或化疗，但是住院的目的是为了明确肿瘤诊断（如恶性程度、肿瘤范围），或是为了确诊肿瘤进行某些操作（如：穿刺活检等），主要诊断仍选择原发（或继发）部位的恶性肿瘤。

（4）如果患者本次专门为恶性肿瘤进行化疗、放疗、免疫治疗而住院时，选择恶性肿瘤化疗（编码 Z51.1）、放疗（编码 Z51.0）或免疫治疗（编码 Z51.8）为主要诊断，恶性肿瘤作为其他诊断。如果患者在一次住院中接受了不止一项的上述治疗，则可以使用超过一个的编码，应视具体情况根据原则 2 正确选择主要诊断。

（5）当治疗是针对继发部位的恶性肿瘤时，以继发部位的恶性肿瘤为主要诊断。如果原发肿瘤依然存在，原发肿瘤作为其他诊断。如果原发恶性肿瘤在先前已被切除或根除，恶性肿瘤个人史作为其他诊断，用来指明恶性肿瘤的原发部位。

（6）当只是针对恶性肿瘤和/或为治疗恶性肿瘤所造成的并发症进行治疗时，选择该并发症作为主要诊断，恶性肿瘤作为其他诊断首选。如果同时有多个恶性肿瘤，按照肿瘤恶性程度的高低顺序书写。

A. 恶性肿瘤引起的贫血，如果患者为治疗恶性肿瘤相关的贫血而入院，且仅对贫血进行了治疗，应选肿瘤疾病引起的贫血作为主要诊断（D63.0 * 肿瘤引起的贫血），恶性肿瘤作为其他诊断。

B. 化疗、放疗和免疫治疗引起的贫血，当患者为了治疗因化疗、放疗和免疫治疗引起的贫血而住院时，且仅对贫血进行了治疗，选择贫血作为主要诊断，相关的肿瘤诊断作为其他诊断。

C. 当患者为了接受化疗、放疗和免疫治疗而入院，治疗中产生了并发症，如：难以控制的恶心、呕吐或脱水，仍选择化疗、放疗和免疫治疗为主要诊断，并发症作为其他诊断。

D. 当患者因为恶性肿瘤引起的并发症住院治疗时（如脱水），且仅对该并发症（如脱水）进行了治疗（静脉补液），选择该并发症（如脱水）作为主要诊断，相关的肿瘤诊断作为其他诊断。

（7）未特指部位的广泛转移恶性肿瘤未特指部位的广泛转移恶性肿瘤使用编码C80，该诊断只有在患者有了转移病灶且不知道原发和继发部位时使用。当有已知继发部位肿瘤的诊断时，应分别逐一诊断。

（8）妊娠期间的恶性肿瘤当妊娠者患有恶性肿瘤，选择妊娠、分娩及产褥期并发恶性肿瘤（O99.8）作为主要诊断，ICD-10 第二章中的适当编码作为其他诊断，用来明确肿瘤的类型。

（9）肿瘤患者住院死亡时，应根据上述要求，视本次住院的具体情况正确选择主要诊断。

说明二：其他诊断填报要求

1. 其他诊断定义：住院时并存的、后来发生的、或是影响所接受的治疗和/或住院时间的情况。包括并发症和合并症。

（1）并发症：指与主要诊断存在因果关系，主要诊断直接引起的病症。

（2）合并症：指与主要诊断和并发症非直接相关的另外一种疾病。但对本次医疗过程有一定影响（不包括对当前住院没有影响的早期住院的诊断）。

2. 其他诊断填写要求

（1）其他诊断仅包括那些影响患者本次住院医疗过程的附加病症，这些附加病症包括：需要进行临床评估；或治疗；或诊断性操作；或延长住院时间；或增加护理和/或监测。

（2）患者既往发生的病症及治疗情况，对本次住院主要诊断和并发症的诊断、治疗及预后有影响的,应视为合并症填写在其他诊断。

（3）如果既往史或家族史对本次治疗有影响时,ICD-10 中 Z80—Z87 对应的病史应填写在其他诊断。

（4）除非有明确临床意义,异常所见(实验室、X－RAY、病理或其他诊断结果)无需编码上报;如果针对该临床异常所见又做其他检查评估或常规处理,该异常所见应作为其他诊断编码上报。

（5）如果出院时某其他诊断仍为"疑似"的不确定诊断,应按照确定的诊断编码。

（6）按照要求将本次住院的全部诊断(包括疾病、症状、体征等)填全。

说明三:手术和操作填报要求

1. 主要手术和操作是指患者本次住院期间,针对临床医师为患者作出主要诊断的病症所施行的手术或操作。一般是风险最大、难度最高、花费最多的手术和操作。

2. 填写手术和操作时,优先填写主要手术或操作。

3. 填写一般手术和操作时,如果既有手术又有操作,按手术优先原则。

4. 仅有操作时,首先填写与主要诊断相对应的主要的治疗性操作(特别是有创的治疗性操作),后依时间顺序逐行填写其他操作。

5. 手术和操作填报范围

（1）ICD-9 中有正式名称的全部手术要求编码填报。

（2）除"A. 无需填报和编码的原则"及"B. 无需填报和编码的操作"要求以外的操作均应进行编码填报。

A. 无需填报和编码的原则:在一次住院期间,大多数患者都需执行的常规操作,最主要的是因为对于这些操作的医疗资源消耗可以通过诊断或其他相关操作反映出来,也就是说对于某个特定的诊断或操作它是诊疗规范标准中的必然之选。如:对于 Colles 氏骨折必然会使用 X-线和石膏固定;脓毒血症诊断必然会静脉输抗生素。

B. 无需填报和编码的操作包括:

（1）石膏的固定、置换、去除。

（2）经留置导管的膀胱灌注、膀胱造口冲洗。

（3）插管:① 除心导管、外科插管、新生儿插管以外的动脉或静脉插管,如 PICC、CVC、S-W 插管,② 除耻骨上造瘘的插管的泌尿系统插管。

（4）Doppler 检查。

（5）一般其他药物治疗，无需编码，如：① 对于日间病例该药物是主要治疗；② 化疗、新生儿特殊的药物干预，除外。

（6）ECG，Holter 检查。

（7）伴心脏手术时，经皮或经静脉置入的临时电极（术中使用临时心脏起搏器），包括对其进行调整，重新定位，去除电极等操作。

（8）肌电图、尿道括约肌肌电图、眼肌电图。

（9）影像：一般 X 线平片检查、核磁、CT、B 超检查（经食道、超声心动、TOE 除外）。

（10）监测：包括心脏、血管压力监测＜24 小时（如 24 小时血压监测、中心静脉压监测、肺动脉压监测、肺动脉嵌入压监测）。

（11）鼻—胃管插管的减压和鼻饲（新生儿除外）。

（12）操作中的某些组成部分。

（13）应激试验，如铊应激试验伴经食管心室起搏、铊应激试验不伴经食管心室起搏。

（14）骨牵引、皮牵引。

注：① ICD-9 中的标准优先；② 如果需要全身麻醉而进行的操作，上述编码要编；③ 对于日间医疗的患者，上述如果是主要住院原因要编。

说明四：医疗收费项目归集口径

"西药费、中药饮片费、中成药费、卫生材料费"4 项医疗收费项目已与《医保药品分类与代码》《医保医用耗材分类与代码》标准相关联，可以实现按直接实际发生数收费。因此，对此 4 项医疗收费项目不做映射归集。将国家版 7848 项医疗服务项目与"床位费、诊察费、检查费、化验费、治疗费、手术费、护理费、一般诊疗费、挂号费、其他费"10 项医疗收费项目做映射归集，具体的归集口径结果可在国家医疗保障局官网查询。

（来源：国家医疗保障局 http://www.nhsa.gov.cn/art/2021/8/30/art_37_5871.html）